La Vitamina B12

Si este libro le ha interesado y desea que lo mantengamos
informado de nuestras publicaciones, puede escribirnos a
comunicacion@editorialsirio.com,
o bien suscribirse a nuestro boletín de novedades en:
www.editorialsirio.com

Título original: COULD IT BE B_{12}?
Traducido del inglés por Fernando Borrajo Castanedo
Diseño de portada: Editorial Sirio, S.A.

© de la edición original
2011 Sally M. Pacholok y Jeffrey J. Stuart

La presente edición ha sido realizada según acuerdo con la Agencia Literaria Ute Körner de
Barcelona (www.uklitag.com) y Books Crossing Borders, Inc.

© de la presente edición
EDITORIAL SIRIO, S.A.

EDITORIAL SIRIO, S.A.
C/ Rosa de los Vientos, 64
Pol. Ind. El Viso
29006-Málaga
España

NIRVANA LIBROS S.A. DE C.V.
Camino a Minas, 501
Bodega nº 8,
Col. Lomas de Becerra
Del.: Alvaro Obregón
México D.F., 01280

DISTRIBUCIONES DEL FUTURO
Paseo Colón 221, piso 6
C1063ACC
Buenos Aires
(Argentina)

www.editorialsirio.com
sirio@editorialsirio.com

I.S.B.N.: 978-84-16233-96-0
Depósito Legal: MA-1143-2016

Impreso en Imagraf Impresores, S. A.
c/ Nabucco, 14 D - Pol. Alameda
29006 - Málaga

Impreso en España

Puedes seguirnos en Facebook, Twitter, YouTube e Instagram.

Sally M. Pacholok
Jeffrey J. Stuart

La Vitamina B12

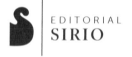

EDITORIAL
SIRIO

Vitamina B12

AGRADECIMIENTOS

Nos gustaría dar las gracias especialmente a los muchos afanados científicos, investigadores y médicos que han aportado tantísima bibliografía médica durante el siglo pasado relacionada con el déficit de cobalamina (vitamina B_{12}).

Estamos realmente agradecidos a Stephen Blake Mettee, Kent Sorsky y Jaguar Bennett, de la editorial Quill Driver, que supieron ver la importancia de concienciar a la gente acerca de esta crucial cuestión sanitaria y nos permitieron hacer realidad esta obra. También estamos especialmente agradecidos a Alison Blake por su gran esfuerzo y sentido del humor ante los innumerables cambios y añadidos de las nuevas investigaciones en ambas ediciones del libro.

Estamos en deuda asimismo con el desaparecido doctor Bernard Rimland por su inestimable apoyo y aliento. Gracias espirituales sean dadas a Tracy M. Weick, cuyo afecto y amistad durante los últimos treinta años van más allá de lo que incluso una hermana podría imaginar. Damos las gracias eternamente a la inglesa Susan Peacock, que nos puso en contacto con el doctor Joseph Chandy para colaborar en esta tarea tan especial. Agradecimientos personales vayan también para Alice Vandemergle, Teddy Harasymiw, Anna Dutko, Anna Pijanowska, Sue Harvey, Grace Izzi, Richard Nimbach, Karen Balaska-O'Donnell, Patricia Quaine McDonnell y Larry Slabosz.

Este libro está dedicado a todos aquellos que en la actualidad sufren o han sufrido, o bien están afectados, discapacitados, internados o enterrados por culpa de la persistente ignorancia en cuanto al diagnóstico del déficit de vitamina B_{12}.

En memoria de mis padres,
Andrew William Pacholok y Anna June Nykiforuk-Pacholok.
Sin vuestro intenso amor, apoyo y tempranas enseñanzas de responsabilidad, ética y humanidad, este libro nunca habría visto la luz.

Para nuestros partidarios de todo el mundo
y nuestros «camaradas B_{12}»:
la familia Groover, Joseph Chandy, Hugo Minney, Martyn Hooper, Joshua Luckasavitch, Pat Kornic, Linda y Ken Woolcock, Margaret Venske, Helen Kosy, Eric Norman, Glenn Medina, Kelly Genzlinger, Robin Gould, Susan Stuart, Peggy Demmin, John Leone, Norbert Biebuyck, Rick Solecki, John Dommisse, Kathy Reichenbach, Barb Darga, Wasyl Schumylowych, David Carr, Charles Liu, Richard Reidy, Joseph Flynn, Brian Liska, Elissa Leonard, Kimberley Epton, Charles A. Bentley hijo, Michael Mattingly, Michael Kitto y Paul A. Bowman

En memoria de nuestros partidarios y camaradas:
Dale y Charlene Back
Joannes Dutko,
W. Michael Forgette,
John Hotchkiss,
Connie Lamb,
Milton y Jean Lute
Jim Mundy
Bernard Rimland,
Mary Stuart
Priscilla (Mickey) Bowman.

A veces es necesario un grupo de personas aquejadas de una enfermedad para producir un cambio positivo, concienciar a la gente y servir de ayuda a otras personas que están sufriendo.

Alegría es para el justo el hacer juicio.
Proverbios 21,15

Nota: los nombres de los pacientes mencionados en este libro han sido modificados para respetar su intimidad.

PRÓLOGO

Hace poco, en una conferencia europea en la que Sally Pacholok y yo éramos los disertantes, comuniqué a los asistentes cuánto valoro este libro afirmando que, a dondequiera que vaya, siempre me acompañan dos volúmenes.

Uno es la Biblia. El otro es el libro de Sally *La vitamina B$_{12}$*.

La vitamina B$_{12}$ dice solo la verdad, y así «devuelve la vida» a quienes, por sufrir un déficit de esta vitamina, llevaban camino de perderla por completo.

Los autores, Sally M. Pacholok y Jeffrey J. Stuart, se han entregado a esta noble causa. Han convertido esta obra en un recurso inestimable para estudiantes de medicina, médicos en activo y otros profesionales de la sanidad. Y, si bien está escrito de manera científica y muy profesional, Sally y Jeffrey han logrado que el libro resulte lo bastante claro y sencillo para que sea útil a los pacientes con déficit de B$_{12}$, así como a sus familias y amistades.

Es una lástima que, pese a toda la información actualizada de que disponemos hoy en día, a la profesión médica en su conjunto se le haga creer que el déficit de cobalamina solo afecta al sistema hematopoyético, es decir, que se trata de un simple trastorno sanguíneo que causa anemia y produce glóbulos rojos megaloblásticos (perjudiciales) en la médula.

Lo que han conseguido los autores con este magnífico libro es establecer precisamente lo contrario. El déficit de B_{12} es un síndrome patológico multisistémico, poliglandular y venenoso para el metabolismo (homocisteína).

Sally, enfermera de urgencias, empezó a interesarse por este problema en 1985, cuando cometían con ella errores diagnósticos una y otra vez, a pesar de la típica megaloblastosis y una evidente historia familiar de déficit de cobalamina. Esto indujo a ella y a su marido, Jeffrey, médico también de urgencias, a llevar a cabo su propia investigación, así como a reunir, analizar y comparar multitud de documentos publicados por conocidas universidades y acreditados investigadores.

Desde que leí *La vitamina B_{12}* hay cinco citas del libro que me vienen siempre a la cabeza. No sabía por qué. Hasta que me di cuenta de que yo también estoy cargando con el mismo peso que Sally y Jeffrey, desde que tropecé con mi primer caso de déficit de cobalamina en 1981. Desde entonces he diagnosticado, tratado y observado con atención a más de mil pacientes deficitarios de B_{12}, esto es, el 18% de los pacientes de mi consulta, en oposición al 0,01% que se diagnostica a escala nacional.

Estas son las cinco citas a las que me refiero:

- *Conocidos médicos habían presentado batalla para sacar a la luz la epidemia de déficit de cobalamina, y habían sido derrotados. ¿Qué posibilidades tenía yo entonces de salir airoso?*
- *Una epidemia es violenta, invisible para el público y virtualmente invisible para los médicos profesionales.*
- *Pero yo no podía resignarme a seguir viendo el incesante desfile de vidas arruinadas por la incapacidad de detectar y tratar una enfermedad fácil de identificar, tratar y curar.*

- *Este es uno de los azotes patológicos más fácilmente evitables y curables, pero solo si decidimos actuar.*
- *Juntos podemos detener esta epidemia.*

Me pregunto por qué no se aceptan los conocimientos tangibles que se describen en este libro, y por qué el diagnóstico y tratamiento del déficit de B_{12} no forma parte de la praxis dominante en todos los continentes.

¿Hay acaso una conspiración premeditada para suprimir y desacreditar este conocimiento y a las personas que han luchado para darlo a conocer al mundo? ¿Quién se aprovecha hoy en día del estrangulamiento del sencillo e inocuo tratamiento de un déficit vitamínico? Este tratamiento puede evitar a los pacientes una existencia desdichada que conduce ineludiblemente a una muerte lenta, dolorosa y prematura, y a los parientes y amigos puede ahorrarles tiempo, dinero y sufrimiento.

Sin embargo, estos son los inquietantes hechos:

- El interés que conceden las organizaciones médicas y gubernamentales al déficit de B_{12} está disminuyendo de manera constante, no aumentando.
- El conocimiento de esta enfermedad es casi inexistente entre la generación actual de médicos y otros profesionales de la salud.
- Las ediciones más recientes de prestigiosos manuales de medicina quitan importancia a esta enfermedad deficitaria e incluso presentan de manera confusa la información que se tiene acerca de ella.

Aunque los médicos sepan que deberían tratar a sus pacientes siguiendo una praxis adecuada (investigar, diagnosticar, tratar y salvar vidas), no se atreven a iniciar el tratamiento porque carecen de directrices actualizadas. Esto da lugar a errores diagnósticos, tratamientos equivocados, desdichas inenarrables y muertes trágicas en todo el mundo.

Modificar ideas médicas consolidadas constituye un reto enorme, incluso cuando esas ideas causan la muerte o la discapacidad de los pacientes. El reto es aún mayor cuando las empresas farmacéuticas ganan miles de millones de dólares todos los años promocionando medicamentos que se limitan a enmascarar los síntomas del déficit de cobalamina —y enfrentándose a quienes buscan una curación.

Pero, Sally y Jeffrey, no os desaniméis, por favor. En el Reino Unido, y en muchos países más, os admiramos, os queremos y os agradecemos vuestras valiosas aportaciones.

Quien resista hasta el final recogerá
la recompensa a su debido tiempo.

JOSEPH CHANDY (Kayakackakom),
médico de la Seguridad Social británica,
premio Glory of India 2010 por sus servicios a la comunidad

PREFACIO A LA SEGUNDA EDICIÓN

Han pasado más de cinco años desde que publicamos la versión original de nuestro libro. La respuesta de los lectores ha sido abrumadora. Hemos conmovido más almas de lo que esperábamos, y, en esta nueva edición, relatamos la historia de personas —jóvenes y ancianas— a quienes el correcto diagnóstico de déficit de vitamina B_{12} las curó e incluso salvó su vida. También te pondremos al día en cuanto a las últimas investigaciones, los nuevos ejemplos de la bibliografía médica y los mejores análisis y tratamientos.

Por desgracia, la respuesta de muchos miembros de la comunidad médica ha sido la apatía o la más descarada hostilidad.

Llevamos más de diez años documentando a los lectores y a los profesionales de la sanidad con respecto al déficit de vitamina B_{12} y a los frecuentes errores diagnósticos que provoca. En 2005 escribimos la primera edición de *La vitamina B_{12}*. Cuatro años más tarde, declaramos 2009 Año de la Vitamina B_{12}, con la intención de que los profesionales de la salud y los organismos gubernamentales valorasen nuestro esfuerzo y declarasen la cuarta semana de septiembre, todos los años, Semana de la Vitamina B_{12}. Nuestros esfuerzos se van abriendo paso lentamente, pero todavía no hemos ganado la batalla a los errores diagnósticos relativos al déficit de cobalamina.

La mayor parte de la comunidad médica no es la única en seguir desdeñando este trastorno, pues también lo desestiman los gobiernos, los medios de comunicación y las aseguradoras, pese a que, en ausencia de tratamiento, puede provocar graves problemas de salud, lesiones, discapacidad e incluso muerte prematura.

Hay un modelo de ignorancia y aceptación negligente, con respecto al déficit de cobalamina, que debe cambiar. Por desgracia, el único camino tal vez sean los juzgados. Ahora se están pagando indemnizaciones millonarias a algunas víctimas del déficit de B_{12}. Sin embargo, la prevención es una solución mucho mejor para todos.

Se habla mucho de la medicina preventiva, pero ¿se trata realmente de simple palabrería? Diagnosticar déficit de cobalamina es sencillo y barato, y su tratamiento cuesta solo unos pocos dólares al mes, mientras que la falta de tratamiento de este trastorno en una fase inicial propicia el desarrollo de enfermedades que suelen causar costosísimas incapacidades crónicas o incluso la muerte. Tras la publicación de la primera edición del libro, nos pusimos en contacto con la comunidad médica, la Seguridad Social, los hospitales y el Gobierno (incluidos tres delegados de Sanidad, diputados de diferentes partidos y directores de aseguradoras). A pesar de ello, para nuestro asombro, no encontramos más que desinterés. Apenas le importa a nadie, y son pocos los que se involucran o toman la iniciativa para solucionar este fallo del sistema.

No obstante, se vislumbran pequeñas señales de cambio. En junio de 2009, los Centros para la Prevención y Control de Enfermedades (CDC, por sus siglas en inglés) –una de las organizaciones más prestigiosas en el campo de la medicina– reflejó en un informe que 1 de cada 31 personas mayores de cincuenta años presenta déficit de B_{12}. La cantidad es muy inferior a lo que indican nuestros datos, pero el informe de los CDC es un paso en la dirección correcta.

Ha habido altos y bajos desde que se publicó la primera edición de *La vitamina B_{12}*. La respuesta del público, en forma de cartas y testimonios, ha sido asombrosa. Estamos aleccionando a la gente. A un bebé de diez meses le diagnosticaron, en marzo de 2006, un grave déficit de cobalamina gracias a que su abuela había leído nuestro libro y se lo había dejado a su nuera. La familia llevó al bebé a que le hicieran unos análisis, y los resultados mostraron que el pequeño tenía un grave déficit de B_{12}, problema este que se le había pasado por alto al pediatra. En el capítulo 12 leerás la victoriosa historia de esta madre.

Otra victoria agridulce es la de la familia Groover, cuya pesadilla también detallaremos en el capítulo 12. Su hijo sufría un implacable déficit de B_{12} en 2001; a partir de entonces los Groover se sumaron a nuestra campaña de concienciación y son ahora vocales de la junta directiva.

Los Groover escribieron a Bob Riley, gobernador del estado de Alabama, le contaron el error diagnóstico que habían cometido con su hijo y le hablaron de su lesión cerebral crónica. En respuesta a su carta, el gobernador encargó al consejero de Sanidad, Donald E. Williamson, una investigación para averiguar qué se estaba haciendo en Alabama con respecto al déficit de cobalamina y de qué modo podría ese Estado poner sobre aviso a los ciudadanos y a los médicos de la sanidad pública.

En agosto de 2009, el doctor Williamson envió un comunicado de prensa a diversos periódicos y clínicas públicas, al programa WIC (Programa de Nutrición Especial Suplementaria para Mujeres, Bebés y Niños) y a la sección de suministros del Departamento de Salud Pública de Alabama, que regula la normativa de los sanatorios. También envió el comunicado a la delegación en Alabama de la Academia Americana de Pediatría, a la Academia de Médicos de Familia de Alabama y a la Asociación de Hospitales de Alabama.

El gobernador Riley y el doctor Williamson fueron los primeros líderes gubernamentales en abordar el problema de los errores diagnósticos relativos al déficit de B_{12}. Ese es precisamente el cometido de los políticos y dirigentes en el poder, pero pocos lo desempeñan. Esperemos que Riley y Williamson sirvan de ejemplo a otros líderes venideros.

En 2009, Martyn Hooper, presidente de la Sociedad de la Anemia (PAS) del Reino Unido, aunó esfuerzos con nosotros y creó la Semana Británica para la Prevención del Déficit de Vitamina B_{12}, que se celebra la última semana de octubre. Nos reunimos con la PAS en la Cámara de los Comunes, en Londres, el 28 de octubre de 2009, para debatir la cuestión con varios miembros del Parlamento. El 28 de mayo de 2010, como resultado de la labor de la PAS, el director médico del Servicio Nacional de Salud (NHS, por sus siglas en inglés) de Gales, el doctor Stephen Hunter, encargó un estudio sobre déficit de vitamina B_{12}, así como sobre su diagnóstico y tratamiento, al Instituto Nacional para la Salud y la Excelencia Clínica (NICE) del Reino Unido. El doctor Hunter examinó el foro web de la PAS, que contiene cientos de testimonios de pacientes a los que se diagnosticó erróneamente y están recibiendo un tratamiento inadecuado. Nos alegró saber que la primera edición de nuestro libro le sirvió de acicate para proponer al NICE un estudio del déficit de cobalamina. Es una gran victoria para quienes padecen ese trastorno. Tenemos la esperanza de que el NICE apruebe el informe y cree nuevos protocolos de los que se beneficien pacientes de todo el mundo.

Otra nota positiva fue que, en 2009 conocimos al doctor Joseph Chandy, médico de familia que colaboraba en el Reino Unido con cuatro facultativos responsables de una lista de 5.700 pacientes. Poco nos imaginábamos que un experimentado médico, a cinco mil seiscientos kilómetros de distancia y con un océano de por medio, hubiera intervenido calladamente en la misma batalla en la que había participado Sally durante tantos años y hubiera compartido la misma motivación, pasión, dedicación y determinación. Los pacientes y el destino nos reunieron. El doctor Chandy viene tratando a pacientes con síntomas neuropsiquiátricos —con o sin macrocitosis— usando vitamina B_{12} como reemplazo, desde 1981. En contraposición al cálculo nacional de que la anemia perniciosa afecta solo al 0,01% de la población, el doctor Chandy ha descubierto que el 18% de sus pacientes muestra síntomas concordantes con el déficit de cobalamina y, atención, mejoran con el tratamiento a base de B_{12}. En dos ocasiones, cada una de ellas durante más de dieciocho meses seguidos (en 2002 y 2007), se les retiró a los pacientes este tratamiento ante la insistencia del Gobierno, lo que provocó daños y sufrimientos inenarrables y a veces irreversibles.

El doctor Chandy y su ayudante, Hugo Minney (paciente asimismo de déficit cobalamínico) están realizando grandes cambios en el Reino Unido, protegiendo a sus pacientes a base de escribir cartas al Parlamento, ayudar a la PAS, redactar documentos para su publicación y reunir pruebas con el fin de enviarlas a los organismos reguladores del Reino Unido. Minney supervisa la página web B_{12} *Deficiency Patient Support Group* (www.B12d.org), que da valiosos consejos a miles de personas de todo el mundo.

Para ser honrados, hemos de mencionar algún caso no tan positivo. A finales de 2009 recibimos dos e-mails trágicos. El primero provenía de una madre del Medio Oeste, quien nos contó que su hija empezó a mostrar indicios de retraso en el desarrollo a los seis meses. El pediatra estaba al tanto de la cuestión, pero se limitaba a observarla con asiduidad. Cuando alcanzó los trece meses y medio de edad, le diagnosticaron por fin un grave déficit de B_{12} y empezaron a tratarla en noviembre de 2008. Al cabo de dos años, la pequeña había mejorado un poco; sin embargo, al parecer, comoquiera que el diagnóstico y el tratamiento habían sido tardíos, sufrirá una lesión cerebral crónica. El segundo e-mail provino de un cirujano cardiotorácico que estudió en la Facultad de Medicina de Harvard. Nos escribió en diciembre contándonos lo mal que habían diagnosticado y tratado su déficit de cobalamina, hechos que ocurrieron en 2009 y que le produjeron un trastorno neurológico.

Es evidente que aún no le hemos ganado la partida al déficit de B_{12}, por lo que necesitamos tu ayuda. ¿Qué será lo siguiente en esta insidiosa cadena de ignorancia, secretismo y errores diagnósticos? ¿Quién tiene que padecer este trastorno para que lo identifiquen y se lo diagnostiquen a tiempo? ¿Tal vez un presidente, un papa, un político, un famoso presentador o un deportista de elite? ¿Qué y a quién se necesita para que el mundo tome nota?

Tenemos que dirigirnos no solo a la comunidad médica, sino también a las aseguradoras, a los legisladores y a los abogados. Como profesionales de la medicina, va en contra de nuestros principios decir esto, pero, con frecuencia, solo espoleando a los abogados se produce algún cambio en la medicina. Se necesita un caso notorio, o en ocasiones varios, para captar la atención de la mayoría de los médicos. Basándonos en décadas de experiencia propia, así como en la experiencia de otros, estamos convencidos de que esta es la única manera de que se produzca un cambio significativo. Y el cambio tiene que producirse, porque están en juego millones de vidas y miles de millones de dólares.

En este momento, los Servicios de Medicare y Medicaid (CMS) están actuando para mejorar la calidad de la asistencia hospitalaria y para reducir el número de «acontecimientos adversos»: errores médicos evitables que tienen graves consecuencias para el paciente. Las pruebas que verás en este libro muestran a las claras que el déficit de vitamina B_{12} —mal diagnosticado y peor tratado—, similar a los «acontecimientos adversos», es una enfermedad que no debería contraerse nunca. Todos los días entran y salen de los ambulatorios pacientes a los que, aun sufriéndolo, no se les ha diagnosticado déficit de cobalamina. La ignorancia, la desidia y la falta de conocimientos de la comunidad médica hacen posible que este atropello se repita cientos de miles de veces todos los años.

Los especialistas sanitarios y los ciudadanos en general deben agruparse para poner fin a esta epidemia mundial de una vez por todas. Al igual que el doctor Chandy, imaginamos que en un futuro se harán públicas sus consecuencias, se actualizarán los protocolos y se aplicarán nuevos tratamientos. Invitamos a todos los profesionales de la salud, y a todos los ciudadanos, a que se unan a nosotros para el cumplimiento de esta misión.

En el Reino Unido, empezamos a ver el fruto de nuestro trabajo. El 25 de septiembre de 2010, el doctor recibió el prestigioso premio Glory of India, en reconocimiento de sus años de servicio en el campo de la atención primaria y la investigación sobre el déficit de cobalamina. El primer ministro, David Cameron, lo recibió en Downing Street. Los diputados Priti Patel y Grahame Morris escribieron a Andrew Lansley –ministro de Relaciones Exteriores– a fin de que el Gobierno británico investigase hasta qué punto afecta el déficit cobalamínico a los pacientes y a los trabajadores del NHS. Es esta una gran victoria, por lo que esperamos que su investigación conduzca a la introducción de un programa de exámenes clínicos, la actualización de los protocolos y un estudio profundo del diagnóstico y tratamiento del déficit de vitamina B_{12}.

En esta segunda edición de *La vitamina B_{12}* incluimos historias trágicas y alentadoras victorias de nuestros pacientes, de los lectores que se han puesto en contacto con nosotros y de casos prácticos publicados en revistas especializadas. Incluimos también un capítulo con estadísticas actualizadas en cuanto a calidad/precio que hablan con más claridad de los miles de millones de dólares que pueden ahorrarse afrontando esta invisible crisis sanitaria. Deseamos sinceramente que nuestra segunda edición conciencie a muchos más sanitarios y ciudadanos acerca de la magnitud de este problema tan desatendido y devastador. Para seguir el rastro de nuestros progresos y actividades, visita nuestra página www.B12Awareness.org.

Sally M. Pacholok
Jeffrey J. Stuart

INTRODUCCIÓN

En 1983 yo era la viva imagen de la salud. Estaba en forma, me sentía bien y no tenía la menor idea de que un bicho silencioso se escondía dentro de mí, dañándome sigilosamente el cerebro, los nervios, los vasos sanguíneos y casi todos los órganos de mi cuerpo.

Dados mis conocimientos médicos, sin embargo, percibí pequeñas señales de que algo no iba bien, y sabía más que aquellos médicos que despreciaban dichas señales por considerarlas «una tontería sin importancia». Seguí las pocas pistas que iba dejando esa enfermedad potencialmente mortal hasta que me diagnosticaron anemia perniciosa (una forma autoinmune del déficit de vitamina B_{12}), gracias a lo cual no sufriré nunca los terribles síntomas de esa patología.

Millones de víctimas del déficit de cobalamina —muchas de las cuales son también víctimas de médicos que descartaron erróneamente ese trastorno con hemogramas (RSC)* o hicieron caso completamente omiso del diagnóstico— no son tan afortunadas. Algunas son niños pequeños o personas con retraso crónico en el desarrollo. Otras son adultos jóvenes a quienes se les diagnosticó erróneamente

---

* Recuento sanguíneo completo.

esclerosis múltiple o se les dijo que iban a ser estériles de por vida. Otros pacientes son hombres y mujeres de mediana edad, atormentados por problemas de equilibrio, manos y pies entumecidos y un dolor tan punzante en las piernas que apenas pueden caminar. A algunos se les diagnostica demencia precoz o principio de párkinson cuando tienen solo treinta, cuarenta o cincuenta años. Otros padecen una depresión tan aguda que intentan suicidarse. Otros parecen verdaderos esquizofrénicos. Y otros son ancianos que terminan sus días en una residencia porque sus médicos les diagnostican alzheimer.

Es demasiado tarde para revertir por completo muchos de estos síntomas, pero no lo es para que te protejas, o protejas a la gente que quieres, de un destino tan trágico. En realidad, si se descubre a tiempo, resulta relativamente sencillo prevenir o revertir los síntomas del déficit de vitamina B_{12}. Pero esta enfermedad no es como otros déficits vitamínicos, por lo que el hecho de tomarte un complejo multivitamínico no te protegerá; por el contrario, lo que necesitas es un diagnóstico acertado y un tratamiento médico. Y acertar con el diagnóstico no es siempre tan sencillo, pues lo sé por experiencia.

No tenía ni idea de que una enfermedad invisible estaba atacando a mi cuerpo cuando me hicieron un examen médico para un puesto de trabajo allá por 1983, a la tierna edad de diecinueve años. La primera pista surgió cuando el médico revisó mis análisis de sangre y observó que el tamaño de los glóbulos rojos era excesivamente grande. (Mirando atrás, tal vez deba la vida al hecho de que el análisis dio positivo. Muchas personas sufren daños neurológicos décadas antes de que los análisis de sangre muestren anormalidades, pero para entonces ya es demasiado tarde.)

«¿Qué sueles comer?», me preguntó el médico al ver los resultados de los análisis. Cuando le dije que no me gustaba la verdura, me aconsejó que tomase mucha, achacando el trastorno sanguíneo a una dieta baja en ácido fólico.

Al cabo de un mes, otro médico se fijó en el tamaño de mis glóbulos rojos, pero llegó a la conclusión de que los resultados del laboratorio eran «insignificantes». Al igual que el primer médico, me dio el alta sin saber que no había diagnosticado una enfermedad capaz de destruirme el cerebro, dejarme inválida o incluso matarme.

Dos años después, en la escuela de enfermería, compré un manual donde se describían las pruebas de laboratorio y su significado. En la sección correspondiente a la «macrocitosis» –término médico que se emplea para definir el tamaño exagerado de los glóbulos rojos–, el manual esquematizaba dos problemas distintos (déficit de ácido fólico y déficit de vitamina B_{12}) que podían ser la causa de aquella anormalidad. Puesto que me encantaba la carne rica en B_{12} y no me gustaban las verduras ricas en folato, comprendí por qué el primer médico atribuyó mi malestar a la escasez de ácido fólico. Pero me pregunté también por qué no había tenido en cuenta el déficit de B_{12}, puesto que la mayoría de los casos de déficit cobalamínico se derivan de problemas de mala absorción, y no de una dieta inadecuada.

Pensando que «no cuesta nada asegurarse», convencí a un médico con el que trabajaba para que pidiese un análisis de los niveles de folato y de cobalamina en el suero. Aquella noche, cuando les comenté a mis padres los resultados de los análisis, mi padre me dejó atónita cuando me contó que a mi abuelo, en la década de los sesenta, le habían diagnosticado anemia perniciosa, el déficit más conocido, aunque no el más frecuente, de insuficiencia cobalamínica. El primer equipo de médicos que atendió a mi abuelo pensó que tenía leucemia y le dijo a mi padre que no se podía hacer nada. Mi padre insistió en que lo trasladasen al hospital *Henry Ford* de Detroit en busca de una segunda opinión, un nuevo diagnóstico y un nuevo tratamiento –¡aunque este segundo equipo de médicos tardó casi cuatro semanas en ponerse en marcha!–. De modo que no me cogió por sorpresa, al cabo de unos días, el hecho de que mis niveles de cobalamina se hubieran «normalizado». Empezaron a inyectarme vitamina B_{12} gracias a un buen diagnóstico, previo a la aparición de síntoma alguno.

Pero ese no es el final de la historia. Dos años después, cuando tuvieron que operarme, le mencioné a mi cirujana el déficit de cobalamina y el tratamiento al que estaba siendo sometida. Incrédula por considerarme «escandalosamente joven» para tener ese problema, me derivó a un hematólogo, el cual descartó la idea de que tuviese un problema vitamínico, a pesar de los anteriores diagnósticos, análisis y pruebas de Schilling.* (De hecho, las notas del hematólogo, que leí taimadamente en una visita posterior –¡instinto de enfermera!–, daban a entender que yo era simplemente una histérica que imaginaba cosas inexistentes.) Entonces insistí en que me hicieran más pruebas.

Me di cuenta de que el hematólogo había cambiado de idea cuando me llamaron desde su consulta al cabo de una semana, y me pidieron que acudiese a verlo «de inmediato». Para entonces, ya sabía que las pruebas que había pedido revelaban a las claras que yo padecía anemia perniciosa juvenil. De hecho, exclamó con entusiasmo que yo era la paciente más joven que había visto con anemia perniciosa durante sus veinte años de profesión. Me sentí como un bicho raro. En esta ocasión, el médico se mostró amable y colaborador, y yo me sentí secretamente aliviada por haber insistido en mi empeño. Sin duda alguna el hematólogo no habría descubierto el problema por sí mismo, incluso con toda la información que le proporcioné durante la primera consulta, porque ese vistazo clandestino a mi informe mostraba que su supuesto diagnóstico *no incluía siquiera* el déficit de vitamina B_{12}.

En definitiva, aunque prácticamente le había facilitado el diagnóstico al médico, este casi lo pasa por alto. Si hubiera acudido a él sin la ventaja de mis conocimientos de enfermería y mi personalidad asertiva e inquisidora, su error podría haberme lesionado o matado porque, de haber hecho caso pasivamente de su opinión inicial, habrían dejado de inyectarme la vitamina B_{12} que protegió mi cuerpo de los estragos de la anemia perniciosa. Y, sin embargo, en cierto modo, le estoy agradecida.

¿Por qué? Porque su desconfianza me llevó a plantearme una cuestión importante: ¿cuántas personas sufren o mueren debido a que sus médicos no tienen en cuenta el sencillo diagnóstico del déficit de cobalamina? Yo fui afortunada porque tenía glóbulos rojos de

---

* La prueba de Schilling o examen de Schilling posibilita el diagnóstico definitivo de la anemia perniciosa o anemia de Addison-Biermer, al demostrar la mala absorción de la vitamina B_{12}.

un tamaño excesivamente grande —el indicio más evidente del problema— y una historia familiar de anemia perniciosa. Sin embargo, pese a las banderas rojas, aquel médico, igual que otros, erró en el diagnóstico. Estudios realizados en la década de los ochenta revelan que, a diferencia de mí, un tercio de los pacientes con déficit de B_{12} nunca llegan a desarrollar macrocitosis o anemia, lo que significa que su enfermedad no se puede detectar mediante unos análisis de sangre rutinarios. Por otra parte, la mayoría de los pacientes no tiene una historia conocida de déficit cobalamínico. Por ese motivo me pregunté si no estarían los médicos errando en el diagnóstico de manera sistemática.

La curiosidad me llevó a investigar durante más de dos décadas el alcance del déficit cobalamínico. Leí todos los manuales y artículos que encontré, hasta hacerme casi una experta en la materia, y me puse en contacto con médicos y científicos especialistas en el déficit de vitamina B_{12}. Mi marido, Jeffrey, médico de urgencias, también llevó a cabo investigaciones para determinar el porcentaje de pacientes con déficit cobalamínico que pasaban por su departamento. Lo que averiguamos acerca de la prevalencia del déficit, de los estragos que causa en todo el cuerpo y del número de casos sin diagnosticar es alarmante.

El déficit de vitamina B_{12} es muy frecuente, no solo en ancianos y personas de mediana edad, sino también en adolescentes, niños y bebés. El 20% de los mayores de sesenta años y, según un nuevo estudio, el 40% de los ancianos con problemas físicos o mentales graves, padecen, casi siempre sin saberlo, sus estragos. Miles de niños pequeños, adolescentes y adultos jóvenes tienen niveles peligrosos de vitamina B_{12}, inferiores a lo que se considera necesario para que su cerebro funcione de manera óptima. Y millones de personas con diagnóstico de alzheimer, esclerosis múltiple, etapas iniciales de párkinson, autismo, dificultad para el aprendizaje, depresión, trastorno bipolar, pérdida de visión, esquizofrenia, neuropatía diabética y otras enfermedades graves y a menudo incurables podrían ser víctimas del sencillamente diagnosticable, tratable y (en sus primeras fases) fácilmente curable problema del déficit de cobalamina.

Al principio me asombró la cantidad de investigaciones que demuestran que el déficit de B_{12} desempeña un papel tan importante en tantos problemas en apariencia incurables. Ello se debió a que este es un problema de fácil solución. Es asimismo muy barato, ya que su tratamiento asciende a solo unos pocos dólares al mes: calderilla en comparación con el coste de otras enfermedades. Así pues, diagnosticar y tratar a pacientes con este déficit podría reducir el dolor y sufrimiento de esos enfermos y permitiría recortar los costes sanitarios: en mi opinión, una situación provechosa en todos los sentidos.

Mi entusiasmo duró poco, sin embargo, porque la mayoría de los médicos con los que colaboré no daban importancia alguna a una epidemia de déficit de B_{12} sin diagnosticar. No les importaba que no se usara la prueba del suero y otros marcadores de la vitamina B_{12}, que están disponibles para diagnosticar el problema, o que el actual límite inferior de «normalidad» para esta prueba fuese incorrecto y engañoso. No les importaba el creciente número de artículos científicos que advertían del elevado coste, tanto para los pacientes como para la sociedad, del fracaso de los médicos a la hora de identificar este problema. De hecho, me acusaban de «jugar a los médicos» y se negaban en redondo a solicitar análisis para pacientes con claros síntomas de padecer esta enfermedad. En septiembre de 2000, mi jefe me obligó a firmar un documento por el que me comprometía a no mencionar a los pacientes ni a sus familiares el déficit cobalamínico y a «dejar de pedir a los médicos análisis para los enfermos». Me dijo a las claras que me olvidase del asunto y firmase el documento, pues de lo contrario perdería mi trabajo.

Su actitud no se debía al simple hecho de que yo fuese enfermera en lugar de médico (aunque eso no jugaba a mi favor). Mi marido se topó con un encono similar, incluso cuando mostraba a sus colegas estadísticas que revelaban el alto número de sus propios pacientes que padecían un déficit de B_{12} sin detectar. Más adelante me enteré de que otros médicos conscientes del problema habían recibido la misma respuesta negativa por parte de sus propios colegas.

Ante un muro impenetrable de desinterés y, a la larga, de manifiesta hostilidad, lenta y calladamente tiré la toalla. ¿Qué otra cosa podía hacer? Quienes tenían la capacidad de diagnosticar y combatir la enfermedad decidieron desentenderse. Reconocidos médicos habían luchado para sacar la epidemia a la luz, y habían perdido. ¿Qué posibilidades tenía yo de cambiar las cosas?

Mi silenciosa rendición duró hasta que un día me pidieron que le diese el alta a una paciente que había sido calificada por el turno anterior de «consumidora habitual» y de «cazadora de narcóticos en los hospitales», así como de paciente que «no quiere irse». Cuando examiné a aquella mujer y revisé los resultados de sus análisis y su historial clínico, vi indicios clarísimos de déficit de B_{12}, que hasta un estudiante de primer curso de medicina sabría reconocer. También percibí el completo desinterés de sus médicos por examinar adecuadamente el problema durante sus numerosos ingresos hospitalarios, o incluso por recomendar la realización de esos exámenes a su médico de cabecera. Aquella mujer triste y asustada había sufrido durante años atroces y misteriosos síntomas, cada uno de los cuales podía explicarse por el déficit de cobalamina, pero nadie había evaluado correctamente su trastorno. Antes al contrario, habían decidido que estaba como una cabra.

No era la primera paciente a la que veía cómo mandaban a casa unos médicos que pasaban por alto las señales y síntomas del déficit de B_{12}. En realidad, era la última de una larga serie de pacientes a quienes los profesionales sanitarios daban por perdidos tras haber errado en el diagnóstico de un problema gravísimo y muy habitual. De hecho, había visto casos bastante peores, incluyendo a pacientes al borde de la muerte o en un estado permanente de demencia como resultado de ese fallo diagnóstico. Cada caso me desgarraba el corazón. Pero aquella vez, mientras rellenaba la documentación del alta para aquella mujer que no había recibido ayuda ni tratamiento —sino solo una respuesta condescendiente por parte de médicos y enfermeras, una costosa factura hospitalaria y una posible sentencia de muerte—, mi rabia tocó techo.

Yo sabía que mi propia vida había corrido peligro anteriormente, cuando los médicos me decían que los inquietantes resultados de mis análisis eran «insignificantes». Luego, de manera habitual, vi cómo otros pacientes eran sentenciados a muerte o invalidez por los facultativos en los que confiaban. Era consciente de que muchos de aquellos pacientes volverían tarde o temprano a nuestro hospital con derrames cerebrales, demencia, depresión, traumas debidos a caídas (lesiones y fracturas cerebrales), necesidad perentoria de transfusiones de sangre y otros problemas derivados de errores diagnósticos relativos al déficit cobalamínico.

No podía seguir siendo cómplice muda de una epidemia de desidia e inacción que está causando la enfermedad y la muerte de millones de personas, tanto jóvenes como mayores. Como profesional de la medicina, había aprendido a aceptar la tragedia cotidiana de vidas arruinadas por dolencias que no se pueden prevenir ni curar. Pero no podía resignarme a ver el continuo desfile de vidas destrozadas por la incapacidad humana de detectar y abordar un trastorno fácil de identificar, tratar y curar. Tampoco podía resignarse mi marido, un médico que considera reprobable negarle a un paciente unos análisis que podrían prevenir casi todos los casos de incapacidad o muerte debidos al déficit de B_{12}.

Este libro es fruto de la frustración y la ira debidas a tantas lesiones inútiles y vidas perdidas. Pero también es fruto de la esperanza, la esperanza de poder ayudar a muchos pacientes y víctimas potenciales del déficit de cobalamina haciendo llegar esta información a los enfermos y sus familias, así como a los médicos comprometidos, a los gobiernos, a los medios de comunicación y a las aseguradoras.

Si eres un usuario de la sanidad, este libro te permitirá protegerte a ti y a tus familiares, ayudándote a identificar a las personas en peligro y a obtener un diagnóstico verdadero y un tratamiento eficaz antes de que sea demasiado tarde. Si eres un profesional de la sanidad, esperamos que examines la gran cantidad de información contenida en estas páginas y hagas del estudio selectivo de la vitamina B_{12} (no solo de los recuentos sanguíneos inexactos) parte del ejercicio habitual de tu profesión. Los cientos de estudios que citamos, publicados en las principales revistas médicas, demuestran que pocos trastornos son más frecuentes, fáciles de diagnosticar y sencillos de tratar que el déficit cobalamínico, y pocos acarrean un riesgo tan alto, si bien perfectamente evitable, de provocar una enfermedad crónica o mortal.

Ante todo, el mensaje que quiere transmitir este libro es que el sufrimiento que produce el déficit cobalamínico —un problema «invisible» y tan extendido que afecta a casi todas las familias estadounidenses— es *innecesario*. Podemos parar en seco este cruel trastorno antes de que destruya más vidas. Yo esquivé su ataque, de igual modo que pueden esquivarlo otras víctimas potenciales, pero solo si los pacientes y los médicos perciben el alcance de esta epidemia oculta.

1

UNA EPIDEMIA INVISIBLE

Un bicho silencioso acecha a millones de personas, y tú podrías ser una de ellas.

Este bicho es un maestro del disfraz y ataca a la gente de diferentes maneras. Según cada individuo, causa temblores, depresión, psicosis, dolor en las extremidades o parálisis. Es capaz de imitar el alzheimer, la esclerosis múltiple, el párkinson precoz, la neuropatía diabética o el síndrome de fatiga crónica. Deja estériles a hombres y mujeres o produce anomalías en el desarrollo y crecimiento de sus hijos. Otras veces se oculta en silencio, aumentando sigilosamente el riesgo de padecer enfermedades mortales que abarcan desde los derrames cerebrales y los infartos de miocardio hasta el cáncer.

Esta dolencia tiene su origen en un déficit vitamínico, pero en muchos casos las típicas pastillas multivitamínicas no la detendrán, e incluso algunas fórmulas con dosis altísimas de vitaminas no sirven de nada. Los médicos la consideran una «enfermedad de ancianos», pero puede afectar a cualquier persona de cualquier edad y en ocasiones ataca con más intensidad a los niños.

La alteración que acabamos de describir es el déficit de vitamina B_{12}. Esta enfermedad, si llegas a contraerla, es fácil de identificar, tratar y curar, pero solo si tu médico la diagnostica antes de que sea demasiado tarde; por desgracia, esto no sucede con mucha frecuencia.

¿QUIÉNES SON LAS VÍCTIMAS DEL DÉFICIT DE VITAMINA B_{12}?

Los casos que vamos a describir en este libro incluyen a personas de cualquier edad y condición: bebés, niños, jóvenes, adultos y ancianos.

Estos son algunos ejemplos:

- Un hombre de treinta y cinco años que empieza a orinarse encima y que ya no puede caminar con paso seguro ni agarrar objetos con las manos.
- Una joven de veinte años que comienza a sentirse muy deprimida e intenta suicidarse.
- Un abuelo que se transforma, en el espacio de tres meses, de un sano practicante de *jogging* en un hombre deprimido y confuso a quien diagnostican demencia senil.

> Todos estos pacientes tan distintos entre sí tienen una cosa en común: sus respectivos médicos erraron en la determinación de la dolencia.

- Un niño de dos años que presenta retraso en el desarrollo, pero le diagnostican autismo.
- Una mujer joven que es incapaz de concebir.
- Una mujer de cincuenta y cuatro años que experimenta delirios paranoides y arrebatos violentos, acompañados de síntomas que su médico identifica con la esclerosis múltiple.
- Un anciano de ochenta años que presenta problemas de equilibrio, se cae y se fractura la cadera.
- Un bailarín de ballet que se somete a una operación de cirugía estética y termina casi sin poder andar.

- Una mujer de mediana edad a la que los médicos acusan de ser una alcohólica y una «robanarcóticos» cuando se queja de un intenso dolor crónico en las piernas y la espalda.

- Una persona de setenta y ocho años, con entumecimiento de los pies y las piernas, a la que diagnostican una neuropatía diabética incurable.

¿CON QUÉ FRECUENCIA SE PRESENTA EL DÉFICIT DE B_{12}?

Conviene señalar que la mayoría de los estudios que se mencionan más adelante subestiman la prevalencia del déficit, porque, como explicaremos, muchos pacientes presentan valores «normales» de vitamina B_{12} en el suero sanguíneo.

Investigadores de la Universidad Tufts, analizando los datos a gran escala del *Estudio Framingham sobre la Descendencia*, descubrieron que casi el 40% de los participantes en el estudio, de entre veintiséis y ochenta y tres años, tenía niveles de vitamina B_{12} en el plasma situados en la franja «normal-baja»: unos niveles en los que muchos pacientes empiezan a mostrar síntomas neurológicos. Casi el 9% presentaba un déficit evidente, y el 16% se encontraba en una situación próxima al déficit. Curiosamente, los valores bajos de vitamina B_{12} en el suero sanguíneo eran tan frecuentes entre los jóvenes como entre los mayores.[1]

Otros estudios menos amplios revelan que entre el 15 y el 20% de los ancianos muestran un déficit de B_{12}.

Un estudio reciente descubrió que el 40% de los ancianos hospitalizados tenían niveles bajos o peligrosos de vitamina B_{12} en el plasma.[2]

El 80% de los veganos no complementan adecuadamente su dieta con vitamina B_{12}, y más del 50% de los vegetarianos presentan indicios de déficit cobalamínico (véase el capítulo 6).[3, 4]

En junio de 2009, los CDC informaron de que el déficit de cobalamina está presente en 1 de cada 31 personas mayores de cincuenta años.[5] Y, aún es más, esta alarmante estadística infravalora su verdadera incidencia. Ello se debe a que los investigadores definieron el déficit cobalamínico como un nivel de vitamina B_{12} en el plasma inferior a 200 pg/ml. Está bien documentado que muchas personas con un valor en el plasma de entre 200 y 350 pg/ml tienen déficit de cobalamina.[6, 7, 8]

■ Un anciano cuyos médicos atribuyen sus frecuentes caídas a «miniderrames cerebrales».

Todos estos pacientes tan distintos entre sí tienen una cosa en común: sus respectivos médicos erraron en la determinación de la dolencia. Les diagnosticaron una docena de trastornos diferentes, desde enfermedades incurables hasta hipocondría, si bien, en realidad, todos padecían la misma afección: déficit de vitamina B_{12}.

Esta no es una enfermedad nueva o pasajera. De hecho, figura en los manuales de cualquier estudiante de primero de medicina. Tampoco es una enfermedad rara: si tienes más de cuarenta años, corres el peligro de padecer el temible déficit de vitamina B_{12} (cobalamina) y, si eres mayor de sesenta, cuentas con hasta un 40% de probabilidades de presentar niveles potencialmente peligrosos de vitamina B_{12}. Cuanto menores sean los valores de vitamina B_{12} en el suero sanguíneo, y cuanto más se prolonguen los síntomas y señales, tanto mayor será la posibilidad de sufrir lesiones y consecuencias negativas.

¿QUÉ ES LA VITAMINA B_{12} Y POR QUÉ ES TAN IMPORTANTE?

Para comprender por qué el déficit de vitamina B_{12} puede dañarte e incluso matarte, y por qué este déficit es tan frecuente incluso entre personas en apariencia sanas, conviene saber qué son las vitaminas y por qué la B_{12} es única.

Tu cuerpo necesita trece vitaminas diferentes para vivir y mantenerse sano. Estas diminutas moléculas participan en miles de reacciones químicas que componen tus tejidos y órganos, te proporcionan energía a partir de los alimentos, eliminan las toxinas, te protegen de las infecciones, reparan los daños y permiten que tus células se comuniquen entre sí.

El cuerpo humano no produce vitaminas por sí mismo, de modo que depende de ti para que se las suministres mediante una alimentación adecuada. Algunas vitaminas (las liposolubles) pueden almacenarse; otras, incluidas las del grupo B, son hidrosolubles, por lo que hay que «reponerlas» todos los días. Si no tomas la cantidad suficiente de una vitamina concreta, sus existencias menguan, causando un déficit marginal y, finalmente, una enfermedad deficitaria como el escorbuto (déficit de vitamina C) o el beriberi (déficit de vitamina B_1). Cuanto menores sean tus existencias, tanto más graves serán las consecuencias, entre las que se encuentra también la muerte.

La B_{12} es una de las trece vitaminas que necesita el cuerpo. En muchos modos actúa de manera similar a las otras doce. Pero en algunos aspectos importantes la vitamina B_{12} es una rareza, y algunas de las particularidades que la hacen diferente de las demás también la hacen más difícil de obtener en el caso de millones de personas.

Una de sus peculiaridades es que se trata de la única vitamina que contiene un oligoelemento —el cobalto— del que proviene su nombre científico: *cobalamina*. Dado que se produce en el intestino de los animales, es también la única vitamina que no se puede obtener de las plantas ni de la luz solar. Las plantas no necesitan vitamina B_{12}, por lo que no la producen ni la almacenan.*

Para obtener vitamina B_{12} a partir del régimen alimentario, hay que comer carne, pescado, huevos, lácteos o alimentos enriquecidos con cobalamina; si no ingieres esos alimentos, necesitas tomar suplementos dietéticos. Sin embargo, incluso una dieta rica en vitamina B_{12} enriquecida con algún suplemento no es suficiente para muchas personas.

De hecho, aunque el Instituto de Medicina diga que solo se necesita una cantidad mínima de vitamina B_{12} al día (entre 2 y 4 mcg), es relativamente fácil llegar a tener un déficit de este nutriente. Si bien el déficit se suele dar en veganos o vegetarianos que no toman los suplementos adecuados, la mayoría de las personas con déficit de B_{12} ingieren cantidades más que suficientes de esta vitamina; el problema reside en que su cuerpo no es capaz de absorberla o utilizarla.

¿Por qué? Porque para pasar de la boca al torrente sanguíneo, la vitamina B_{12} debe seguir un complicado trayecto, y una barrera en

---

* De hecho, como explicaremos más adelante, ciertos alimentos que según algunos fabricantes de suplementos son ricos en vitamina B_{12}, tales como la espirulina o el tempeh, en realidad contienen «pseudo-B_{12}», que bloquea la absorción de la auténtica vitamina, volviéndola inerte.

cualquier parte de ese trayecto puede hacer que los niveles de cobalamina se desplomen. Esta es una explicación muy simplificada de dicho trayecto:

1. La vitamina B_{12} de tu alimentación está vinculada a proteínas animales, por lo que primero hay que liberarla. Para separar la vitamina B_{12} de la proteína, el cuerpo utiliza una enzima llamada *pepsina,* que se produce en cantidades suficientes solo si dispones de bastante ácido clorhídrico en el estómago.

   > La mayoría de las personas con déficit de B_{12} ingieren cantidades más que suficientes de esta vitamina; el problema reside en que su cuerpo no es capaz de absorberla o utilizarla.

2. El estómago también produce *factor intrínseco* (FI), una proteína que se abre paso hasta el intestino a fin de estar disponible en una etapa posterior del trayecto de la vitamina B_{12}.

3. A continuación, otras proteínas llamadas *R-aglutinantes* transportan la vitamina B_{12} hasta el intestino delgado.

4. El FI se adhiere a la vitamina B_{12} (gracias a unas enzimas denominadas *proteasas pancreáticas*) y la transporta al último tramo del intestino delgado, el íleon. Las células que revisten el íleon contienen *receptores* que se aferran al complejo B_{12}-FI y lo introducen en el torrente sanguíneo.

5. En la corriente sanguínea, otra proteína, la *transcobalamina II*, traslada la vitamina B_{12} a las células del cuerpo y luego transporta el excedente hasta el hígado para su almacenamiento.

Este complicado proceso metabólico, bastante más complejo que el de cualquier otra vitamina, puede interrumpirse en cualquier momento. La interrupción más conocida (aunque no la más frecuente) de este proceso es la anemia perniciosa (una enfermedad autoinmune), trastorno hereditario que hasta hace poco sometía a sus víctimas a un grave deterioro físico y mental y en muchas ocasiones provocaba una muerte terrible. La enfermedad sobreviene cuando el cuerpo deja de producir el factor intrínseco, inutilizando la vitamina B_{12} contenida en la dieta. En 1926, dos médicos, George Richards Minot y William Parry Murphy, descubrieron que, dando de comer diariamente un cuarto de kilo de hígado a los pacientes con anemia perniciosa, los síntomas de la enfermedad revertían de manera espectacular.[*] Estos médicos, junto con el doctor George Hoyt Whipple (quien había descubierto anteriormente que la carne de hígado revertía los síntomas de anemia perniciosa en perros), ganaron en 1934 el Premio Nobel de Medicina por la cantidad de vidas que había salvado su descubrimiento.[**]

No se sabe a ciencia cierta si a principios del siglo XX la gente moría de «anemia perniciosa», que es un fenómeno autoinmune, o si había causas coadyuvantes relacionadas con el déficit de cobalamina. La cuestión es que, incluso hoy, la falta de tratamiento del déficit cobalamínico, sea cual fuere la causa, puede resultar «perniciosa» o mortal.

Una causa mucho más corriente del déficit de vitamina B_{12}, sobre todo en personas mayores de cincuenta años, es una enfermedad llamada *gastritis atrófica*, una inflamación y deterioro del revestimiento estomacal. La gastritis atrófica reduce la secreción del ácido estomacal necesario para separar la vitamina B_{12} de la proteína; este problema suele empeorar a causa de los inhibidores de la bomba de protones, de los antiácidos o de otros medicamentos (véase el capítulo 2). Además, los más mayores tienen una cantidad menor de células productoras del factor intrínseco.

Sin embargo, no son solo los mayores los que corren peligro. Las personas de cualquier edad que se someten a una intervención de cirugía gástrica para perder peso (derivación gástrica), o tienen resecciones estomacales parciales o completas por otras razones, son también candidatas a padecer el déficit cobalamínico. Ello se debe a

---

[*] La mayoría de los enfermos con un diagnóstico de anemia perniciosa durante esa época probablemente tenían otras formas más comunes del déficit de cobalamina.

[**] Frieda Robsheit-Robbing y Whipple descubrieron que una dieta con mucha carne de hígado curaba la anemia en perros. Aunque ella escribió numerosos artículos en colaboración con Whipple, solo este recibió el Premio Nobel por su trabajo conjunto.

que pierden las células productoras de ácido clorhídrico y de factor intrínseco. Las operaciones intestinales que implican la extirpación parcial o completa del íleon también producen déficit de cobalamina, porque los receptores necesarios para la absorción de la vitamina B_{12} están situados en esa zona.

Por otra parte, los trastornos gastrointestinales tales como la enfermedad de Crohn (una enfermedad inflamatoria intestinal), la enteritis, el síndrome de «asa ciega» o la celiaquía interfieren en ocasiones en la absorción de la vitamina B_{12}, aunque el cuerpo reaccione correctamente. Lo mismo sucede con el alcohol y muchos medicamentos, desde los indicados para combatir el reflujo gastroesofágico hasta los adecuados para afrontar las úlceras o la diabetes. La exposición al óxido nítrico, tanto durante una operación (incluidas las dentales) como mediante el abuso de drogas recreativas, puede neutralizar la acción de la vitamina B_{12}. Toxinas tales como el mercurio interfieren en la capacidad de la cobalamina para franquear la barrera sangre-cerebro y llegar a las neuronas en las zonas necesarias. De igual modo, una serie de errores congénitos del metabolismo de la vitamina B_{12}, que analizaremos en capítulos posteriores, afectan a veces al metabolismo de la cobalamina en cualquier fase desde el principio hasta el final. Por eso quienes aseguran que «no puedo tener ese déficit, pues tomo una pastilla de vitaminas todos los días» se equivocan.

Muchas personas incapaces de metabolizar la vitamina B_{12} a partir de la comida normalmente tampoco la aprovechan en forma de pastillas o cápsulas, de modo que gran parte de los suplementos que se venden en las farmacias tampoco garantizarán tu salud. El Servicio Nacional de Salud (NHS, por sus siglas en inglesas) reconoce que la gente sana solo absorbe aproximadamente 10 mcg de un suplemento oral de 500 mcg (que equivale al 8,333% de la ingesta diaria recomendada).[9] Por otra parte, si ya padeces déficit cobalamínico, los pocos microgramos de vitamina B_{12} que obtendrías de un suplemento normal (6 mcg) serían como intentar llenar una piscina vacía con una cucharadita de agua al día. Una persona con déficit de cobalamina necesita miles, no simplemente decenas o cientos, de microgramos de vitamina B_{12} todos los días; y, en algunos casos, quienes toman miles de microgramos de este compuesto en cápsulas le sacarían más partido inyectándoselo.

Algunas pastillas de las que se venden sin receta –con dosis altísimas de vitamina B_{12} (más de 1.000 mcg)– pueden resultar efectivas a lo largo del tiempo, pero los pacientes con déficit grave y síntomas neurológicos necesitan al principio un tratamiento más enérgico, a base de inyecciones de cobalamina (véase el capítulo 11). Puesto que los síntomas del déficit coba-

> En realidad, los patólogos yerran en el diagnóstico del déficit de cobalamina, atribuyendo equivocadamente los síntomas a dolencias previas.

lamínico se vuelven al final irreversibles, es muy importante tratar el problema de manera rápida y enérgica. Posteriormente se puede cambiar a grageas con altas dosis de vitamina B_{12}, pero los médicos deben supervisar atentamente a los pacientes para asegurarse de que este sistema es efectivo.

¿POR QUÉ ES UNA EPIDEMIA EL DÉFICIT DE VITAMINA B_{12}?

Dados los peligros del déficit de vitamina B_{12}, sería lógico suponer que los médicos lo situarían en los primeros puestos de la lista de causas probables al enfrentarse a pacientes con debilidad, mareos, neuralgia, entumecimiento, trastornos mentales, caídas, demencia, síntomas similares a los de la esclerosis múltiple, fatiga crónica, esterilidad u otros problemas posiblemente derivados del déficit cobalamínico. Quizá pensarías, también, que los médicos examinarían de inmediato a los niños con retraso en el desarrollo o el crecimiento para determinar si el causante es el déficit de vitamina B_{12}. Y darías por sentado que evalúan de manera sistemática a los pacientes de mayor riesgo (más de sesenta años), y sobre todo a los enfermos con síntomas indeterminados de alzheimer.

Tales suposiciones, sin embargo, son erróneas. En realidad, los patólogos yerran en el diagnóstico del déficit de cobalamina, atribuyendo equivocadamente los síntomas a dolencias previas, a otros problemas de salud, a la edad, al consumo excesivo de alcohol (aunque los pacientes lo nieguen) o a trastornos mentales. Y los resultados pueden ser catastróficos.

Hace unos años, Rebeca, una mujer de cincuenta y cuatro años, acudió al hospital en un estado de semicoma tras sufrir una caída. En su expediente se leía «aletargada», pero una descripción igualmente ajustada podría haber sido «víctima de un sistema médico aletargado».

¿Por qué? Porque a lo largo de su vida Rebeca había mostrado indicio tras indicio de déficit de vitamina B_{12}, pero nadie se percató de ello. Su madre murió joven a causa de un cáncer de estómago, bastante raro en Occidente pero que suele atacar a enfermos de anemia perniciosa. Tres hijos de Rebeca fallecieron al poco de nacer: otro aviso de un déficit de cobalamina. Sus médicos le hicieron numerosas transfusiones a lo largo de los años para tratar la anemia, pero nunca llegaron a descubrir la causa de esta. Se había sometido a una histerectomía completa cuando era relativamente joven, posiblemente como consecuencia de la presencia de células anormales en el cuello del útero, fenómeno este que también se produce en mujeres con déficit cobalamínico. Al llegar a la mediana edad, había empezado a sufrir insoportables dolores de cabeza, y se quejaba de debilidad en el lado izquierdo, así como de dolores en los brazos y las piernas. También le resultaba cada vez más difícil caminar debido a los mareos, y se caía con frecuencia. (El hematoma subdural —acumulación de sangre entre la duramadre y el aracnoides— que los médicos detectaron en urgencias se debió a una caída y a varios golpes en la cabeza, que se produjeron durante los meses previos, cuando intentaba subir a su camioneta.) A lo largo de los últimos meses, según su hija, la memoria y la personalidad de Rebeca habían cambiado. Todos estos problemas —debilidad, dolores en los brazos y las piernas, mareos, pérdida del equilibrio y cambios de humor— son síntomas típicos que pueden producirse cuando el déficit de cobalamina daña poco a poco el cerebro y el sistema nervioso.

La causa yuxtapuesta del semicoma de Rebeca cuando acudió a urgencias fue un hematoma subdural producido por golpes en la cabeza debidos a sucesivas caídas. La causa real, sin embargo, fueron los mareos, la debilidad y la falta de equilibrio que produjeron las caídas: estos problemas se derivaban directamente del déficit de vitamina B_{12}. Rebeca padecía anemia aguda, por lo que necesitaba numerosas transfusiones. Los niveles de vitamina B_{12} en su suero sanguíneo eran muy bajos, y los glóbulos rojos muy grandes (recordarás que el agrandamiento de los glóbulos rojos es un indicio típico del déficit de cobalamina). Por otra parte, la cantidad de plaquetas era peligrosamente baja, lo que dificultaba la coagulación de la sangre.

Los médicos le diagnosticaron anemia perniciosa y un hematoma subdural. Antes de hacerle transfusiones, solicitaron más análisis para corroborar el déficit de vitamina B_{12} (estos análisis miden los niveles de ácido metilmalónico y homocisteína, que explicaremos más adelante en este libro). Los resultados de los análisis tardaron varias semanas en llegar y también resultaron extrañamente anómalos. Rebeca sobrevivió a una operación cerebral de emergencia, pero el hematoma aumentó peligrosamente de tamaño y, como resultado del consiguiente daño cerebral, ahora se encuentra en estado vegetativo y no se recuperará jamás.

La entrada de Rebeca en un coma permanente a la edad de solo cincuenta y cuatro años, como consecuencia de equivocaciones sistemáticas en el diagnóstico del déficit de vitamina B_{12}, es una tragedia inaceptable. Pero se trata solo de una serie de tragedias resultantes de ese error diagnóstico. Rebeca perdió años de vida a causa del debilitante déficit de cobalamina, y es una certeza virtual que sus tres bebés, que murieron al nacer o durante la infancia, fueron víctimas de su enfermedad, porque sus agotadas reservas no eran suficientes para alimentarlos durante el embarazo o la lactancia —los bebés, asimismo, tal vez padecieron una forma heredada, fácilmente previsible y tratable, del déficit de cobalamina (véase el capítulo 6)—. Con un simple análisis en busca del déficit cobalamínico, los médicos habrían descubierto el problema, y un tratamiento precoz le habría ahorrado el dolor que sufrió durante años. Casi con toda seguridad, un diagnóstico correcto también habría salvado la vida de sus bebés. Pero nadie encargó los análisis porque ninguno de los médicos a los que consultó Rebeca tenía conocimientos sobre el déficit de cobalamina.

Como profesionales de la medicina, vemos casos como el de Rebeca habitualmente. La mayoría de los pacientes con déficit de vitamina B_{12} sin diagnosticar que nos encontramos no están a las puertas de la muerte, pero unos pocos sí; y la mayoría ha sufrido muchísimo, tanto física como emocionalmente, a causa de unos síntomas que están destrozando su salud y su calidad de vida.

¿Cómo puede causar tanto sufrimiento algo tan sencillo como un déficit vitamínico? Una explicación es que los médicos reciben poquísima formación (casi siempre anacrónica) sobre el diagnóstico y prevención del déficit de B_{12}.

En general, los médicos están instruidos para reconocer solo las anomalías *sanguíneas* relacionadas con el déficit de vitamina B_{12}. En concreto, están formados para buscar muestras de *macrocitosis*, o la presencia de glóbulos rojos grandes e inmaduros, lo cual es un indicio típico de anemia cobalamínica. (La anemia, que causa fatiga y debilidad extremas, se produce cuando los glóbulos rojos no tienen suficiente hemoglobina, la sustancia que transporta el oxígeno por el cuerpo. La anemia «macrocítica» o «megaloblástica», que se caracteriza por el agrandamiento de los glóbulos rojos, se deriva de la escasez de vitamina B_{12} o de ácido fólico.) Por otra parte, muchos médicos que tratan a pacientes con anemia aguda les hacen transfusiones *antes* de solicitar análisis exhaustivos para descartar un déficit subyacente de cobalamina. Cuando se solicitan los análisis con posterioridad, la sangre del donante sano enmascara en ocasiones las anomalías de la sangre del paciente o hacen que los niveles de vitamina B_{12} en el suero sanguíneo parezcan normales. Los médicos que solo buscan anomalías sanguíneas típicas (anemia macrocítica) a veces diagnostican erróneamente las anomalías *neurológicas* derivadas del déficit cobalamínico, entre las que se encuentran el hormigueo en las manos y los pies, la pérdida de memoria, la depresión, los cambios de personalidad, los mareos, la pérdida de equilibrio o incluso directamente la demencia.

Estos síntomas relativos al sistema nervioso suelen preceder en muchos años a las anomalías sanguíneas típicas, y el daño neurológico subyacente puede llegar a ser permanente para cuando los análisis de las anomalías sanguíneas habitualmente relacionadas con el déficit cobalamínico empiezan a volverse anormales.

Muchos médicos tampoco llegan a darse cuenta de que los niveles altos de otra vitamina B, el ácido fólico (folato), pueden hacer que los resultados de la prueba del recuento sanguíneo completo parezcan normales incluso cuando hay un déficit de cobalamina. En 1998, unas nuevas directrices gubernamentales acordaron el enriquecimiento de los cereales con ácido fólico, lo que aumentó las probabilidades de omitir el déficit de vitamina B_{12} debido a unos niveles elevados de folato, que normalizan el tamaño de unos glóbulos que de otro modo parecerían agrandados. Enriquecer los alimentos con ácido fólico es una buena idea porque contribuye a prevenir la espina bífida y otros defectos de nacimiento relacionados con los niveles bajos de ácido fólico; pero, curiosamente, el mismo enriquecimiento que protege a muchos bebés también pone en peligro a otros bebés y adultos cuyos médicos confían exclusivamente en un recuento sanguíneo completo para detectar el déficit de cobalamina. Nuevos estudios revelan que la vitamina B_{12} es también esencial para prevenir la espina bífida (véase el capítulo 6).

> El déficit de vitamina B_{12} imita a muchas enfermedades, de modo que tu médico no puede saber si tienes carencia de esa vitamina simplemente analizando los síntomas.

El déficit de vitamina B_{12} imita muchas enfermedades, de modo que tu médico no puede saber si tienes carencia de esa vitamina simplemente analizando los síntomas. Además, no puede determinar si eres deficitario con un simple recuento sanguíneo o un frotis (una prueba para la anemia, para el aumento de tamaño de los glóbulos rojos y para los glóbulos blancos anormales [neutrófilos] que se observan en algunos casos claros de déficit de cobalamina). EL MAYOR PROBLEMA —DE HECHO, EL FACTOR MÁS IMPORTANTE— ES QUE LA MAYORÍA DE LOS

TIPOS DE PRUEBAS PARA EL DÉFICIT DE VITAMINA B_{12}

Prueba de la vitamina B_{12} en el suero

Mide el nivel de vitamina B_{12} en el suero sanguíneo. Hay una gran controversia con respecto a qué constituye un resultado normal con respecto a esta prueba. Debido a dicha controversia, suele realizarse en combinación con otros marcadores del déficit de cobalamina (prueba del ácido metilmalónico, test de homocisteína y, más recientemente, test de holo-transcobalamina).

Sin embargo, al parecer estos marcadores indican la presencia de un déficit cobalamínico sobre todo en pacientes cuyo nivel de vitamina B_{12} en el suero se encuentra en la «zona gris» (un resultado de cobalamina en el suero de entre 200 y 450 pg/ml). Creemos que el límite «normal» de vitamina B_{12} en el suero debe ascender desde 200 pg/ml hasta como mínimo 450 pg/ml porque los déficits empiezan a aparecer en el líquido cefalorraquídeo por debajo de 550 pg/ml.[10, 11, 12]

En estos momentos, creemos que los niveles normales de vitamina B_{12} en el suero deberían ser superiores a 550 pg/ml. De hecho, para la salud del cerebro y del sistema nervioso, así como para la prevención de enfermedades en adultos, deberían mantenerse cerca o por encima de los 1.000 pg/ml.

Solemos ver pacientes con indicios clínicos de déficit de B_{12} a los que no se les realizan análisis. A otros sí se les hacen, pero no se les aplica tratamiento alguno porque su cobalamina en el suero cae en la zona gris. Este error da lugar a retrasos en los diagnósticos y a un aumento en la incidencia de daños corporales.

Por otra parte, del total de vitamina B_{12} en el suero solo aproximadamente el 20% es transcobalamina II, la forma biológicamente activa. Se cree que las otras dos proteínas están inactivas, pero se incluirán en el resultado total de vitamina B_{12} en el suero, obteniéndose de ese modo resultados más altos, lo que ofrece falsas garantías de que el estado cobalamínico del paciente es correcto. Esta es otra razón más para elevar el límite inferior de vitamina B_{12} en el suero (léase más sobre esta cuestión más adelante, cuando se habla acerca del test de la holotranscobalamina).

Prueba del ácido metilmalónico

Mide la cantidad de ácido metilmalónico (MMA) en la orina o en la sangre. Los niveles elevados de MMA indican un déficit de vitamina B_{12} (véase el capítulo 11). Según el doctor Eric Norman, del Norman Clinical Lab, Inc., este ácido está cuarenta veces más concentrado en la orina que en la sangre, por lo que se prefiere la prueba del MMA urinario a la del MMA en el suero. Esta prueba contribuye a anular el déficit de cobalamina, sobre todo cuando el límite inferior se halla muy bajo, inferior a 200 pg/ml habitualmente (véase más adelante).

Sin embargo, tras revisar la bibliografía médica pasada y presente, así como los resultados de miles de pacientes durante un período de diez años, creemos que no tiene sentido utilizar la prueba del MMA para identificar el déficit de vitamina B_{12} cuando en la mayoría de los casos los médicos toman como referencia un umbral actualizado (superior a 450 pg/ml) y realizan un examen clínico. Solemos ver casos de pacientes sintomáticos cuyo nivel de vitamina B_{12} en el suero es bajo o se encuentra en la «zona gris» y cuyo nivel de MMA es normal; y estos pacientes suelen responder bien al tratamiento con cobalamina. Sería peligroso no tratarlos por el simple hecho de que su MMA sea normal, o esperar a que el MMA se vuelva anormal y a que la vitamina B_{12} en el suero siga cayendo, produciendo así un empeoramiento de la salud o, lo que es peor, una lesión neurológica crónica.

Por otra parte, el MMA en el suero también tiene limitaciones y puede producir falsos positivos y falsos negativos. La especificidad de estas pruebas está sujeta a debate.[13, 14, 15] Hemos visto a pacientes sintomáticos a los que se les negó el tratamiento porque la vitamina B_{12} en el suero estaba en la «zona gris» y el MMA urinario o la homocisteína eran normales (véase el apartado siguiente), con la consecuencia de verlos regresar al hospital muchos meses después en peores condiciones y con evidentes síntomas deficitarios.

Además, los valores de MMA pueden ser normales en pacientes con déficit cobalamínico que estén tomando antibióticos, los cuales destruyen la flora intestinal necesaria para sintetizar el ácido propiónico.[16]

TEST DE HOMOCISTEÍNA

Mide el nivel de homocisteína en el plasma. Los niveles elevados de homocisteína suelen indicar un déficit de vitamina B_{12}, de vitamina B_6 o de folato. En ocasiones, también son elevados en otras enfermedades (véase el capítulo 11). El test de homocisteína no es necesario para diagnosticar el déficit de cobalamina, pero constituye un valioso complemento para el test de vitamina B_{12} en el suero, porque, cuanto mayor es el nivel de homocisteína, tanto mayor es el riesgo de sufrir una enfermedad cardiovascular (véase el capítulo 5). A los pacientes con enfermedad vascular habría que medirles siempre los niveles de homocisteína, vitamina B_{12} en el suero y folato en los glóbulos rojos para determinar si los déficits de vitamina B son los causantes de sus problemas de salud. Al igual que sucedía con las pruebas de MMA, hemos visto a muchos pacientes deficitarios de cobalamina, con niveles normales de homocisteína, que eran sintomáticos y presentaban niveles de B_{12} en el suero inferiores a 200 pg/ ml o estaban en la zona gris.

Test de holotranscobalamina

La vitamina B_{12} en el suero está vinculada a dos proteínas: la transcobalamina (TC) y la haptocorrina (HC). El complejo transcobalamina-cobalamina recibe el nombre de holotranscobalamina (holo-TC) o vitamina «B_{12}-activa». Solo aproximadamente el 20% de la vitamina B_{12} en el suero se encuentra en la forma activa que utiliza el cuerpo, y el test de holo-TC mide esa fracción. La prueba detecta la cobalamina activa u holotranscobalamina, que en ocasiones constituye una manera útil de determinar el déficit cobalamínico. El test ha estado disponible desde hace décadas, pero hasta hace poco se lo consideraba solo investigativo. La cobertura de esta prueba dependerá de las pólizas de seguros individuales. Al igual que sucede con la prueba del MMA, esta probablemente no sería necesaria si eleváramos el límite inferior del test de vitamina B_{12} en el suero y realizáramos exámenes clínicos actualizados. Un grupo de investigadores llegó a la conclusión de que la prueba de holo-TC y la de vitamina B_{12} en el suero tenían la misma exactitud diagnóstica a la hora de explorar el déficit metabólico de cobalamina. Descubrieron que ambas pruebas usadas conjuntamente eran más útiles para la investigación que cualquiera de los ensayos por separado.[17] (véase «Rangos de referencia para pruebas diagnósticas» en la página 50 con respecto a los rangos que se consideran aceptables para estas pruebas).

A medida que lees acerca de todas estas pruebas, recuerda esta conclusión: si eleváramos simplemente el límite inferior de vitamina B_{12} en el suero sanguíneo, las costosas pruebas –«supuestamente más sensibles» (MMA, homocisteína y holo-TC)– no serían necesarias para diagnosticar el déficit de vitamina B_{12} en la mayoría de los pacientes que tienen este problema.

Lo que observamos es que, cuando un paciente padece un déficit grave de cobalamina, todos los resultados de laboratorio coinciden entre sí. La vitamina B_{12} en el suero sanguíneo es baja, el MMA está por las nubes y la homocisteína también. Cuando estas tres pruebas de laboratorio concuerdan, indican que el paciente ha tenido déficit de B_{12} durante mucho tiempo y se encuentra en las últimas fases del déficit cobalamínico (cuando el daño suele ser ya crónico). Esa es la razón por la cual hay que elevar el rango normal inferior de vitamina B_{12} en el suero, y también la razón por la cual debemos enseñar a los médicos que los pacientes sintomáticos con un nivel de vitamina B_{12} en el suero situado entre los 200 y los 450 pg/ml casi con toda seguridad tienen un déficit de cobalamina que hay que abordar. En cuanto a nosotros, somos partidarios de tratar a todos los pacientes sintomáticos y que tengan niveles de vitamina B_{12} en el suero inferiores a 450 pg/ml, con independencia de los resultados del MMA, de la homocisteína y de la holo-TC. Además, también somos partidarios de tratar a los pacientes sintomáticos con niveles normales de vitamina B_{12} en el suero pero con valores elevados urinarios/serosos de MMA u homocisteína, o niveles bajos de holo-TC.

Por otra parte, hay que ser conscientes de que, cuando se trata del déficit de cobalamina, muchos médicos tienden a tratar el informe del laboratorio en vez de tratar al paciente. Según nuestra experiencia, muchas veces el nivel de vitamina B_{12} en el suero sanguíneo de un paciente sintomático estaba situado entre los 200 y los 450 pg/ml, y el médico le dijo al paciente: «No tienes déficit de cobalamina». Dada la considerable seguridad del tratamiento del déficit de vitamina B_{12} y las terribles consecuencias de pasar por alto un déficit, siempre es mejor prevenir que curar.

Si bien elevar el límite inferior para la vitamina B_{12} es el paso más importante a fin de obtener un resultado correcto, también queremos dejar claro que hay ocasiones en que los marcadores adicionales del déficit de cobalamina (MMA urinario, homocisteína y holo-TC) son necesarios y pueden resultar útiles (encontrarás más información al respecto en los capítulos 3, 11 y 12).

MÉDICOS SE NIEGAN A TENER EN CUENTA EL DÉFICIT DE COBALAMINA, SABEN POCO ACERCA DE ÉL Y POR TANTO NO QUIEREN HACER PRUEBAS AL RESPECTO.

Por otra parte, el test de vitamina B_{12} en el suero sacará a la luz muchos casos de déficit de cobalamina, pero es posible tener un déficit y seguir dando «normal» en los resultados de laboratorio a causa del rango normal aceptable en todo el mundo. La mayoría de los médicos no entiende que un resultado de vitamina B_{12} en el suero sanguíneo situado en la zona gris (200-450 pg/ml) puede suponer casi con toda seguridad un déficit de cobalamina, por lo que deciden no tratar

RANGOS DE REFERENCIA PARA PRUEBAS DIAGNÓSTICAS

RANGOS COMUNES DE REFERENCIA PARA LA PRUEBA DE
LA VITAMINA B_{12} EN EL SUERO SANGUÍNEO:

Vitamina B_{12} en el suero: 211-911 pg/ml
                                    180-914 pg/ml
                                    200-1.100 pg/ml

RANGOS PARADIGMÁTICOS DE REFERENCIA RELATIVOS AL NIVEL
DE VITAMINA B_{12} EN EL SUERO, TOMADOS DE UN HOSPITAL CON
NORMAS MÁS ESTRICTAS QUE LAS DE LOS RANGOS ANTERIORES:

Deficitario: < 200 pg/ml
Límite: 200-270 pg/ml
Normal: 271-870 pg/ml

Como podemos observar, algunas instituciones están concienciando a los médicos de que un nivel de vitamina B_{12} en el suero sanguíneo, situado entre 200 y 270 pg/ml resulta problemático, por lo que utilizan los términos *límite* o *borderline*. Esto indica al médico que el nivel de vitamina B_{12} debe ser más alto.

Zona gris de la vitamina B_{12} en el suero: 200-450 pg/ml (recomendamos el tratamiento a base de vitamina B_{12} para todos los pacientes con niveles inferiores a los 450 pg/ml).
MMA urinario: < 3,8 μg MMA/mg de creatinina
                    (3,6 μmol/mmol de creatinina
MMA seroso: 0,04-0,27 μmol/l o 40-270 nmol/l
                    0,07-0,40 μmol/l o 70-400 nmol/l
Homocisteína (plasma):   4,0-12,0 μmol/l
holo-TC (B_{12} activa):   35-101 pmol/l (los Specialty Laboratories de Santa Mónica, en California, realizan actualmente esta prueba).

a los pacientes comprendidos en ese rango ni solicitar análisis adicionales (véase el cuadro de la página 50). El rango normal aceptable, creado hace muchas décadas, se basa en cambios hematológicos y no en cambios neurológicos, por lo que contribuye de manera significativa a un diagnóstico tardío.

La prueba del MMA urinario descrita anteriormente cuesta a las aseguradoras o a los pacientes entre 150 y 256 dólares, lo cual no es mucho dinero, sobre todo si lo comparamos con TAC, resonancias magnéticas y otras pruebas que los médicos solicitan habitualmente. Además, las pruebas del MMA y de la homocisteína las cubre el seguro, aunque no todos los médicos lo sepan. El fatídico resultado de este desconocimiento es que muchos facultativos renuncian a ellas en ocasiones en que están indicadas, y renuncian también a tratar a los pacientes de la «zona gris» que son sintomáticos, condenándolos así a tener una mala salud y preparándolos de manera inconsciente para lesiones neurológicas y consecuencias negativas en un futuro próximo.

Curiosamente, esta errónea preocupación por los gastos de las pruebas de la vitamina B_{12} cuestan al sistema sanitario mucho más de lo que se ahorra, pues el déficit de cobalamina es muy fácil de detectar e incluso más fácil de tratar. Los pacientes tratados durante las primeras fases de la enfermedad suelen experimentar una recuperación completa, y hasta los síntomas graves —como pérdida de visión, atroces dolores en las piernas, parálisis, síntomas similares a los de la esclerosis múltiple, psicosis y demencia— desaparecen con frecuencia al cabo de pocos meses o incluso semanas. Por otra parte, a diferencia de muchos problemas médicos, el tratamiento del déficit de vitamina B_{12} resulta muy barato. La medicación anual, a base de inyecciones bimensuales y una serie de seis inyecciones iniciales diarias, que son similares a las de insulina que se ponen los diabéticos, cuesta 36 dólares al año cuando los pacientes o sus familiares las inyectan. Una opción alternativa —los comprimidos con altas dosis de metilcobalamina (2.000 mcg)— cuesta entre 48 y 72 dólares al año, en función de la marca. Compara esto con el coste de administrar a un paciente depresivo o demente con déficit de vitamina B_{12} sin diagnosticar innecesarios antidepresivos o medicamentos contra la demencia, que pueden ascender a más de 1.000 dólares anuales, o el de cuidar a un paciente de déficit cobalamínico con un diagnóstico erróneo de alzheimer, esclerosis múltiple o disfunción en el desarrollo, gasto que llega a ascender a 60.000 dólares al año durante décadas. El coste en términos humanos, naturalmente, es mucho mayor. No hay nada que pueda pagar el sufrimiento de las personas cuyo error diagnóstico por parte de los médicos conduce a graves e irreversibles discapacidades físicas y mentales. Estos son algunos ejemplos:

En el año 2000, una mujer de Illinois de cincuenta años, Vicki Lambert, recibió una indemnización de tres millones de dólares por parte de dos hospitales y dos equipos médicos. Acusó a los facultativos de cada una de esas instituciones de haber errado en el diagnóstico de su déficit de cobalamina, dejándola lisiada de por vida. Padece una dolorosa neuropatía crónica, usa muletas especiales para caminar y tiene déficits cognitivos irreversibles. No puede trabajar de enfermera a causa de su discapacidad y se ha mudado a una casa de una sola planta porque ya no puede subir y bajar escaleras. «A menos que estés en mi lugar, no puedes ni imaginarte el sufrimiento –le dijo Lambert a un periodista–. Recuerdo estar tumbada en la cama y sentir que sería mucho mejor la muerte».[18]

En un caso similar ocurrido en 1999, una mujer de Georgia de sesenta y cuatro años recibió una indemnización de 3,1 millones de dólares tras un error diagnóstico en el déficit de cobalamina. La mujer necesita ahora una silla de ruedas como consecuencia del daño neurológico permanente debido a la incapacidad de su médico para identificar su enfermedad.[19]

En diciembre de 2007, el *Toronto Sun* publicó el caso de un niño de doce años llamado J. J. que sufría graves daños neurológicos debido a un mal diagnóstico del déficit cobalamínico. J. J. estuvo entrando y saliendo del Hospital Infantil Sick Children durante más de ocho meses, a lo largo de los cuales fue perdiendo poco a poco su capacidad para caminar, escribir y dibujar. Su estado neurológico siguió deteriorándose hasta el punto de necesitar una silla de ruedas, y ninguno de sus médicos comprendía por qué. Posteriormente empezó a mostrar síntomas de ictericia, y su pediatra sospechaba que se le estaban bloqueando los órganos vitales.

«Estaba viendo morir a mi hijo delante de mí, y nadie hacía nada –se lamentaba su madre–. Más tarde oí decir a los médicos que cuando lo ingresamos estaba al borde de la muerte. Dejó perplejos a todos, le asestó un golpe a toda la bibliografía médica porque nadie había visto un caso tan grave». J. J. no padecía una enfermedad extraña o rara; solo tenía un déficit de cobalamina. Sin embargo, ninguno de sus médicos conocía los indicios o síntomas, pese a su clásico cuadro clínico[20] (véase más sobre J. J. en el capítulo 6).

En Madison (Wisconsin) salieron a la luz dos casos graves de déficit de vitamina B_{12} en el *American Journal of Emergency Medicine* (2007). Ambas pacientes fueron examinadas en urgencias, y no por sus respectivos médicos de atención primaria o por neurólogos. Las dos tenían síntomas prolongados y progresivos, y «habían sido sometidas a exhaustivas pruebas ambulatorias sin diagnóstico». Sus médicos y especialistas anteriores nunca consideraron el déficit de cobalamina como la causa de su progresivo declive neurológico. No se sugirió la idea del diagnóstico hasta que se descubrieron anomalías hemáticas en urgencias. Estos cambios sanguíneos (anemia grave y macrocitosis) son indicios tardíos del déficit de cobalamina.

La primera mujer tenía cincuenta años y se presentó en urgencias quejándose de debilidad progresiva y de creciente entumecimiento de los brazos, los pies y las piernas. El nivel de vitamina B_{12} en el suero era drásticamente bajo (72 pg/ml), pese a estar tomando un complejo multivitamínico. Los síntomas e indicios mejoraron ligeramente tras un seguimiento de una semana.

La segunda mujer tenía veinticinco años y acudió a urgencias quejándose de una debilidad en aumento. Tenía un historial de seis meses de empeoramiento que la obligó a usar un andador durante tres meses. Posteriormente, empezó a utilizar una silla de ruedas porque le faltaba estabilidad para emplear el andador. El nivel de vitamina B_{12} en el suero no se detectaba en las pruebas de laboratorio, por lo que la paciente, gravemente anémica, necesitó cuatro transfusiones de sangre. Sin embargo, no era macrocítica. Al cabo de dos meses de comenzar el tratamiento con cobalamina, los trastornos sensoriales mejoraron, pero los déficits motores permanecieron inmutables, por lo que sigue necesitando la silla de ruedas.

Antes de la llegada de esta mujer a urgencias –se comunicó–, sus propios médicos solicitaron pruebas que incluían una resonancia magnética del cerebro y la columna vertebral, e incluso un electromiograma (EMG). Pero no consideraron la posibilidad de investigar el déficit de cobalamina, pese a que los síntomas e indicios eran tan evidentes como numerosos. Por consiguiente, esta joven mujer padecerá una discapacidad crónica y sus médicos se enfrentarán a un costoso pleito por malas prácticas.[21]

CÓMO ATACA AL CUERPO EL DÉFICIT DE VITAMINA B$_{12}$

Como podrás imaginar por los casos descritos al principio de este capítulo, es imposible bosquejar una simple imagen del déficit de cobalamina. Cuando ataca al cuerpo, adopta muchas formas, en parte en función de la edad y las vulnerabilidades genéticas de sus víctimas, así como de la duración y gravedad del déficit. Así también, puesto que el déficit de vitamina B$_{12}$ es progresivo, los síntomas e indicios pueden tardar años en desarrollarse. La siguiente lista resume los síntomas e indicios que pueden derivarse del déficit de cobalamina.

Nota: si presentas alguno de los siguientes síntomas o indicios, ello no significa necesariamente que padezcas un déficit de cobalamina. Estos síntomas pueden tener muchas causas. Sin embargo, tu médico debería descartar el déficit de vitamina B$_{12}$ como posible culpable.

CAMBIOS MENTALES
- Irritabilidad.
- Apatía.
- Somnolencia.

- Suspicacia (paranoia).
- Cambios de comportamiento.
- Depresión (incluida la depresión posparto).
- Pérdida de memoria.
- Demencia, deterioro intelectual.
- Alucinaciones.
- Conducta violenta.
- En niños, retraso en el desarrollo o comportamiento autista.

SÍNTOMAS E INDICIOS NEUROLÓGICOS

- Sensaciones extrañas (dolor, hormigueo o entumecimiento de las piernas, los brazos, el tronco u otras partes del cuerpo).
- Merma del sentido del tacto, dolor o fiebre.
- Pérdida de la propiocepción (conciencia de la posición relativa del cuerpo y sus órganos).
- Debilidad (en las piernas, los brazos, el tronco u otras partes del cuerpo).
- Torpeza (movimientos rígidos o desmañados).
- Temblores.
- Síntomas similares a los del párkinson o la esclerosis múltiple.
- Espasticidad muscular.
- Incontinencia (orina o heces).
- Parálisis.
- Cambios en la visión (disminución o pérdida).
- Daños en el nervio óptico (neuritis óptica, inflamación o atrofia del nervio óptico).

PROBLEMAS VASCULARES

- Accidentes isquémicos transitorios (miniderrames).
- Accidente cerebrovascular (derrame).
- Enfermedad arterial coronaria.
- Infarto de miocardio (ataque al corazón).
- Insuficiencia cardíaca congestiva.
- Palpitaciones.

- Hipotensión ortostática (tensión baja al estar de pie, lo que puede producir desmayos o caídas).
- Trombosis venosa profunda (coágulos en un brazo o una pierna).
- Tromboembolismo pulmonar (coágulos en los pulmones).

SÍNTOMAS E INDICIOS ADICIONALES

- Dificultad respiratoria.
- Debilidad generalizada.
- Fatiga o cansancio crónicos.
- Pérdida de apetito, pérdida de peso o anorexia.
- Dolor epigástrico (malas digestiones, sensación de hinchazón o atiborramiento tras comer raciones de comida pequeñas o normales).
- Problemas gastrointestinales (diarrea, estreñimiento).
- Osteoporosis.
- Propensión a las infecciones.
- En niños y neonatos, dificultad para crecer.
- Zumbido en los oídos.
- Vitíligo.
- Canas precoces.

El déficit de vitamina B_{12} puede deteriorar el funcionamiento de casi cualquier parte del cuerpo.

A mucha gente le sorprende que un solo problema médico —el déficit de cobalamina— pueda producir tantos síntomas clínicos. Pero la razón es sencilla: la vitamina B_{12} tiene muchas caras y desempeña un papel protagonista en la salud de los nervios, el cerebro, la sangre y el sistema inmunitario, así como en la formación del ADN (que constituye el material genético de las células y contiene en su secuencia la información para la síntesis de proteínas).

Así pues, el déficit de vitamina B_{12} puede deteriorar el funcionamiento de casi cualquier parte del cuerpo. En concreto, suele atacar al

SISTEMAS AFECTADOS POR EL DÉFICIT DE VITAMINA B$_{12}$

NEUROLÓGICO
Entumecimiento, hormigueo, sensación de ardor en los brazos, las piernas o el cuerpo entero, falta de equilibrio, dificultad para caminar, caídas, debilidad, temblores, parálisis, confusión, olvidos, demencia, depresión, enfermedades mentales, psicosis, incontinencia, impotencia, dolor de cabeza, pérdida de visión.

SANGUÍNEO
Fatiga, debilidad, anemia, falta de aire, bazo o hígado agrandados, macrocitosis, neutrófilos hipersegmentados, ovalocitos.

INMUNITARIO
Mala cicatrización, aumento de la propensión a las infecciones, incremento del riesgo de padecer cáncer, baja producción de anticuerpos tras las vacunas.

VASCULAR
Cardiopatía isquémica, infarto de miocardio, tromboembolismo pulmonar, trombosis venosa profunda de las extremidades, derrames.

GASTROINTESTINAL
Indigestión, dolor abdominal, estreñimiento, diarrea, reflujo gastroesofágico, estasis gástrica, pérdida de peso (en algunas personas).

MUSCULOESQUELÉTICO
Fracturas, osteoporosis, supresión de la actividad de los osteoblastos (células que regeneran los huesos).

GENITOURINARIO
Pruebas de Papanicolaou anormales, incontinencia urinaria, impotencia, esterilidad.

sistema nervioso, dañando la *mielina* (una lipoproteína que constituye la vaina de las fibras nerviosas). Este deterioro (*desmielinización*), que se parece al deshilacharse de un cable eléctrico, produce en ocasiones misteriosos y alarmantes problemas neurológicos que abarcan desde entumecimiento, hormigueo o dolor en los brazos y las piernas hasta falta de equilibrio, pérdida de visión, impotencia o incontinencia. Puesto que el cerebro y el sistema nervioso controlan el estado mental, la desmielinización debida al déficit de vitamina B_{12} también produce en ocasiones pérdida de memoria, ideaciones difusas, cambios en la personalidad, depresión e incluso psicosis o demencia. En un niño, el daño puede ser incluso peor, porque el cerebro joven, al estar formándose, requiere cantidades adecuadas de vitamina B_{12} para crecer de manera normal.

A medida que avanza el déficit de cobalamina, el sistema inmunitario también cae en la trampa porque ya no puede producir glóbulos blancos protectores. Así pues, ya eres un blanco más fácil para las infecciones víricas o bacterianas. El aparato gastrointestinal también sufre, porque el cuerpo es incapaz de producir suficientes células para reemplazar con eficacia el revestimiento intestinal, de modo que quizá experimentes diarrea, náuseas o una gran pérdida de apetito. Y, al final, a medida que aumenta el déficit de cobalamina, es probable que empieces a sentirte cansado o débil a causa de la anemia que se produce cuando el cuerpo no puede fabricar glóbulos sanos para llevar oxígeno a las células.

Al mismo tiempo, el déficit de vitamina B_{12} produce una discontinuación en una vía metabólica crucial que desintoxica la homocisteína, un aminoácido potencialmente peligroso. Este, a medida que se acumula en la sangre, incrementa el riesgo de padecer cardiopatía isquémica, derrames o coágulos. Si una mujer se queda embarazada, los niveles altos de homocisteína también la harán más vulnerable a la preeclampsia, una complicación del embarazo potencialmente trágica.

Si eres mujer, las anomalías sanguíneas derivadas del déficit de vitamina B_{12} afectan en ocasiones al revestimiento del útero y de su cuello, produciendo displasia cervical (trastornos del epitelio del cérvix uterino), que puede confundirse con un carcinoma. Pero el déficit de vitamina B_{12} no solo imita las señales de advertencia del cáncer; también te hace más vulnerable a ciertos cánceres, tanto si eres hombre como mujer. La anemia perniciosa —la forma típica del déficit de cobalamina— es un gran factor de riesgo para el cáncer de estómago, y cada vez hay también más indicios que relacionan los niveles deficitarios de vitamina B_{12} con el cáncer de mama.

LAS MALAS NUEVAS... Y LAS BUENAS

Hasta ahora, lo que te hemos contado es tremebundo. Millones de personas de todo el mundo padecen un déficit de vitamina B_{12} sin diagnosticar, y tal vez tú seas una de ellas. Si lo eres, esta enfermedad podría estar atacando tu cerebro, tu sistema nervioso, tu sistema cardiovascular y tu sistema inmunitario, haciendo que te arriesgues a padecer muchos trastornos, desde la demencia tipo alzheimer hasta el cáncer, pasando por una enfermedad cardíaca. No estás a salvo aunque te hagan chequeos regulares, porque tu médico tal vez yerre en el diagnóstico hasta que sea demasiado tarde para revertir los síntomas. Y si eres una mujer con déficit de vitamina B_{12} y no descubres nada acerca de tu enfermedad a tiempo, hasta tus hijos podrían sufrir daños permanentes en el cerebro y el resto del cuerpo.

Las buenas noticias son que, si se detecta a tiempo, el déficit de vitamina B_{12} es uno de los trastornos más fáciles de curar.

Esas son las malas noticias. Las buenas son que, si se detecta a tiempo, el déficit de vitamina B_{12} es uno de los trastornos más fáciles de curar. De hecho, muchos antiguos pacientes del déficit de cobalamina aseguran que haber recibido un diagnóstico correcto es lo mejor que les ha pasado en la vida, porque significó que la «incurable» neuropatía, debilidad, esterilidad, sintomatología de esclerosis múltiple u otros problemas que los afligían no eran intratables al fin y al cabo. En este libro compartiremos contigo las historias de personas —antaño postradas en cama— que han vuelto a caminar: personas liberadas de un exasperante dolor en las piernas o la espalda; individuos que han dejado de tener pérdida de memoria, depresión, síntomas esquizofrénicos e incluso demencia; gente que ya no necesita continuas transfusiones

¿QUIÉN CORRE MÁS PELIGRO DE PADECER DÉFICIT DE COBALAMINA?

Cualquier persona, a cualquier edad, puede llegar a tener un déficit de cobalamina. Por lo tanto, si presentas alguno de los síntomas que hemos descrito en este capítulo, los médicos deben hacerte análisis de inmediato. Sin embargo, ciertas personas corren un riesgo mayor. Entre ellas se encuentran las siguientes:

- Vegetarianos, veganos y quienes siguen dietas macrobióticas.
- Personas mayores de sesenta años.
- Personas que han sido sometidas a operaciones gástricas o intestinales, incluida la cirugía bariátrica para perder peso (derivación gástrica).
- Personas que usan inhibidores de la bomba de protones, antagonistas H_2, antiácidos, metformina y otros medicamentos contra la diabetes, o bien otros fármacos que interfieran en la absorción de la cobalamina.
- Personas sometidas a operaciones quirúrgicas o dentales en las que se emplee óxido nitroso, o que abusen de esta droga por placer.
- Personas con un historial de trastornos de la alimentación (anorexia o bulimia).
- Personas con un historial de alcoholismo.
- Personas con un historial familiar de anemia perniciosa.
- Personas con un historial de anemia (incluidas la anemia ferropénica y la talasemia).
- Personas con enfermedad de Crohn, síndrome del intestino irritable, enteropatía por gluten (enfermedad celíaca) o cualquier otra enfermedad que dificulte la absorción de los nutrientes.
- Personas con trastornos autoinmunes (sobre todo trastornos tiroideos como la tiroiditis de Hašimoto y la enfermedad de Graves), diabetes tipo 1, vitíligo, lupus, enfermedad de Addison, colitis ulcerosa, esterilidad, agammaglobulinemia congénita, o un historial familiar de estos trastornos.
- Mujeres con un historial de esterilidad o numerosos abortos.
- Niños paridos o amamantados por mujeres con síntomas o riesgo de déficit cobalamínico.

de sangre debido a una misteriosa anemia; mujeres capaces de concebir bebés sanos tras el tratamiento con cobalamina, e incluso niños autistas o con problemas de desarrollo que mejoraron de manera milagrosa después de que les detectaran el déficit cobalamínico. Todas estas personas mostraron una asombrosa mejoría tras someterse al más sencillo y seguro de los tratamientos: unas cuantas inyecciones (o, en algunos casos, pastillas) con megadosis de vitamina B_{12}.

Sus historias son un poderoso contrapunto con respecto a los terribles relatos de pacientes que han sufrido lesiones devastadoras, años de mala salud o espantosas enfermedades, y que han tenido que pagar costosísimas facturas hospitalarias por culpa de un diagnóstico tardío o inexistente.

Queremos dejar bien claro desde el principio de este libro que la vitamina B_{12} no es una panacea universal. Los síntomas que hemos descrito tienen muchas causas, y el déficit de cobalamina es solo una de ellas. Pero tanto los pacientes como los médicos deben concienciarse de que el déficit de vitamina B_{12} a menudo causa esos síntomas, por lo que los facultativos que no logren descartarlo o tratarlo quizá estén condenando a sus pacientes a una fragilidad innecesaria o incluso a la muerte. Por el contrario, la escasa cantidad de tiempo y dinero necesaria para identificar el déficit de vitamina B_{12} es solo una pequeña inversión; por lo tanto, si eres médico o usuario de la sanidad, tal vez se trate de la inversión más importante que hagas en la vida.

> El tratamiento a base de vitamina B_{12} es posiblemente el más seguro que existe.

Nota: el tratamiento a base de vitamina B_{12} es posiblemente el más seguro que existe. Sin embargo, un pequeño grupo de personas —las que padecen una rara enfermedad denominada neuropatía óptica hereditaria de Leber o atrofia óptica de Leber— no deberían tomar nunca cianocobalamina, una forma específica de la vitamina B_{12}. En el capítulo 11 se ofrece más información sobre el tratamiento con vitamina B_{12} para esas personas.

2

¿ENVEJECIMIENTO O DÉFICIT DE B_{12}?

La falta de conocimiento acerca del déficit de vitamina B_{12} es sorprendente, sobre todo si tenemos en cuenta la cantidad de personas mayores que lo padecen ahora, y, con el envejecimiento de la sociedad, la cantidad de ciudadanos que pronto estarán en peligro.[1]

ROBERT SCHMIDT, MIEMBRO DIRECTIVO DE LA AMERICAN SOCIETY ON AGING

Emily llegó a urgencias durante mi turno, magullada y conmocionada tras una peligrosa caída. Las radiografías mostraron que se había fracturado el brazo derecho, pero aquella pequeña y frágil casi nonagenaria tenía más problemas que un simple hueso roto. Estaba confusa, decía cosas sin sentido y no atinaba con la fecha y la hora. Caminaba de manera lenta e insegura, con andares patosos, como si no supiera dónde tenía los pies. Su aspecto era delgado, pálido y mal nutrido, y necesitaba pañales porque se orinaba encima.

Emily llegó con un diagnóstico de demencia. Por suerte para ella, el médico de mi turno solicitó unos análisis para comprobar el nivel de vitamina B_{12} en el suero sanguíneo; los resultados indicaban 156 pg/ml, esto es, déficit. Los niveles tan bajos de B_{12} explicaban todos y cada uno de los síntomas —la caída, la confusión y pérdida de memoria, los andares patosos, la palidez y la incontinencia—, pero, aun así, ninguno de los médicos que la habían atendido antes había comprobado sus niveles de cobalamina. Simplemente pensaron que era vieja y tenía alzheimer.

Envejecer no es fácil. Ser un paciente anciano es incluso más difícil. Ello se debe a que los sanitarios, como la gente en general, tienden a estereotipar a los mayores, quienes se dejan llevar, olvidan las cosas, se caen muchas veces, sienten dolor en todo el cuerpo, se vuelven seniles...

Pero, en realidad, estos problemas no son ni «normales» ni «típicos». Cuando los vemos en un paciente de veinte, treinta o cuarenta años, solemos investigar hasta encontrar una causa. Sin embargo, cuando un septuagenario se queja de amnesia, depresión o incontinencia, los sanitarios con frecuencia piensan: «No cabe esperar otra cosa cuando te haces viejo». Por consiguiente, muchísimos ancianos sufren innecesariamente por culpa de problemas —caídas frecuentes, dificultad para caminar, lapsus de memoria, depresión y dolores insoportables— que no han sido diagnosticados ni tratados sencillamente porque no buscamos las causas.

Si tomamos nota de esos problemas, con frecuencia nos limitamos a decir: «Solo es un nuevo síntoma de tus enfermedades». Culpamos de los dolores articulares a la diabetes o a la artritis, y las caídas a la mala visión o a la falta de reflejos. Descartamos la depresión como una reacción habitual a la pérdida de un cónyuge o un amigo, y aseguramos que los lapsus de memoria simplemente forman parte del envejecimiento. Pero, al considerar «normal» el sufrimiento del paciente anciano, enviamos a muchos enfermos a «residencias» o incluso a la muerte, cuando en realidad sus problemas son perfectamente curables. Y un problema frecuente entre las personas mayores de sesenta años es el déficit de cobalamina.

> Las personas mayores conforman un grupo de alto riesgo por varias razones.

Las personas mayores conforman un grupo de alto riesgo por varias razones.

Una de ellas es que normalmente contraen una enfermedad llamada *gastritis atrófica* (inflamación de la mucosa estomacal durante un período prolongado). Esto reduce considerablemente los niveles de jugos gástricos, necesarios para liberar la vitamina B$_{12}$ de las proteínas animales para que pueda absorberse.

Los médicos suelen tratar a los pacientes ancianos con molestias estomacales e indigestión a base de fármacos como Prevacid, Omeprazol, Zantac, Famotidina, Aciphex, Esomeprazol y Pantoprazol, e incluso algunos se automedican con antiácidos sin receta. Por desgracia, todos estos medicamentos reducen aún más la cantidad de ácido gástrico, con lo que lo único que consiguen es que los niveles de vitamina B$_{12}$ sigan descendiendo.

Por otra parte, muchos ancianos se alimentan mal, y aquellos que tienen un presupuesto limitado suelen renunciar a los suplementos vitamínicos y a la carne (la principal fuente alimenticia de cobalamina) para ahorrarse unos centavos. Las personas mayores suelen perder el interés por la comida, sobre todo si viven solas y tienen que prepararla ellas mismas o si les resulta difícil comer debido a indigestiones o a úlceras bucales. Muchos tienen problemas para masticar —lo que de nuevo les hace evitar la carne— a causa de una mala dentadura (aunque sea postiza). Y una gran cantidad de pacientes de edad avanzada tiene un historial de operaciones gástricas o intestinales, o de radioterapia para el tratamiento de cánceres de los órganos abdominales o pelvianos, todo lo cual aumenta el riesgo de que los niveles de vitamina B$_{12}$ desciendan peligrosamente.

Algunos ancianos no tienen en realidad problema alguno para extraer y absorber la cobalamina, sino que padecen la auténtica anemia perniciosa (una enfermedad autoinmune; véase el capítulo 1) sin que se les haya diagnosticado durante años. Un caso que presenciamos afectaba a una mujer de setenta y siete años con síntomas tan avanzados que la habían ingresado en una residencia para enfermos terminales. Los médicos habían errado durante muchos años en el diagnóstico de sus problemas motores, catalogándolos al final como «esclerosis múltiple» cuando tenía setenta y dos años.

Cuando los ancianos empiezan a mostrar síntomas de déficit de cobalamina, los médicos suelen enmascarar esos síntomas mediante fármacos —Detrol (tolterodina) para la incontinencia; Aricept (donepezil) o Namenda (memantina) para el deterioro tipo alzheimer; Haldol (haloperidol) o Risperdal (risperidona) para la conducta psicótica; Prozac, Zoloft, Effexor o Serzone para la depresión, o Seroxat (paroxetina), Xanax o Ativan (lorazepam) para la ansiedad— sin llegar a determinar nunca la causa. Esto hace que los pacientes se sientan mejor, pero no por mucho tiempo, pues el daño que produce el déficit sigue deteriorando su cerebro, su sistema nervioso y su aparato cardiovascular.

Resulta curioso que en nombre de la contención del gasto (una de las razones aducidas para no solicitar pruebas de cobalamina) los médicos suelen prescribir costosos medicamentos que podrían eliminarse —en casos en que esos síntomas se deriven del déficit cobalamínico— con altas dosis de pastillas de vitamina B_{12} (2.000 mcg) o inyecciones de dicha vitamina que cuestan unos 36 dólares al año. Comparemos este gasto con los más de 1.200 dólares al año que cuesta Namenda, prescrito habitualmente a pacientes con demencia debida a un déficit de vitamina B_{12} sin diagnosticar, o los más de 2.000 dólares anuales que supone Neurontin (gabapentina), que suele usarse para tratar el entumecimiento y el dolor en las piernas probablemente causados por la insuficiencia de cobalamina. El uso de estos medicamentos propician el progreso de los síntomas de este déficit, sin diagnosticar ni tratar, hasta que los pacientes necesitan costosos cuidados hospitalarios o de residencias.

UN PROBLEMA DE PROPORCIONES EPIDÉMICAS

¿Cuántos ancianos sufren o mueren porque el déficit de B_{12} les deteriora la mente y les destruye el corazón, los vasos sanguíneos y los sistemas nervioso e inmunitario? Los datos que hemos visto indican que se trata de millones: suficiente para causar un impacto enorme en los gastos sanitarios de Estados Unidos y para afectar de algún modo a casi todas las familias del país. Como señalamos anteriormente, entre el 15 y el 40% de los mayores de sesenta años tienen niveles bajos de vitamina B$_{12}$ en el suero sanguíneo. Por consiguiente, al menos 1 de cada 7 personas mayores de sesenta años —y posiblemente hasta 4 de cada 10— corren el peligro de sufrir daños nerviosos, cerebrales, cardíacos y vasculares causados por un déficit a menudo «silencioso».

En 1996, el hematólogo Ralph Carmel calculó que más 800.000 estadounidenses mayores de sesenta años sufrían anemia perniciosa sin diagnosticar ni tratar.[2] Esto es solo la punta del iceberg en comparación con el déficit de cobalamina, pues se cree que el número de ancianos con déficit debido a una mala dieta o a problemas de absorción es considerablemente mayor que el de enfermos de anemia perniciosa.

Por otra parte, el número de nuevos casos de déficit de vitamina B$_{12}$ va en aumento cada año, a medida que crece la población de ancianos. En 1993, el doctor Eric Norman utilizó la prueba del ácido metilmalónico urinario para volver a evaluar a 299 personas de más de sesenta y cinco años que vivían solas y cuyas pruebas para detectar el déficit de cobalamina habían sido normales aproximadamente un año antes. La repetición del test reveló que más del 2% había desarrollado el déficit a lo largo de ese año. Según el doctor Norman: «Así pues, para los 30 millones de estadounidenses de edad avanzada, es posible que se den 600.000 casos nuevos todos los años».[3] Sus descubrimientos indican a las claras que una exploración anual está más que justificada en el caso de los mayores.

> Entre el 15 y el 40% de los mayores de sesenta años tienen niveles bajos de vitamina B$_{12}$ en el suero sanguíneo

Sin embargo, solo un pequeño porcentaje de los ancianos será sometido a la prueba de los niveles de vitamina B$_{12}$ en el suero sanguíneo, y prácticamente ninguno se someterá a la prueba del ácido metilmalónico urinario, que en ocasiones resulta útil para diagnosticar el déficit de cobalamina. Otro problema es que la mayoría de los ancianos con déficit de vitamina B$_{12}$ no recibirán tratamiento alguno porque los médicos no suelen tratar a pacientes sintomáticos incluidos

FÁRMACOS COMUNES QUE PUEDEN PONER A LOS ANCIANOS EN PELIGRO DE PADECER DÉFICIT DE VITAMINA B$_{12}$

Los siguientes medicamentos obstaculizan la absorción de B$_{12}$ de diversas maneras. Los ancianos que toman estos fármacos, o una combinación de ellos, corren más peligro de padecer el déficit de cobalamina:

Fármaco	Indicaciones
Inhibidores de la bomba de protones: Prevacid, Prilosec, Pantoprazol, Esomeprazol, Aciphex, Omeprazol	Ardor de estómago/gastritis, reflujo gastroesofágico, úlceras, hemorragia gastrointestinal, infección por *Helicobacter pylori*
Antagonistas H$_2$: Zantac, Tagamet, Axid, Pepcid	Ardor de estómago/gastritis, reflujo gástroesofágico, úlceras, infección por *Helicobacter pylori*
Antiácidos: Alternagel, Maalox, MOM, Mylanta, Riopan, Tums	Ardor de estómago/gastritis, indigestión ácida, úlcera péptica, reflujo gastroesofágico, hernia de hiato
Biguanidas: Metformina, Glucophage, Riomet, Fortamet, Glumeza, Obimet, Dianben, Diabex, Diaformin, Glucovance	Diabetes
K-Lor, K-Lyte, Klotix, K-Dur, Micro-K, Slow-K, cloruro de potasio	Falta de potasio; se suele prescribir a pacientes con insuficiencia cardíaca, fallo renal o cirrosis, así como a aquellos que toman diuréticos tales como Lasix, Bumex e hidroclorotiacida
Colchicina	Gota
Questran	Colesterol alto
Neomicina	Infecciones
Ácido aminosalicílico	Tuberculosis

EN OCASIONES SE PRESCRIBEN ERRÓNEAMENTE FÁRMACOS COMUNES PARA EL TRATAMIENTO DE LOS SÍNTOMAS DEL DÉFICIT DE VITAMINA B$_{12}$

Los médicos que prescriben los siguientes medicamentos para tratar los síntomas del déficit cobalamínico, sin descubrir la causa de dichos síntomas, hacen que el déficit avance hasta llegar a fases incurables o incluso terminales:

Fármaco	Usado habitualmente para
Celexa, Effexor, Amitriptilina, Nardil, Nortriptilina, Seroxat (paroxetina), Prozac, Serzone, Sinequon, Tofranil, Wellbutrin, Zoloft	Depresión
Ativan (lorazepam), Klonopin, Librium, Seroxat (paroxetina), Serax, Tranxene, Valium, Xanax	Ansiedad y trastorno de pánico
Viagra, Cialis, Levitra	Disfunción eréctil
Aricept, Cognex, Namenda, Exelon, Reminyl	Demencia
Antivert	Mareos, falta de equilibrio y vértigo
Detrol, Ditropan, Levbid	Incontinencia
Compazine, Geodon, Haldol, Navane, Risperdal (risperidona), Stelazine, Tegretol, Thorazine	Psicosis
Ambien, Dalmane, Halcion, Restoril	Insomnio
Cylert, Ritalin	Fatiga
Diamox, Inderal, Mysoline, Symmetrel	Temblores
Elavil, Neurontin (gabapentina), Tegretol	Entumecimiento y hormigueo
Ácido fólico (folato), Folvite, Apo-Folic (el folato es un nutriente que se suele dar a los alcohólicos y a pacientes mal alimentados, y también se usa para reducir el riesgo de cáncer de colon o para tratar los niveles altos de homocisteína)	Anomalías sanguíneas (agrandamiento de los glóbulos rojos)

en la zona gris: un nivel de vitamina B_{12} en el suero sanguíneo entre 200 y 450 pg/ml (véanse los capítulos 1 y 11). Como consecuencia de ello, muchos de ellos terminarán en una silla de ruedas o postrados en la cama, desarrollarán demencia irreversible o incluso sufrirán derrames o cardiopatías innecesarias.

¿Por qué se yerra con tanta frecuencia en este diagnóstico evidente en los pacientes mayores? Hay una serie de razones, entre las que se encuentran las prisas, los estereotipos sobre los ancianos y las cuestiones económicas. Las siguientes son las excusas que suelen poner con más frecuencia nuestros colegas:

- *Simplemente es que son viejos.* Como hemos señalado, son demasiados los sanitarios que equiparan vejez con decrepitud. Por tanto, no gastan tiempo ni dedican el esfuerzo necesario para determinar si los dolores en las piernas, la dificultad para caminar, las caídas, la confusión, la pérdida de memoria u otros síntomas son «solo debidos a la vejez» o si se derivan de un déficit tratable.

- *No podemos examinarlo todo.* Los médicos que afirman esto desconocen el alto índice del déficit de vitamina B_{12} en pacientes mayores, en comparación con los índices de otras dolencias que sí examinan con asiduidad. En un hospital que visitamos, por ejemplo, 316.000 pacientes usaron los servicios de laboratorio en 1999, pero los médicos solo examinaron a 121 en busca del déficit de cobalamina. Así pues, se solicitaron análisis para determinar los niveles de vitamina B_{12} para solo 1 de cada 2.612 pacientes (el 0,04%) usando los servicios de laboratorio de las instalaciones. Sin embargo, como ya hemos apuntado, un mínimo de un 15% de las personas mayores de sesenta años, y potencialmente hasta un 40%, tiene niveles deficitarios o *borderline*. (A modo de contraste, ese mismo hospital solicitó más de seiscientos análisis *semanales* para comprobar los niveles de calcio en el suero sanguíneo, aunque solo aproximadamente el 10% de los pacientes presentaba niveles de calcio anómalos.)

- *Ese trabajo corresponde a otros.* Los pacientes ancianos suelen tener un médico de atención primaria y una multitud de especialistas, y estos facultativos a menudo dan por sentado que será otro quien se encargará de comprobar el déficit de cobalamina. El médico de urgencias da por hecho que la cuestión es responsabilidad del médico de familia. Este asegura que es competencia del gastroenterólogo, el endocrinólogo, el cirujano o el neurólogo. Y, con frecuencia, ninguno se hace cargo del asunto.

- *Probablemente ya lo comprobó su último médico.* Estando bajo atención controlada, con frecuencia los ancianos van pasando de programa en programa y de médico en médico. Cada uno de ellos suele suponer —casi siempre equivocándose— que un facultativo anterior se ha ocupado ya de medir los niveles de cobalamina.

- *Un recuento sanguíneo completo es más que suficiente.* Como explicamos en el capítulo 1, un recuento sanguíneo completo no es suficiente ni de lejos. Muchos pacientes presentan síntomas e indicios neurológicos mucho antes de que se produzcan cambios hemáticos. Además, cuando los pacientes tienen anemia, los médicos no suelen tener en cuenta el déficit de cobalamina, sino que solo se fijan en la anemia ferropénica. Cuando los enfermos padecen de macrocitosis, los doctores tienden a pasar por alto el déficit. Si el nivel de vitamina B$_{12}$ en el suero sanguíneo es superior a 200 pg/ml o se aproxima a ese valor, la mayoría de los médicos cree haber descartado el déficit de cobalamina.

  ¿Hasta dónde llega el desconocimiento de la detección y tratamiento del déficit de cobalamina? Como señalamos anteriormente, un test útil es el del ácido metilmalónico urinario. En el estudio mencionado anteriormente, que llevamos a cabo en 1999 en un hospital que trataba a decenas de miles de ancianos y tenía un total de 316.000 pacientes de todas las edades que usaban los servicios de laboratorio, los médicos solicitaron la prueba del nivel de ácido metilmalónico en el suero sanguíneo para descartar el déficit de vitamina B_{12} solo veintinueve veces durante todo el año. Ello significa que solo 1 de cada 10.897 pacientes, o el 0,01% del total, fue sometido a pruebas adicionales para diagnosticar o descartar el déficit de cobalamina. *No se hizo ningún análisis del ácido metilmalónico urinario*.

■ *Ya tengo una explicación lógica para sus síntomas.* Los pacientes ancianos suelen tener una o más enfermedades previas, por lo que es sencillo excluir nuevos síntomas como parte de un problema médico existente.

Por ejemplo, hace poco hablé con un hombre —muy activo anteriormente— que empezó a quejarse años antes, a los sesenta y ocho, de entumecimiento en los pies y las piernas. Ahora apenas puede caminar para llegar al supermercado de la esquina y se ha convertido en un peligro cuando conduce, pues no siente los pies. Durante una década, todos los médicos supusieron que sus síntomas eran efectos secundarios de una diabetes. Pero, dada su edad, sus malos hábitos alimentarios y su historial de anemia ferropénica* y hospitalización por aquella anemia aguda e inexplicable, yo sabía que sus síntomas podían deberse al déficit de cobalamina. Sin embargo, pese al hecho de que había visitado a quince médicos solo durante los dos años anteriores, nunca le habían realizado las pruebas correspondientes. ¿Por qué es importante un diagnóstico correcto? Porque si el entumecimiento se deriva del déficit de cobalamina, es tratable, al menos en sus primeras fases. Si se deriva de una diabetes, no suele serlo. Tal vez no le interese al médico, pero le importa muchísimo a un paciente que quiere seguir conduciendo, yendo de compras y llevando una vida independiente. Además,

---

* El déficit de cobalamina produce en ocasiones anemia grave, lo cual requiere transfusiones de sangre. Los médicos suelen equiparar la anemia grave con hemorragias internas, por lo que no analizan la cobalamina ni el hierro antes de solicitar transfusiones. Examinar el estado de la vitamina B_{12} y el hierro después de una transfusión produce resultados inexactos que eclipsan el cuadro clínico.

la neuropatía debida al déficit de vitamina B$_{12}$ es solo un paso más en un proceso que, de no corregirse, es probable que conduzca a una debilidad extrema o incluso a la muerte. El hombre que acabo de describir se salvó de ese destino porque siguió mi consejo, le hicieron análisis y descubrieron que en efecto tenía déficit de cobalamina. Quizá sea demasiado tarde para revertir el dolor y el entumecimiento de las piernas, pero no lo es para salvarlo de la psicosis o la demencia que producen unos niveles de vitamina B$_{12}$ crónicamente bajos.

Achacar los problemas de un paciente a una sola enfermedad es también omitir el hecho de que muchas dolencias de la vejez son multifactoriales, esto es, que tienen más de una causa. Aunque los síntomas de un paciente puedan vincularse a la diabetes, el párkinson u otra enfermedad conocida, es bien fácil que el déficit de vitamina B$_{12}$ contribuya a la aparición de esos síntomas. Identificar un trastorno no sirve de justificación para pasar por alto otro. Como reza un antiguo dicho médico: «Si un paciente tiene seis uñas en un pie, y le extirpamos una, seguirá teniendo el pie mal».

■ *La compañía de seguros no va a pagar esto.* Esta es una respuesta habitual en una época de recortes en la que se mira con lupa el coste de cada análisis. Tenemos dos respuestas para los médicos preocupados por los aspectos económicos de las pruebas de cobalamina. Una de ellas es que, cuando codifican correctamente los análisis de vitamina B$_{12}$ (véase el Apéndice S), las aseguradoras cubren el gasto. La otra es: «¿Pensará tu paciente que vale la pena gastar unos 90 dólares (el coste de medir el nivel de B$_{12}$ en el suero sanguíneo) o 150 dólares (el coste de medir los niveles de ácido metilmalónico)* para prevenir un derrame cerebral, una insuficiencia cardíaca, una caída lesiva, una discapacidad crónica o una demencia?».

---

* El coste de la prueba del ácido metilmalónico urinario en el Norman Clinical Laboratory, Inc. es de 150 dólares. En el Mayo Clinic and Specialty Laboratory, el coste de la misma prueba asciende a 249 dólares.

Estamos seguros de que los pacientes dirían que sí. Lo mismo dirían los médicos y las aseguradoras si se percataran de que ahorrarían a la sanidad pública y a las compañías de seguros enormes cantidades de dinero con solo diagnosticar el déficit de vitamina B_{12} antes de que causase costosas enfermedades crónicas. El doctor Eric Norman —el bioquímico que desarrolló en 1995 la prueba del ácido metilmalónico para detectar el déficit de cobalamina— afirma que la identificación y tratamiento a gran escala del déficit de vitamina B_{12} «ayudaría a los ancianos a conservar su productividad, dignidad e independencia, al mismo tiempo que ahorraría miles de millones de dólares anuales en gastos sanitarios».[4]

LA LARGA OSCURIDAD: CUANDO LA FALTA DE VITAMINA B_{12} DESTRUYE LA MENTE

La primera vez que olvidas el nombre de tu mejor amigo, te ríes y lo atribuyes a un «momento senil». Pero esos momentos empiezan a darse cada vez con más frecuencia.

Vas en coche al supermercado y luego no recuerdas dónde aparcaste. Te olvidas de pagar la factura de la luz tres meses seguidos. Te diriges a la consulta del médico y terminas a varios kilómetros de distancia, sin saber muy bien dónde te encuentras. Con el tiempo, te ves incapaz de sumar una sencilla lista de números o de escribir la dirección en una postal. Tus conocidos empiezan a parecer extraños, y los crucigramas que te encantaba completar se convierten en una maraña de palabras sin sentido. Olvidas qué día es, dónde vives, cómo se llaman tus hijos. Empiezas a orinarte encima, y, una mañana de invierno, los vecinos te encuentran en la calle en ropa interior. Te vuelves irritable, asustadizo y confuso.

Tu hija llora cuando el médico dice que conviene ingresarte en una residencia. Pronto te encuentras viviendo en una habitación minúscula, comiendo menús de cafetería que te sirven personas desconocidas. Al final, esas mismas personas tienen que vestirte, lavarte y ayudarte a ir al cuarto de baño, porque ya no puedes cuidarte por ti mismo. No sabes por qué estás allí. No sabes qué ha sido de tu casa, tu familia y tu vida. Con el paso del tiempo, no sabes siquiera quién eres tú.

Este es un trágico ejemplo de demencia, un implacable declive de la capacidad mnemotécnica y mental. Afectando a más de cinco millones de estadounidenses, la demencia convierte los «años dorados» de sus víctimas en años de suplicio, arrasa familias enteras económica y emocionalmente, transforma a parejas e hijos en exhaustos cuidadores a tiempo completo y abarrota asilos de tristes y desconcertados pacientes sin esperanza alguna de recuperación.

Si te ocupas de alguien que padezca demencia, conocerás el dolor de ver a un individuo vital convertirse en una persona diferente, una persona que se vuelve ansiosa, inconsolablemente triste, paranoica o incluso violenta u odiosa. Conocerás la angustia de ver a un amigo o pariente dirigiéndote una mirada perdida, preguntándose quién eres. Y conocerás el sentido de culpa que produce el deseo de que un ser querido muera, porque la muerte es preferible a la lenta e inexorable pérdida de identidad que causa la demencia.

Pero lo que quizá no sepas es que *la demencia no es siempre incurable, aunque los médicos se empeñen en lo contrario.* El neurólogo Sydney Walker III señaló: «Muchos pacientes padecen alzheimer y otras demencias; pero [otros muchos], a los que se les diagnostica demencia, en realidad tienen problemas que pueden corregirse. De hecho, los estudios sugieren que hasta el 60% de los pacientes considerados provisionalmente como dementes en realidad padecen trastornos reversibles».[5] Hay millones de personas con verdaderas demencias, como el alzheimer o la enfermedad de Pick (si bien incluso el alzheimer está relacionado en ocasiones con la cobalamina; véase más adelante en este capítulo), pero por cada una de ellas es probable que haya otro «demente» con un trastorno tratable y curable. Y, en muchos casos, ese trastorno es el déficit de cobalamina.

Esto no resulta sorprendente si revisamos las estadísticas que ya hemos citado. Recuerda lo siguiente:

- Hasta el 15% de los ancianos, y hasta el 40% de los pacientes sintomáticos mayores de sesenta años, tienen niveles bajos o críticos de cobalamina.

- Entre los síntomas del déficit de vitamina B_{12} se encuentran la confusión, la pérdida de memoria, los cambios de personalidad, la paranoia, la depresión y otras conductas que se parecen mucho a la demencia incurable. La demencia derivada del déficit de vitamina B_{12} imita también otras vesanias en su avance, que por lo general es paulatino pero inexorable. Así pues, es fácil considerar erróneamente como incurable la demencia debida al déficit cobalamínico.

- No hay ninguna prueba para diagnosticar el alzheimer de manera concluyente. Por tanto, la única forma de distinguirlo de las otras causas de demencia consiste en descartar el resto de los agentes causales, lo cual rara vez se hace. (En un reciente estudio realizado en Finlandia, se descubrió que solo al 20% de los pacientes con síntomas de demencia se les hacían análisis para determinar el déficit de cobalamina.)[6]

- Como ya hemos señalado, muy pocas veces se piden análisis para medir los niveles de vitamina B_{12} en el suero sanguíneo, y aun en el caso de que se pidan, los pacientes casi nunca reciben tratamiento alguno si esos niveles se encuentran en la zona gris. Por otra parte, lo que la comunidad científica considera un valor «normal» de vitamina B_{12} para los ancianos tal vez sea un nivel bajísimo. El doctor Mark Goodman, especialista en medicina conductual, trató a 4 dementes cuyos niveles aparentemente normales de vitamina B_{12} en el suero enmascaraban un grave déficit de cobalamina. Cuando les puso inyecciones de vitamina B_{12}, todos mejoraron de manera espectacular.[7] Otros médicos han informado de resultados similares al tratar a ancianos, y nosotros hemos sido testigos presenciales de muchos casos semejantes.

En tanto que muchos médicos desconocen la prevalencia del déficit de vitamina B_{12} en pacientes con síntomas de demencia, la bibliografía médica muestra a las claras que el problema no es excepcional. Un estudio en concreto, por ejemplo, descubrió que 1 de cada 7 enfermos de demencia, examinados consecutivamente en una clínica, presentaban niveles muy bajos de vitamina B$_{12}$ en el suero sanguíneo.[8] Identificar pronto a esos pacientes resulta fundamental, pues el tratamiento precoz durante las primeras fases del déficit devuelve a los enfermos a un estado normal o casi normal.

En un artículo publicado en la revista *Discover*, la doctora Leslie Bernstein narró su sorpresa al ver a Pop, un antiguo paciente suyo que siempre había sido muy activo y había estado muy sano. «De no haberlo sujetado su nieto, se habría dado de bruces contra el suelo —dijo—. Babeaba por las comisuras de los labios. Tenía la mirada perdida». Con el paso del tiempo, Pop se había transformado de un sano corredor y un abuelo cariñoso en un hombre confuso e incontinente cuyos médicos le diagnosticaron demencia senil.

Sus análisis de sangre parecían normales, salvo por el hecho de que sus glóbulos rojos eran un poco más grandes de lo habitual. Su psiquiatra había llegado a la conclusión de que padecía una «enfermedad tóxico-orgánica sin síntomas significativos de depresión». Por suerte, su familia lo llevó a ver a la doctora Bernstein, a quien casi de inmediato se le ocurrió una explicación más lógica para el drástico decaimiento de Pop: debido a su edad y a su dieta vegetariana, probablemente tenía déficit de cobalamina. La doctora Bernstein solicitó enseguida unos análisis de sangre que mostraron que los niveles de cobalamina eran demasiado bajos para medirlos.

A Pop le pusieron una inyección de vitamina B$_{12}$, y a la mañana siguiente ya podía incorporarse solo. Al cabo de dos días, controlaba el intestino y la vejiga, y antes de una semana jugaba a las cartas y hablaba coherentemente por teléfono. No se recuperó por completo —le seguía costando concentrarse y lloraba con facilidad—, pero no tuvo que pasar el resto de su vida en una residencia con el diagnóstico de «demencia senil».[9]

A diferencia de Pop, a muchos ancianos se les diagnostica el trastorno correctamente, pero solo al cabo de muchos años. Ese tiempo perdido suele traducirse en esperanza perdida; si los médicos de Pop hubieran tardado unos pocos meses más en detectar la causa del problema, su demencia quizá habría sido permanente. Parece haber una gama crítica de oportunidades para el tratamiento del déficit cobalamínico, por lo que, si la terapia comienza más de seis meses después de la aparición de los síntomas, tal vez resulte imposible revertirlos.

Sin embargo, esto no es cierto en todos los casos, por lo que el tratamiento invasivo sigue siendo necesario aunque los síntomas hayan estado presentes durante más de seis meses. En un caso confirmado, un paciente que había padecido «demencia presenil» se recuperó por completo cuando los médicos descubrieron y trataron su déficit de cobalamina.[10] Por otra parte, incluso en fases más tardías, el tratamiento produce en ocasiones una ligera mejoría o al menos estabiliza los síntomas, si bien el daño cerebral puede ser permanente, causando déficits cognitivos crónicos. El grado de recuperación depende de cuánto tiempo tuvo el déficit el paciente, de lo grave que fue, de la edad del enfermo y de otras dolencias previas.

Dicho sea de paso, aunque hayamos incluido la cuestión de la demencia por déficit de vitamina B_{12} en este capítulo sobre el envejecimiento, deberíamos señalar que dicha carencia puede afectar incluso a personas muy jóvenes. Por ejemplo, los médicos informaron de una mujer de veintiún años que desarrolló un trastorno bipolar y posteriormente una demencia total, enfermedades ambas debidas al déficit de cobalamina y a una carencia adicional de folato. Con el tratamiento, aseguraron sus médicos, la paciente experimentó una «mejoría espectacular» en cuanto a los síntomas se refiere.[11]

La bibliografía médica contiene documentación acerca de niños pequeños cuyos síntomas, similares a los de la demencia, fueron revertidos, parcial o completamente, gracias a una terapia a base de cobalamina (algunos de ellos, sin embargo, terminaron con cocientes intelectuales bajos o con retraso mental). En estos casos, al igual que sucede con los ancianos, hay posibilidades de encontrar un tratamiento efectivo (véanse los capítulos 6 y 12). Por eso conviene darse prisa, tanto en el caso de los ancianos como en el de los jóvenes, a la hora de solicitar análisis para cualquier paciente con síntomas e indicios de demencia.

INDICIOS CADA VEZ MAYORES DE LA RELACIÓN ENTRE LA VITAMINA B$_{12}$ Y EL ALZHEIMER

En este capítulo hacemos una distinción entre las «verdaderas» demencias, como el alzheimer y la enfermedad de Pick, y los síntomas a menudo reversibles que produce el déficit de vitamina B$_{12}$. Pero las pruebas preliminares indican que los niveles bajos de vitamina B$_{12}$ empeoran los síntomas del alzheimer, y que su déficit puede incluso desempeñar un papel en la génesis de la enfermedad.

El alzheimer es el tipo más común de demencia, llegando a afectar a una quinta parte de la población mayor de ochenta años y a miles de individuos de cincuenta, sesenta y setenta. El diagnóstico solo se confirma tras la muerte de los pacientes, cuando las autopsias revelan la presencia de *placas* (depósitos químicos) y *nudos* (células nerviosas mal formadas), que constituyen el sello de la enfermedad. Mientras los pacientes están vivos, los médicos hacen pruebas provisionales, excluyendo otras causas de demencia y aprovechando los indicios que proporcionan los electroencefalogramas y las pruebas de agilidad mental.

Hace varios años, el doctor Robert Clarke y sus colegas[12] midieron los niveles de vitamina B$_{12}$, folato y homocisteína de 164 pacientes a los que se había diagnosticado alzheimer, comparándolos con un grupo de control sin esa enfermedad (recordarás que los niveles altos de homocisteína son un indicio claro de déficit cobalamínico). Cuando los investigadores anunciaron sus descubrimientos, 76 de los 164 pacientes con diagnóstico de alzheimer habían muerto, y las autopsias confirmaron la evaluación; los 88 pacientes aún vivos fueron incluidos en el conjunto de «probables» casos de alzheimer. Clarke y sus colegas observaron las siguientes situaciones:

- Los niveles de homocisteína durante las primeras consultas eran significativamente más altos en el grupo de alzheimer que en los miembros del grupo de control.

- Los niveles de vitamina B_{12} eran considerablemente más bajos en los pacientes de alzheimer que en los miembros del grupo de control.

- Los pacientes de alzheimer con niveles altos de homocisteína presentaban más señales del avance de la enfermedad, tal como revelaban las atrofias que se observaban en las tomografías, que aquellos con niveles más bajos. Una tendencia similar, aunque no significativa, se observó en los niveles de folato y vitamina B_{12} en el suero sanguíneo.

- Los niveles de homocisteína de los pacientes de alzheimer no variaban a medida que avanzaba la enfermedad, lo que indica que las diferencias entre estos y los miembros del grupo de control no se debían a la enfermedad en sí misma, sino que más bien precedían a la aparición del alzheimer o coincidían con ella.

Clarke sugiere que los niveles altos de homocisteína, posiblemente derivados del déficit de vitamina B_{12}, causan a veces «microinfartos» –diminutos daños en los vasos sanguíneos– que posteriormente desencadenan la formación de las placas y los nudos que con el tiempo abarrotan el cerebro del paciente de alzheimer. Concluye:

Los niveles bajos de folato y vitamina B_{12} en la sangre, así como los niveles altos totales de homocisteína, se relacionaban con el alzheimer. La estabilidad de los niveles totales de homocisteína a lo largo del tiempo y la falta de relación con la duración de los síntomas contradicen la hipótesis de que estos descubrimientos sean una consecuencia de la enfermedad y justifican la realización de más estudios para evaluar la importancia clínica de estas asociaciones.[*]

---

[*] Por desgracia, estos investigadores no incluyeron la vitamina B_{12} en la zona gris o la prueba del ácido metilmalónico urinario en su estudio. La cuestión fundamental que deben

Más pruebas de que la escasez de vitamina B_{12} interviene en el alzheimer provienen de un estudio británico centrado en una familia predispuesta genéticamente a padecer esa enfermedad. Notablemente, los investigadores descubrieron que cuatro de los seis miembros de esa familia con alzheimer tenían valores bajos de B_{12}, en tanto que solo uno de cada doce sin alzheimer presentaba déficit de la vitamina.[13] Otro estudio, realizado en Suecia, descubrió que los ancianos faltos de B_{12} y de folato son dos veces más propensos a desarrollar el alzheimer que las personas con valores normales de B_{12}. Los investigadores reunieron muestras de sangre de sus pacientes *antes* de que desarrollaran la enfermedad, demostrando que los niveles bajos de vitamina no eran solo un efecto secundario del alzheimer.[14] Y otro estudio más, llevado a cabo recientemente en Alemania, reveló que los pacientes de alzheimer con valores de B_{12} inferiores a lo normal manifestaban más síntomas conductuales y psicológicos de demencia que aquellos con niveles normales. Las investigaciones concluyeron: «La vitamina B_{12} desempeñaba un papel fundamental en la patogénesis de los cambios conductuales propios del alzheimer».[15]

En 2008, un artículo publicado en *Neurology* relataba que los niveles bajos de vitamina B_{12} producen atrofia cerebral y están relacionados con el deterioro cognitivo en los ancianos.[16] La atrofia cerebral está vinculada con el alzheimer, al igual que el déficit de B_{12}. Los datos del estudio sugerían que la escasez de B_{12} —dentro de lo que se suele considerar el rango normal o «zona gris»— llega a afectar al volumen del cerebro incluso en las primeras fases del declive cognitivo, posiblemente perturbando la integridad de la mielina cerebral o produciendo inflamaciones. Los investigadores comentaron: «Por tanto, el tratamiento precoz de la escasez de B_{12} puede prevenir la pérdida de volumen cerebral».

Este estudio demostraba que la escasez basal de vitamina B_{12} es un importante factor de riesgo referente a la pérdida de masa cerebral

---

abordar las futuras investigaciones es la siguiente: ¿cómo es que muchos enfermos de alzheimer tienen un déficit de B_{12} sin tratar, según demuestran los niveles de esa vitamina en el suero o los valores elevados de ácido metilmalónico urinario?

George Isajiw narra el caso de una mujer de noventa y dos años con anemia perniciosa y alzheimer que fue derivada erróneamente a un asilo porque los médicos no se tomaron su tiempo para descubrir el déficit reversible de vitamina B_{12} que sufría. Isajiw comenta: «Este caso [...] demuestra la necesidad de evaluar a cada paciente basándose en criterios clínicos racionales e individuales, en vez de aplicar a ciegas la medicina empírica a una población extremadamente diversa de pacientes con diagnóstico de alzheimer terminal».[17]

en ancianos. Se descubrió que «los valores de B_{12} en el plasma son un indicador precoz de la atrofia cerebral y por tanto un importante factor de riesgo, potencialmente modificable, en relación con el declive cognitivo de los ancianos».

En 2009, otro estudio puso en duda la certeza de que la cognición de los ancianos puede verse afectada negativamente cuando las concentraciones de B_{12} superan los límites tradicionales que definen el déficit de esa vitamina. Usando marcadores adicionales de B_{12} (holotranscobalamina y ácido metilmalónico), se descubrió que la cognición está relacionada con los niveles de B_{12} en todo el rango normal (esto consolida la necesidad de elevar el rango inferior del test de B_{12} en el suero sanguíneo). En este estudio, la atrofia cerebral y el daño producido en la sustancia blanca del cerebro estaban relacionados con los niveles bajos de cobalamina.[18]

Dado que las pruebas indican que la escasez de vitamina B_{12} contribuye a potenciar el alzheimer, es necesario mostrar a la comunidad médica y a los ciudadanos en general esta evidente relación, desarrollar protocolos de investigación e iniciar tratamientos precoces para el déficit de B_{12}, así como mantener los niveles de esta vitamina por encima de los 1.000 pg/ml en los ancianos. Los investigadores deberían seguir los rastros con especial atención y esperar que conduzcan a un progreso real en el tratamiento y prevención de esta insidiosa enfermedad.

Entretanto, es fundamental que las familias apoyen a los pacientes de demencia. En octubre de 2006, por ejemplo, recibimos una carta de Julie, una mujer de Nueva Jersey a cuyo marido, John, le diagnosticaron degeneración córtico-basal ganglionar (DCBG). Se trata de una demencia progresiva, con características similares a las del párkinson, que produce discapacidad cognitiva y motora, con una supervivencia media de unos ocho años.

Julie nos contó cómo se «derrumbó» su vida cuando su marido, después de tener un puesto fijo durante veinte años, ya no podía trabajar. En el espacio de cinco años perdió doce empleos. Y añadió: «Empezó a perder la compostura cuando se dirigía en público a sus clientes, se quedaba mirando la pantalla del ordenador y se olvidaba de qué estaba haciendo. Noté cosas raras en su forma de conducir. Se olvidaba de poner los intermitentes y le costaba no salirse de su carril. Era incapaz de hacer sencillas operaciones matemáticas. Es un buen carpintero, pero no se le ocurría ningún proyecto».

El médico de cabecera de John dijo que no se trataba de alzheimer y le recetó Cerefolin, una vitamina que contiene grandes dosis de metil-B$_{12}$ (2.000 mcg), grandes dosis de metilfolato-L (5,6 mg) y N-acetilcisteína (600 mg). Pidió unos análisis de sangre y le recetó vitamina B$_{12}$, pero nunca pidió una prueba de B$_{12}$ en el suero sanguíneo para comprobar si el déficit de esa vitamina era el causante de los síntomas de John, o, de existir ese déficit, cuál era su grado de importancia.

Otro médico que examinó a John solicitó una prueba de vitamina B$_{12}$ en el suero sanguíneo y una resonancia magnética, pero para entonces, ya llevaba tres semanas tomando grandes dosis diarias de B$_{12}$, lo que invalidó los resultados del test de B$_{12}$ en el suero. A John le pusieron la primera inyección de cobalamina en su oficina, después de haberle extraído sangre. Pese a la gran dosis diaria que le había prescrito el primer médico, el nivel de B$_{12}$ en el suero estaba en la zona gris y seguía siendo marginal (224 pg/ml).

A continuación, lo derivaron a un neurólogo de Pensilvania especializado en trastornos cognitivos. A esas alturas, llevaba ocho semanas tomando Cerefolin. Después de muchas pruebas y consultas, le diagnosticaron DCBG. El médico le aconsejó que dejase de conducir y que solicitase un subsidio por discapacidad permanente. Otros médicos revisaron los resultados de los laboratorios y las resonancias, y le dijeron lo mismo: no hay esperanza, no hay curación.

Extrañamente, fue un laboratorio –no los médicos de John– el que hizo saltar las alarmas en aquel momento. Un comunicado o desmentido adjunto a uno de sus informes decía: «Por favor, tengan en cuenta lo siguiente: aunque el rango de referencia relativo a la vitamina B_{12} sea de 200-1.100 pg/ml, se ha informado de que entre el 5 y el 10% de los pacientes con valores situados entre 200 y 344 pg/ml experimentan anomalías neuropsiquiátricas y hematológicas debidas a un déficit oculto de vitamina B_{12}; menos del 1% de los pacientes con valores superiores a 400 pg/ml presentará síntoma alguno».

Julie inquirió los niveles de vitamina B_{12} de John. «El médico de Pensilvania dijo que solo reconocería el déficit si la homocisteína estaba alta –nos contó–, de modo que pidió un análisis, que se había elevado hasta 14,5».

¿Qué se les había pasado por alto a los médicos de John? El nivel de vitamina B_{12} en el suero sanguíneo debería haber sido muy alto para entonces, pues había estado tomando metil-B_{12} durante un poco más de tres semanas antes de que se solicitaran los primeros análisis de B_{12} en el suero. Y los niveles de homocisteína y ácido metilmalónico deberían haber sido normales o muy bajos, porque llevaba tomando Cerefolin durante 11 semanas antes de que se realizaran los análisis. Dicho de otro modo, estos eran anormales *a pesar* del tratamiento, lo que debería haber alarmado a los médicos.

El informe químico sobre el nivel de vitamina B_{12} enojó a Julie, quien se obsesionó con el dictamen, mientras los médicos del enfermo hacían caso omiso de cualquier recomendación. Curiosamente, Julie entró en Internet para buscar pistas sobre el déficit de B_{12} de su marido. «Entonces me enteré del uso de los inhibidores de ácidos –nos dijo–. John fue el primer paciente de su gastroenterólogo en probar el Prilosec, del que pasó al Esomeprazol, y ha estado tomando dieciocho años esos medicamentos recetados por el mismo médico durante ese tiempo, pero nunca le han extraído sangre para medirle los niveles de B$_{12}$».

Once semanas después de que le recetasen Cerefolin y de visitar al neurólogo, Julie volvió a ver al médico de familia, que estaba dispuesto a recetarle una inyección de vitamina B$_{12}$. «La inyección tuvo un efecto tan positivo que John no se lo podía creer», relata Julie. Cuando pidió que le pusiesen otra dosis inyectable, al cabo de dos semanas, el médico de cabecera se negó. Sintiéndose frustrada, Julie acudió a otro neurólogo de Nueva Jersey y le pidió que revisase el historial clínico de su marido. Tras examinar a este, revisar su historial y escuchar el testimonio de ambos sobre los resultados de una sola inyección de B$_{12}$, el nuevo neurólogo accedió a recetarle inyecciones de dicha vitamina de manera regular.

Transcurrido más o menos un año, Julie escribió: «Durante nuestra última visita al neurólogo de Nueva Jersey, la evaluación neurológica de John había mejorado de manera considerable. Como mujer suya, observo una gran diferencia en su aptitud y su personalidad. El primer neurólogo de la universidad coincide en que, si John tuviera degeneración córtico-basal ganglionar, habría sufrido un tremendo declive, y reconoció que probablemente se había equivocado en el diagnóstico; sin embargo, este médico sigue usando el diagnóstico de DCBG y no tiene en cuenta del déficit de vitamina B$_{12}$. El segundo médico de Nueva Jersey le dijo a John: "Esto es un milagro. Tiene que agradecérselo a su mujer"».

Sigue siendo un misterio por qué el médico de John tenía en cuenta y diagnosticaba la degeneración córtico-basal ganglionar pasando por alto el déficit de vitamina B$_{12}$, cuando ambas enfermedades pueden ser sintomáticas del párkinson (y el historial y los análisis de John apuntaban a la segunda); esto demuestra a las claras el profundo desconocimiento que existe entre los médicos acerca de la cobalamina. De hecho, la demencia es un rasgo muy tardío de la DCBG,[19] a diferencia de lo que sucedía en el caso de John.

Aunque John haya mejorado en las pruebas cognitivas, visuales y conductuales, su diagnóstico y tratamiento llegaron demasiado tarde.

Sigue teniendo dificultades cognitivas y un grado de demencia permanente entre bajo y moderado; los resultados de un examen tardío para una enfermedad completamente curable hay que detectarlos en sus primeras fases.

Tras descubrir la primera edición de nuestro libro, Julie regaló varios ejemplares a distintos médicos y al neurólogo que accedió a tratar a su marido. El facultativo le comentó más adelante que había ayudado a más pacientes tratándolos con vitamina B_{12}.

La historia de John ilustra hasta qué punto pasan por alto los médicos el déficit de B_{12}, condenando a sus pacientes, por consiguiente, a la demencia e incluso a la muerte. A menos que concienciemos a los enfermos y a la comunidad médica, miles de personas seguirán corriendo peligro. ¿Qué puedes hacer para proteger a los miembros de tu familia? Si tienes un ser querido con síntomas de alzheimer, o que padece deterioro mental o pérdida de memoria en general, la cuestión es sencilla: llévalo de inmediato a que le midan los niveles de vitamina B_{12}. (De nuevo, tanto los niveles de B_{12} en el suero sanguíneo como la prueba del ácido metilmalónico urinario están en orden). Si el déficit de B_{12} es el causante de los síntomas, cada día que pase aumentarán las posibilidades de que el daño se vuelva permanente.

Pero incluso si tu ser querido se encuentra en las últimas fases de la demencia, insiste en que le hagan análisis de vitamina B_{12} y luego, tras los análisis, prueba con altas dosis de B_{12} en pastillas (2.000-5.000 mcg) o pídele al médico se la recete inyectable, tal como se describe en el capítulo 11. El enfermo no sufrirá daño alguno, y cabe la posibilidad de ralentizar o detener el progreso de la demencia o incluso de revertir algunos síntomas.

Hay otra razón importante para realizar las pruebas: si la demencia de tu pariente se debe al déficit de vitamina B_{12}, el tratamiento invasivo es aconsejable. El tratamiento parenteral (inyectable) sigue estando indicado en el caso de otros déficits neurológicos debidos a la carencia de B_{12}. Es más, si se producen lesiones claramente relacionadas con ese déficit, habrá que recopilar toda la documentación disponible sobre los análisis a fin de interponer una denuncia por malas prácticas médicas. Además, otros miembros de la familia tal vez estén en peligro (pues este déficit puede darse en familias enteras), por lo que deberían someterse a pruebas.

DÉFICIT DE VITAMINA B$_{12}$: CAUSA FRECUENTE DE CAÍDAS Y TRAUMATISMOS

La demencia es la consecuencia más triste del déficit de B$_{12}$, pero no es en modo alguno la única. Otra son las caídas frecuentes, que arrebatan a muchos ancianos su independencia y llegan a producir lesiones fatales.

De hecho, las caídas constituyen la causa más frecuente de lesiones graves entre los mayores de sesenta y cinco años (en Estados Unidos mueren casi diez mil ancianos al año como consecuencia de lesiones debidas a esas caídas. Los hospitales tratan trescientas mil fracturas de cadera todos los años, la mayoría de ellas sufridas por ancianos, la mitad de los cuales dejan de ser independientes o ya no vuelven a casa tras las lesiones.[20]

> El déficit de vitamina B$_{12}$ constituye una causa frecuente de caídas.

Una razón por la que el déficit de vitamina B$_{12}$ constituye una causa frecuente de caídas es que afecta al sistema nervioso, y sobre todo a los nervios de la parte inferior del cuerpo. Estos nervios tienen un revestimiento aislador llamado capa o vaina de mielina, y el déficit de B$_{12}$ daña esa capa —de manera similar a la deshiladura de un cable—, dificultando el envío de mensajes por parte de las células nerviosas. Como consecuencia de ello, los enfermos suelen desarrollar debilidad, falta de equilibrio, dolores de espalda y de piernas o entumecimiento de pies y manos. Muchos pacientes tienen andares lentos o torpes porque no perciben cuándo tocan el suelo las plantas de los pies. Además, el déficit de B$_{12}$ causa trastornos visuales, pérdida de visión, mareos, vértigo o hipotensión postural (una repentina bajada de tensión al levantarse). Todos juntos, estos problemas aumentan peligrosamente el riesgo de caídas, y estas a su vez dan lugar a fracturas, estancias hospitalarias y a menudo el fin de una vida independiente.

Arthur llegó a urgencias con una fea herida en la cabeza. Se sentía débil, dijo, y le costaba caminar.

No era su primera visita; el gráfico de aquel septuagenario mostraba una serie de caídas durante las últimas tres semanas. Tras hospitalizarlo y hacerle análisis a fin de descartar un infarto, los médicos lo enviaron a casa. Regresó al cabo de cinco semanas, quejándose otra vez de debilidad, y los médicos volvieron a darle el alta después de una breve estancia.

Nueve semanas después, volvió al hospital, esta vez quejándose de un desmayo que le provocó una caída. Para entonces, su familia estaba considerando la posibilidad de vender la casa de Arthur para que se mudase a vivir con ellos, a lo cual él se negaba. Afortunadamente, en esta ocasión, un médico atento solicitó un análisis de vitamina B_{12} en el suero sanguíneo, pero como los resultados tardaban mucho en llegar, inició enseguida una terapia a base de B_{12}. Gracias a la iniciativa de aquel médico, a Arthur le hicieron por fin unos análisis de verdad y le prestaron auténtica atención. Mediante la terapia con cobalamina, es probable que su debilidad desaparezca por completo y que sus caídas pasen a formar parte del pasado, lo que le permitirá seguir siendo independiente y conservar su casa.

Con frecuencia, al igual que en la situación de Arthur, las caídas de los ancianos se derivan de problemas de estabilidad. Un caso típico, como el que afectó a un hombre de sesenta y ocho años, muestra lo fácil que es corregir los síntomas cuando estos proceden de un déficit de vitamina B_{12} descubierto a tiempo. Este paciente empezó a notar entumecimiento y hormigueo en los dedos, hasta que las molestias se extendieron poco a poco a todo el pie. El hormigueo se convirtió en dolor y debilidad, y, cuando acudió al hospital seis meses más tarde, apenas podía caminar con ayuda durante el día y era incapaz de hacerlo en absoluto después del anochecer (este es un problema habitual en los pacientes con problemas neurológicos, pues por la noche no pueden utilizar la visión para compensar la falta de información sensorial que envían los pies y las piernas).

Tras identificar enseguida el déficit de B$_{12}$ de aquel paciente, su nuevo médico empezó a recetarle inyecciones de esa vitamina. Al cabo de dos semanas, el tono, la fuerza y los reflejos del enfermo habían mejorado, y en un mes ya había vuelto a caminar con normalidad.[21]

El algunos casos (véase el capítulo 8), ciertos problemas motores que casi producen parálisis llegan a revertirse en cuestión de pocos meses. Tales resultados son frecuentes cuando los médicos detectan el déficit de B$_{12}$ durante sus primeras fases. A menudo, ciertos pacientes que apenas podían dar unos pasos son capaces, pocos meses después de iniciar el tratamiento, de reanudar las tareas diarias, conducir e incluso practicar deporte. Y, lo que es igual de importante, muchos enfermos pueden vivir de manera independiente, sin un miedo continuo de sufrir caídas que podrían arrebatarles su independencia.

Los beneficios para los pacientes son obvios, pero también hay enormes beneficios para el sistema sanitario y las aseguradoras. Desde un punto de vista económico, el coste de una caída con resultado de fractura –evaluaciones en urgencias, radiografías, análisis de laboratorio, tomografías, escayolas, ingresos, posibles operaciones, fisioterapia, fármacos, asistentes a domicilio y derivaciones a instalaciones de asistencia prolongada– es mucho más elevado que unos análisis de sangre u orina para corroborar la existencia de un déficit de vitamina B$_{12}$. En 2003, el coste de las fracturas de cadera superó los 500.000 dólares en solo seis semanas, lo que incluyó ambulancias, consultas en urgencias, cirugía, hospitalización, honorarios médicos, rehabilitación ambulatoria u hospitalaria, así como aparatos de movilidad.

Nos parece sorprendente que los hospitales no hagan pruebas habituales para medir los niveles de vitamina B$_{12}$ en el caso de pacientes debilitados o que sufran caídas frecuentes, sobre todo ante el hecho de que los otros procedimientos diagnósticos que *sí* tramitan resultan tan caros. Por ejemplo, a los pacientes con esos síntomas casi siempre se les hace un TAC cerebral, que cuesta aproximadamente 1.000 dólares, y cada vez que vuelven, se les hacen más tomografías. No nos preocupa que se soliciten costosas resonancias magnéticas, pues pueden revelar problemas distintos del déficit de cobalamina (si bien resultan inútiles para diagnosticar la escasez de esta vitamina); lo que nos molesta es que los médicos no soliciten pruebas de B_{12}, que son igualmente necesarias y mucho más baratas.

Arthur, por ejemplo, ocasionó un gasto de 3.000 dólares en tomografías a lo largo de cinco meses, y su factura hospitalaria total superó los 30.000 dólares, cuando los menos de 100 que cuesta medir los niveles de vitamina B_{12} en el suero sanguíneo habrían servido para identificar el déficit durante la primera consulta. Si hubiera tenido una fractura, los tres días de estancia en el hospital para la operación habrían costado más de 14.000 dólares en 1999, sin contar la factura del cirujano o la rehabilitación posoperatoria. Diez años después, en 2009, la factura media por cuatro días de hospitalización tras una fractura de cadera y la consiguiente reparación quirúrgica (sin complicaciones) superaba los 30.000 dólares.

¿Con qué frecuencia se dan casos como el de Arthur? En 2007, en calidad de asistentes sociales, examinamos a 87 residentes de un asilo en busca del déficit de B_{12} usando la prueba del ácido metilmalónico urinario. El 19% presentaba escasez de dicha vitamina. Un hombre con un historial de neuropatía grave, numerosas caídas y temblores, tenía un déficit grave de B_{12} tal como indicaba su nivel de ácido metilmalónico urinario, que estaba por las nubes (35,0 cuando lo normal es menos de 3,8). Cuando informamos al director de aquellos alarmantes resultados, este nos dijo que el hombre se había vuelto a caer, rompiéndose la cadera. Murió al cabo de diez días en un hospital como consecuencia de una embolia pulmonar, lo cual es una complicación habitual en las fracturas de cadera. Aquel hombre tomaba muchos medicamentos y tenía muchos médicos a su disposición, pero ninguno de ellos había tenido en cuenta el déficit de B_{12}, aunque presentase diversos síntomas, indicios y factores de riesgo.

Naturalmente, no todas las caídas se deben al déficit de vitamina B_{12}, pero las estadísticas indican que un porcentaje significativo sí. Por consiguiente, los médicos deberían analizar este trastorno cada vez que un paciente mayor se queje de dolores, entumecimiento, debilidad o mareos, tenga dificultades para caminar o se caiga con frecuencia.

Las enfermeras y los directores de centros sanitarios, asimismo, deberían apoyar a sus pacientes y proponer exámenes, diagnósticos y tratamientos adecuados.

Todos los hospitales, ambulatorios, clínicas, sanatorios y centros para enfermedades crónicas tienen programas de prevención de caídas regulados por normativas estatales. Sin embargo, los modelos más comunes de evaluación de riesgos al uso en esos centros sanitarios no incluyen la valoración del déficit de vitamina B$_{12}$, si bien el 90% de los criterios que evalúan esos modelos son síntomas, indicios o factores de riesgo habituales en este déficit. Añadiendo la medición de esta vitamina a sus programas de prevención de caídas, estos centros evitarían miles de caídas y muertes cada año y le ahorrarían miles de millones de dólares al sistema sanitario.

LA RELACIÓN B$_{12}$-OSTEOPOROSIS

En 2004, los periódicos e informativos de ámbito nacional (en Estados Unidos) presentaron tres nuevos estudios que revelaban una estrecha relación entre los niveles bajos de vitamina B$_{12}$ y la osteoporosis, uno de los principales enemigos de los ancianos. La osteoporosis causa adelgazamiento y debilitamiento de los huesos, lo que a su vez produce astenia o incluso fracturas de fatales consecuencias.

El primer estudio, que evaluaba la densidad mineral del hueso coxal en el caso de 83 ancianas, determinó que aquellas con los niveles más bajos de vitamina B$_{12}$ mostraban un avance mucho más rápido de la osteoporosis que aquellas con niveles más elevados de cobalamina. La prestigiosa doctora Katie Stone comentó al respecto: «Sabíamos que la vitamina B$_{12}$ era beneficiosa para el sistema nervioso, pero nuestros descubrimientos indican que también es provechosa para la salud de los huesos».[22]

Los otros dos estudios indicaban una estrecha relación entre los niveles altos de homocisteína y las fracturas óseas (como ya hemos explicado, una de las

Está bien documentado que las personas con anemia perniciosa sin tratar corren un alto riesgo de padecer osteoporosis y sufrir fracturas.

causas principales de los valores altos de homocisteína es la carencia de vitamina B$_{12}$). Un estudio que hizo el seguimiento de casi 2.000 hombres y mujeres durante dos décadas descubrió que los hombres con las concentraciones más altas de homocisteína eran casi cuatro veces más propensos a romperse la cadera que aquellos con concentraciones bajas, en tanto que el riesgo para las mujeres con los niveles más altos de homocisteína era el doble que el de aquellas con los niveles más bajos. Los investigadores que hicieron el descubrimiento señalaron: «Si la concentración de homocisteína es realmente un mecanismo causal en cuanto al riesgo de fracturas, las consecuencias para la salud pública son considerables».[23] El otro estudio, en el que participaron 2.400 pacientes holandeses, llegó a la conclusión de que tanto hombres como mujeres con las concentraciones más altas de homocisteína eran dos veces más propensos a romperse la cadera u otros huesos que aquellos pacientes con la homocisteína más baja.[24]

Si bien estos nuevos estudios fueron considerados vanguardistas, otras investigaciones anteriores ya habían establecido una estrecha relación entre el déficit de vitamina B$_{12}$ y la osteoporosis. Está bien documentado que las personas con anemia perniciosa sin tratar corren un alto riesgo de padecer osteoporosis y sufrir fracturas,[25] lo cual no es de extrañar porque la vitamina B$_{12}$ es fundamental para el correcto funcionamiento de los osteoblastos (células que intervienen en el desarrollo y crecimiento de los huesos). En un caso práctico, un paciente con osteoporosis aguda mostró una «respuesta espectacular» al tratamiento con B$_{12}$ y etidronato cíclico (un fármaco para fortalecer los huesos), con mediciones consecutivas de la densidad ósea que demostraban un incremento del 15 y el 17% en las zonas lumbar y trocanteriana mayor, respectivamente, y del 79% en la región del cuello femoral, a lo largo de un seguimiento de dos años, un efecto significativamente mayor que el que cabría esperar del etidronato solo. Por otra parte, el paciente no volvió a sufrir fracturas durante el transcurso del estudio.[26]

Más recientemente, en 2009, unos investigadores informaron de que los pacientes con anemia perniciosa corren un alto riesgo de fracturarse la cadera. El estudio se basó en una evaluación de 9.506 pacientes con diagnóstico de anemia perniciosa que fueron comparados con un grupo de control formado por 38.024 personas.[27]

Teniendo en cuenta todos estos hallazgos, opinamos que las pruebas del déficit de vitamina B$_{12}$ deberían formar parte habitual de la evaluación de cualquier paciente con osteoporosis, sobre todo en el caso de enfermos que se caen con frecuencia o que han sufrido varias fracturas. Por otra parte, las investigaciones sobre la relación entre la escasez de B$_{12}$ y el aumento del riesgo de lesiones por caídas, fracturas y osteoporosis debe convertirse en una prioridad. Los estudios realizados indican que el déficit de cobalamina es una epidemia entre los ancianos, que la carencia de B$_{12}$ y el exceso de homocisteína son peligrosos factores de riesgo para la osteoporosis, que el déficit de B$_{12}$ produce también caídas y lesiones por el deterioro que causa en el funcionamiento neurológico y que la terapia a base de cobalamina contribuye a detener o revertir la pérdida de masa ósea, y a menudo revierte también las disfunciones neurológicas en el caso de pacientes con carencia de B$_{12}$. Trasladando estos descubrimientos a un esfuerzo para combatir el déficit de cobalamina en enfermos ancianos, se produciría un descenso significativo en el número de caídas peligrosas o fatales por parte de los ancianos y un descenso igualmente considerable en el gasto sanitario.

OTRAS ENFERMEDADES COBALAMÍNICAS QUE SE DISFRAZAN DE ENVEJECIMIENTO

En el capítulo 5 veremos más a fondo que los niveles bajos de vitamina B$_{12}$ incrementan los de homocisteína y que los niveles altos de este aminoácido dañan el corazón, el aparato circulatorio y el sistema inmunitario. Todo ello puede causar insuficiencia cardíaca, cardiopatía isquémica, accidentes isquémicos transitorios (también llamados «microderrames»), accidentes cerebrovasculares (apoplejías), ataques al corazón, embolias pulmonares y trombosis venosas profundas, problemas, todos ellos, que afectan especialmente a los ancianos.

Pero la carencia de vitamina B_{12} también incapacita de otras maneras a las personas mayores. El deterioro del sistema nervioso debido a esta carencia causa temblores, dificultades para escribir y otros síntomas lo bastante graves para asemejarse a las primeras fases del párkinson (véase el capítulo 3 para más información al respecto).

El déficit de vitamina B_{12}, puesto que afecta a todos los nervios, también puede afectar a los nervios oculares, produciendo pérdida de visión e incluso ceguera. En adultos jóvenes, la ceguera causada por este déficit es tan inesperada que el diagnóstico suele ser correcto. Pero los ancianos, sobre todo los diabéticos, no tienen tanta suerte: si la pérdida de visión se debe a la carencia de B_{12}, es probable que los médicos la atribuyan a la edad, la degeneración macular o la retinopatía diabética. Las nuevas investigaciones, aunque preliminares, también relacionan el déficit de B_{12} con una variedad de cataratas.[28]

Como de costumbre, estos trastornos tienen muchas causas, y la carencia de vitamina B_{12} es solo una de ellas. Pero, aunque únicamente 1 de cada 7 ancianos tenga problemas relacionados con el déficit de B_{12} —y eso tirando por lo bajo—, la identificación y tratamiento de esas personas nos ahorraría miles de millones de dólares y, lo que es más importante, mejoraría o incluso salvaría millones de vidas. La conclusión que deben extraer los médicos está bien clara: tenemos que diagnosticar el déficit de vitamina B_{12} y salvar a nuestros pacientes de una debilidad o una muerte perfectamente evitables.

3

SIMULACIÓN MORTAL: CUANDO EL DÉFICIT DE VITAMINA B_{12} SE DISFRAZA DE ESCLEROSIS MÚLTIPLE U OTROS TRASTORNOS NEUROLÓGICOS

Entre el 80 y el 90% de los pacientes sin tratar [el déficit de vitamina B_{12}] desarrollará trastornos del sistema nervioso.[1]

E. STEVE ROACH Y WILLIAM T. MCLEAN

El déficit de B_{12} afecta a un gran número de ancianos, pero si piensas que es solo una «enfermedad de viejos», recapacita. La carencia de vitamina B_{12} puede destruir el sistema nervioso a cualquier edad: hemos visto a niños, adolescentes, adultos jóvenes y personas de mediana edad que quedaron lisiados o llegaron a morir por culpa de esta enfermedad perfectamente evitable.

Los síntomas neurológicos del déficit de cobalamina en adultos jóvenes (o en niños; véase el capítulo 6) suelen dejar perplejos a los médicos, sobre todo cuando el recuento sanguíneo completo es normal y los síntomas son sutiles. El resultado, por lo general, es una peligrosa demora en la aplicación del tratamiento adecuado.

> La carencia de vitamina B_{12} puede destruir el sistema nervioso a cualquier edad.

Pero incluso los síntomas e indicios evidentes del déficit de vitamina B_{12} no garantizan la obtención de un diagnóstico rápido.

Después de pasar varios años con extraños y espantosos síntomas que un neurólogo por fin diagnosticó, Thomas Heath, periodista del *Washington Post*, describió «lo cerca que mi desconcertante enfermedad había estado de matarme».[2]

De apenas cuarenta años, y con aparente buena salud, Heath empezó a tener lapsus de memoria y a sentir torpor en las manos y las pantorrillas. Su raciocinio se deterioró hasta el punto de que su mujer llegó a sospechar de un alzheimer precoz. Empezó a perder el equilibrio y dejó de practicar *jogging* porque no paraba de caerse. Posteriormente, comenzó a perder el control del intestino y la vejiga.

Cuando en un reconocimiento se observó que Heath tenía niveles bajos de ácido fólico, un médico le prescribió suplementos de folato, que a veces enmascaran el déficit de B_{12}. Otro médico atribuyó el dolor de lengua, un indicio típico del déficit, a una infección fúngica. Cuando aparecieron las dificultades para caminar, Heath acudió a un ortopeda que le recetó esteroides. Un psiquiatra se pasó varias horas intentando convencerlo de que tomase antidepresivos.

Por último, tras más de tres años sin diagnosticar, Heath acudió a un neurólogo. Para entonces, estaba hecho un desastre: «Cuando me pidió que cerrase los ojos y caminase en línea recta, casi me caigo de bruces —contó—. Sin el sentido de la vista, no sabía dónde tenía los pies». El médico, intuyendo finalmente un déficit de vitamina B_{12}, lo derivó a un hematólogo, quien pronunció enseguida dos palabras que le salvaron la vida: «anemia perniciosa».

Heath inició de inmediato un tratamiento a base de inyecciones de B_{12}, y ya puede usar las manos normalmente. Ha vuelto a hacer *jogging*, pero de una forma más tranquila (antes de caer enfermo corría maratones). Ahora disfruta de los libros y las películas, pero dice: «Todavía parece costarme más trabajo de lo normal recordar nombres, palabras y citas». Pese a su persistente debilidad, Heath se considera afortunado: «Aunque mi cuerpo, mi vida y mi matrimonio se estaban desmoronando a causa de esta insidiosa enfermedad, ya se han arreglado».

El diagnóstico de Heath llegó mucho más tarde de lo que cabía esperar, pero tiene más suerte que otras personas a las que no les diagnostican nunca el trastorno y que sufren o incluso mueren sin llegar a saber que sus problemas eran curables. El doctor Robert Schilling cita el trágico caso de un hombre de treinta y cinco años condenado a pasar el resto de su vida en un armazón Stryker (una cama giratoria para pacientes que no pueden moverse) porque «nadie había pensado en el déficit de vitamina B$_{12}$ hasta que fue demasiado tarde».[3] Y Heath tiene suerte de haber padecido anemia perniciosa «típica», en lugar de otras formas del déficit de B$_{12}$ que los médicos (incluidos los neurólogos) suelen diagnosticar mal.

Tales errores diagnósticos se producen por varias razones. Una de ellas es que resulta fácil confundir los síntomas del déficit cobalamínico con los de otras enfermedades neurológicas, como la esclerosis lateral amiotrófica (ELA, también llamada enfermedad de Lou Gehrig) o la esclerosis múltiple (véase el apartado siguiente). Otra razón es que, como hemos señalado, los médicos suelen buscar anormalidades sanguíneas cuando quieren verificar la existencia del déficit de cobalamina; pero *el daño neurológico puede preceder muchos años a las anomalías sanguíneas*. Otra razón más para explicar los errores diagnósticos es que incluso los médicos conocedores hasta cierto punto del déficit de B$_{12}$ lo consideran una enfermedad rara o propia de la vejez. Esos médicos, sin embargo, se equivocan, porque la carencia de cobalamina es frecuente, tiene muchas causas y afecta a personas de todas las edades.

Dado que el déficit de cobalamina se parece a tantas enfermedades, los facultativos no pueden descartar una carencia limitándose a examinar a los pacientes. Con las pruebas adecuadas, sin embargo, un médico concienzudo y bien informado daría en el clavo en cuestión de días y su diagnóstico produciría una curación espectacular. En un caso concreto, por ejemplo, unos médicos desconcertados derivaron a una mujer de veintiocho años al doctor Helmut Wilhelm tras desarrollar una inexplicable pérdida de visión. Después de examinar a la mujer en busca de otras causas habituales de ceguera repentina, Wilhelm descubrió que sus niveles de B_{12} en el suero no llegaban más que a un tercio del límite normal. Empezó a inyectarle vitamina B_{12} de inmediato, por lo que la paciente logró «una recuperación casi completa».[4]

SI TIENES ALGUNO DE ESTOS SÍNTOMAS, ¿PODRÍA TRATARSE DEL DÉFICIT DE VITAMINA B_{12}?

Los síntomas neurológicos del déficit de B_{12} que se dan en personas jóvenes y de mediana edad son muy similares a los de los ancianos. Entre ellos se encuentran los siguientes:

- Sensación de entumecimiento, hormigueo o ardor en las manos, los pies, las extremidades o el tronco, que a menudo se confunde con la neuropatía diabética o la polineuropatía desmielinizante inflamatoria crónica.
- Temblores, que suelen confundirse con el temblor esencial o el párkinson precoz.
- Debilidad muscular, parestesias y parálisis, atribuidas en ocasiones al síndrome de Guillain-Barré.
- Dolor, cansancio y debilidad, a menudo catalogados como «síndrome de fatiga crónica».
- Síndrome de las «piernas inquietas» (temblor en las piernas).
- Confusión y desconcierto mental, que se suelen confundir con un inicio de demencia.
- Inestabilidad, mareos y parestesias, que se suelen confundir con la esclerosis múltiple.
- Debilidad en las extremidades, torpeza, calambres, agitación o andares patosos, que se suelen confundir con la esclerosis lateral amiotrófica.
- Síntomas psiquiátricos como la depresión o la psicosis (descritos más a fondo en el siguiente capítulo).
- Alteraciones visuales, pérdida de visión o ceguera.

Por el contrario, un médico desconocedor de los efectos del déficit de vitamina B$_{12}$ puede destrozar la vida de un paciente. El desaparecido doctor John Hotchkiss, empeñado en diagnosticar correctamente este déficit a los enfermos, puso una vez un ejemplo. Cuando Hotchkiss, que era otorrinolaringólogo, colaboraba con un equipo médico, uno de sus colegas –licenciado por Harvard– se opuso enérgicamente a la insistencia de Hotchkiss en descartar el déficit en pacientes con trastornos neurológicos u otros síntomas e indicios sospechosos. Su colega médico se enfrentó en más de una ocasión a él cuando propuso medir los niveles de B$_{12}$ de un paciente, despreciando toda la bibliografía médica que el otorrino le enviaba.

En palabras de Hotchkiss: «Unos años después, derivó a mi consulta a una paciente para que evaluase los "mareos" que padecía». Hotchkiss descubrió que la mujer no se mareaba, sino que le faltaba coordinación a causa de una disfunción neurológica. No le sorprendió: la mujer se había sometido a una gastrectomía doce años antes, y esa operación produce inevitablemente déficit grave de vitamina B$_{12}$ si los pacientes no son tratados con inyecciones de compensación.

La mujer había sido tratada por el colega de Hotchkiss en todo momento desde la operación, «pero este no había hecho un seguimiento de los niveles de B$_{12}$». Como

> Un médico desconocedor de los efectos del déficit de vitamina B$_{12}$ puede destrozar la vida de un paciente.

consecuencia de ello, la enferma padecía un trastorno llamado «degeneración combinada subaguda», una complicación del déficit crónico de cobalamina a causa de la cual el daño que se causa a la médula espinal produce lesiones irreversibles. Según Hotchkiss: «El médico no solo no había sabido monitorizarla y prevenir el mal –grave negligencia–, sino que además fue incapaz de reconocer la enfermedad cuando se manifestó. Al coincidir en el vestíbulo al cabo de unas semanas, me dijo: "¡Tú ganas!"».[5]

El relato del doctor Hotchkiss es un ejemplo más de que hasta a los especialistas se les puede pasar por alto un sencillo diagnóstico del déficit de vitamina B$_{12}$. También demuestra que incluso los médicos más prestigiosos, formados en las mejores facultades, no son infalibles. Asimismo, ejemplifica por qué es tan importante el tratamiento precoz. Esta paciente, como es lógico, no debería haber presentado síntoma alguno, pero, una vez presente, un diagnóstico rápido le habría ahorrado muchos sufrimientos.

> Erica, una amiga personal nuestra de mediana edad, empezó a tener ligeros temblores y debilidad braquial. Cuando dos neurólogos no le diagnosticaron el problema, su hijo, también médico, entró en escena y solicitó una serie de pruebas que revelaron un déficit de cobalamina. El hijo la sometió de inmediato a tratamiento, y, transcurridos diez años, los temblores se han reducido en más de un 75% y ya no siente debilidad en el brazo. El daño que le causó el déficit de vitamina B$_{12}$ fue al menos en parte reversible y, lo que es más importante, no progresará hasta el punto de provocarle demencia, parálisis u otros síntomas lesivos.

Si tienes síntomas neurológicos, la única manera de descartar el déficit de vitamina B$_{12}$ es insistiendo en que un médico —ya sea el de familia, un neurólogo, un psiquiatra u otro especialista— solicite una estimación de los valores de B$_{12}$ en el suero, del ácido metilmalónico urinario, de la holotranscobalamina y de la homocisteína para determinar los niveles de cobalamina. Recomendamos una evaluación terapéutica de la vitamina B$_{12}$, aunque solo una de las pruebas anteriores sea anormal (lo que incluiría la caída de la cobalamina en el suero a la zona gris). La alternativa —no llegar a saber nunca si los síntomas se deben a un trastorno diagnosticable, tratable y a menudo perfectamente curable— no es de recibo.

Hay que descartar el déficit de vitamina B$_{12}$ cuando se observan síntomas parkinsonianos, al igual que hay que descartarlo en pacientes a los que ya se les ha diagnosticado la enfermedad. Dado que el párkinson y el déficit de B$_{12}$ comparten algunos síntomas e indicios, y puesto que no hay ninguna prueba diagnóstica que confirme el párkinson, lo único que cabe hacer es seguir investigando para descartar el déficit de cobalamina. Este sencillo paso puede salvar una vida.

En un artículo científico, por ejemplo, un grupo de médicos expuso el caso de un hombre de cincuenta y cinco años que súbitamente reveló síntomas parkinsonianos, entre los que se encontraban un andar lento, movimientos pausados, ligeros temblores de manos y volumen de voz bajo. Los médicos dijeron que tenía un ritmo de parpadeo reducido, rigidez en las extremidades, temblores de reposo en las manos y un rostro inexpresivo; todos estos síntomas se dan en los enfermos de párkinson.

Tras exhaustivas pruebas diagnósticas, se descubrió que el hombre presentaba un déficit grave de cobalamina. El neurólogo le diagnosticó un brote agudo de parkinsonismo con mieloneuropatía moderada como consecuencia de ese déficit. Después de un tratamiento inicial a base de inyecciones de vitamina B$_{12}$, el paciente mostró una mejoría espectacular. Finalmente el neurólogo informó, tras un seguimiento de cinco años, de que no tenía deficiencias neurológicas y era por completo independiente.[6]

Dado que el déficit de vitamina B$_{12}$ afecta al cerebro y al sistema nervioso de distintas formas, los síntomas neurológicos varían considerablemente. Por ejemplo, una revista especializada en neurología exponía recientemente el caso de un hombre de veintiséis años con crisis (convulsiones) parciales complejas periódicas.[7] Un año antes del comienzo de las crisis, el hombre se había aislado socialmente. También había empezado a comportarse de manera extravagante y tenía lapsus de memoria. «Antes de su admisión –dijo el médico–, descuidaba su higiene e indumentaria, se había vuelto muy retraído y estaba desorientado». Lo estaban tratando con risperidona (Risperdal) y carbamazepina (Tegretol).

El paciente sufría un déficit grave de cobalamina (un nivel de 26 pg/ml), por lo que empezaron a tratarlo con inyecciones de vitamina B$_{12}$. Mejoró deprisa: se valía por sí mismo al final del tercer mes y fue capaz de dejar la medicación al cabo de seis meses. Después de un seguimiento de veinticuatro meses, su médico anunció que ya no sufría crisis y que se encontraba bien.

Informes clínicos similares sobre diagnósticos erróneos o tardíos siguen saliendo a la luz con regularidad. Y no se trata de casos aislados. Hay toda una serie de artículos médicos en los que se describen casos de enfermos que padecieron graves síntomas neurológicos durante meses o años porque los médicos de cabecera, los internistas, los neurólogos y otros especialistas no incluyeron el déficit de vitamina B_{12} en el diagnóstico diferencial.[8-13]

Con frecuencia recibimos también informes de primera mano sobre este tipo de negligencias. Hace poco, por ejemplo, un catedrático llamado David nos escribió relatando su frustración por la falta de conocimientos de su propio médico acerca del déficit de cobalamina. En 2006, David acudió a su médico de cabecera quejándose de una ligera depresión y de insomnio. Tal y como nos contó: «Se ofreció a recetarme un antidepresivo y somníferos, pero yo me negué, pues prefería probar con remedios naturales. Le pregunté si mediante un análisis de sangre se podía comprobar la presencia de un desequilibrio químico o un déficit vitamínico. En aquel momento yo no sabía nada acerca de la cobalamina». El médico solicitó unos análisis y al cabo de una semana llamaron a David desde el ambulatorio para decirle que todas las pruebas eran normales. Pero el nivel de vitamina B_{12} —216 pg/ml— *no era normal*, sino que era bajo y estaba en la zona gris. El informe del laboratorio reflejó este hecho, advirtiendo que los resultados podían indicar un déficit oculto de cobalamina.

Al cabo de un año, cuando la depresión y el insomnio se habían agravado considerablemente, David acudió de nuevo a su médico: «Me recetó un antidepresivo y Stilnox (zolpidem), y en esa ocasión acepté porque mi estado era grave. Durante la consulta le pregunté si debería hacerme análisis de sangre, pero el médico dijo que no hacía falta porque ya me los habían hecho un año antes y los resultados iban a ser los mismos».

Transcurrido un mes, después de tomar el antidepresivo que le habían recetado —Cymbalta (duloxetina)—, pasó seis días en un psiquiátrico porque la gravedad de la depresión y el insomnio le impedía manejarse en el trabajo y en casa: «Solo dormía tres horas en todo el día —relató—. Naturalmente, en el psiquiátrico no examinaron mis niveles de cobalamina. Se limitaron a comprobar si tomaba drogas ilegales». Durante los dieciocho meses siguientes, David manifestó nuevos síntomas: irritabilidad, apatía, amnesia, debilidad, fatiga y parestesias.

En febrero de 2009, empezó a notar una extraña debilidad en las piernas, sobre todo en el ligamento de la corva izquierda. Cada vez se sentía más cansado, hasta el punto de pasarse casi todo el día en la cama. El médico solicitó unos análisis —con tabla metabólica básica y recuento sanguíneo completo incluidos— y aseguró que todo estaba normal. Tras ver a David dos veces y solicitar una amplia gama de análisis de sangre en dos ocasiones (ninguno de los cuales incluía la medición de cobalamina), decidió derivarlo a un neurólogo. David relató: «Le dijo a mi mujer que se temía una esclerosis múltiple y que le preocupaba que yo no pudiera volver a usar las piernas».

El neurólogo llegó a la conclusión de que David tenía algún tipo de virus que debía seguir su curso. Le dijo que no había tratamiento, que los síntomas tardarían entre seis semanas y seis meses en desaparecer y que volvería a examinarlo al cabo de cinco meses. Para hacer el diagnóstico, había pedido más análisis de sangre, una electromiografía y un estudio de la velocidad de conducción nerviosa, pero ninguna prueba del déficit de cobalamina. Cuatro semanas después, a medida que los síntomas empeoraban, el neurólogo volvió a examinarlo y lo envió a que le hiciesen más análisis de sangre. A continuación lo derivó a otro neurólogo especializado en enfermedades neuromusculares, porque reconoció que David estaba muy enfermo pero que él no daba con ningún diagnóstico correcto.

Los síntomas llevaron al segundo neurólogo a pensar en el síndrome de Guillain-Barré, pero las pruebas relativas a este trastorno fueron negativas. Pidió más análisis de sangre, incluyendo una medición de la miastenia gravis y una resonancia magnética del cerebro, el cuello y la columna vertebral: «El médico, cuando me dieron cita con

él para el seguimiento –el 14 de mayo de 2009–, estaba muy preocupado –relató David–. Tenía los resultados de las resonancias, que
eran normales. Conocía todos los resultados de los análisis de sangre,
salvo los de las vitaminas B_{12} y B_6, pues supuso que serían normales.
Así que, pensando que se trataba de ELA, quería derivarme a un especialista de San Francisco».

Por suerte, el médico, cuando al día siguiente recibió los informes relativos a las vitaminas B_{12} y B_6, descubrió que los niveles de
cobalamina eran extremadamente bajos (131 pg/ml). «¡Qué cambio
inesperado en un solo día: de ELA a déficit de cobalamina!», se ma-
ravilló David, quien empezó a ponerse él mismo diariamente inyecciones de B_{12} durante un año. Mejoró poco con la cianocobalamina
que recibió durante las primeras cinco semanas, pero los síntomas
empezaron a desaparecer rápidamente cuando el médico cambió a
metilcobalamina inyectable después de que David leyese la primera
edición de este libro y solicitase esta forma de tratamiento (véase más
al respecto en el capítulo 11). «Al cabo de tres meses, me había recuperado por completo», nos dijo.

David revisó las revistas médicas que había ido reuniendo durante su enfermedad y señaló que había experimentado más de diez síntomas e indicios de déficit cobalamínico, y había alcanzado hasta trece
puntos en la lista de puntuación de riesgo del déficit de cobalamina
(véase el Apéndice M). Algunos de sus síntomas eran los siguientes:
debilidad muscular, calambres, espasmos, contracciones musculares,
atrofia muscular, dificultad para caminar, problemas de equilibrio,
andares patosos, hormigueo en los pies, palpitaciones en las pantorrillas, cansancio, falta de memoria, dificultad de concentración, apatía,
irritabilidad y depresión.

David tuvo muchísima suerte porque, al cabo de tres meses a
base de inyecciones diarias de metilcobalamina, se recuperó de forma casi milagrosa. Sin embargo, aquella dolorosa experiencia sigue
afectando a su vida. En 2008, quiso contratar un seguro de vida, pero
se lo denegaron a causa de su historia de depresión y su estancia en
el psiquiátrico. En 2009, tras el descubrimiento y tratamiento de su

verdadero déficit crónico de cobalamina, intentó contratarlo de nuevo pero también le fue denegado.

¿SE TRATA DE ESCLEROSIS MÚLTIPLE O DE DÉFICIT DE B$_{12}$?

Kathy* tenía solo veintiún años cuando se rompió una pierna. Se le curó, pero luego empezó a sentirla entumecida y cada vez le costaba más trabajo caminar. A continuación comenzó a sentir hormigueos en los dedos y se le caían los objetos que llevaba en las manos. Poco después arrastraba el pie derecho al caminar.

Un médico comprobó el nivel de vitamina B$_{12}$ en el suero, que le pareció «normal», pero estaba en la zona gris (275 pg/ml), lo que indicaba un déficit. También tenía anemia y los glóbulos rojos agrandados: dos indicios más del déficit de cobalamina. La prueba de la médula ósea también parecía normal. Al ver estos datos, el médico le dio las malas noticias: tenía esclerosis múltiple, lo cual es un diagnóstico trágico para una mujer joven. Apenas salida de la adolescencia, Kathy se enfrentaba a una vida cargada con una enfermedad lesiva que podría dejarla paralítica.

Al cabo de seis años, no obstante, descubrió que su médico estaba equivocado. Cuando cumplió los veintisiete años, la ingresaron en un hospital a causa de su debilidad creciente y su andar defectuoso. Durante su estancia allí, una nueva prueba de médula ósea mostró anomalías acordes con el déficit de cobalamina. Una nueva medición de la vitamina B$_{12}$ resultó «normal», pero en realidad no era normal en absoluto (el resultado fue de 180 pg/ml, lo que indica claramente una carencia, pero el rango de referencia de aquel laboratorio era de 160-1.018 pg/ml.) La anemia ferropénica empeoraba y los glóbulos rojos seguían agrandándose.

Un nuevo médico revisó el historial de Kathy desde su nacimiento y observó el retraso que había tenido para andar y leer, así como su falta de coordinación: además de los dos embarazos frustrados de su madre (uno terminó en aborto y el otro en un bebé mortinato), su padre, que

---

* Nuestro pseudónimo para la paciente que se menciona en el *New England Journal of Medicine*.

había muerto prematuramente de una cardiopatía, tenía un historial de hipertiroidismo. En la mente del médico, los síntomas y el historial clínico de Kathy no concordaban con la esclerosis múltiple, sino con una variante familiar del déficit cobalamínico. Análisis posteriores mostraron que padecía un defecto hereditario del metabolismo de la vitamina B_{12}, llamado cobalamina G, diagnóstico este que su médico anterior había pasado por alto durante veintisiete años.

El médico de Kathy empezó a administrarle inyecciones semanales de cobalamina y le recetó otra medicación adicional (betaína oral) para normalizar los altos niveles de homocisteína producidos por su anomalía congénita del metabolismo de la vitamina B_{12}. La debilidad disminuyó de intensidad y, al cabo de cierto tiempo, Kathy empezó a caminar con más soltura. Pero, según el médico, que publicó su caso en el *New England Journal of Medicine*, seguía padeciendo un daño neurológico permanente, consecuencia de más de un cuarto de siglo de errores diagnósticos.[14] El caso de Kathy es otro ejemplo más de por qué hay que cambiar el rango considerado «normal» de B_{12} en el suero, y de por qué los médicos deben tratar a los pacientes que se encuentran en la zona gris.

Tu cafetera y tu aspirador funcionan con electricidad, que circula por cables. Una delgada capa aislante recubre esos cables, impidiendo que la corriente se escape e interrumpa el flujo de electricidad.

De manera similar, las neuronas del cerebro y de la médula espinal envían señales eléctricas. Las neuronas también están aisladas por un revestimiento protector graso llamado *mielina*. Si la mielina se daña o se inflama, los impulsos eléctricos que envían las neuronas pueden descontrolarse. Una causa habitual de este cortocircuito es la esclerosis múltiple (EM), una enfermedad que casi siempre ataca a personas jóvenes o de mediana edad, por lo general a mujeres caucásicas.

Desconocemos cuál es la causa de la esclerosis múltiple. Sabemos que es una enfermedad autoinmune, posiblemente desencadenada por la exposición a un virus, en la que el cuerpo ataca por error a sus propias células. Sabemos qué genes desempeñan una función en ella, porque el hecho de tener un pariente de primer grado con esclerosis múltiple dispara el riesgo de contraer la enfermedad. Y también sabemos que la geografía tiene algo que ver: las personas nacidas por encima del paralelo 40 en el hemisferio norte, o por debajo del paralelo 40 en el hemisferio sur, corren más peligro de contraer la EM que aquellas nacidas en el ecuador, a menos que emigren antes de la pubertad.

La esclerosis múltiple y el déficit de vitamina B$_{12}$ son trastornos diferentes. Pero ambas enfermedades están relacionadas de tres maneras decisivas:

- Los síntomas del déficit de cobalamina imitan a los de la esclerosis múltiple, lo que a menudo conduce a un diagnóstico erróneo –un error con graves consecuencias, pues el primero es completamente reversible, mientras que la segunda es incurable.

- Tanto la esclerosis múltiple como el déficit crónico de B$_{12}$ sin tratar dañan la mielina, causando lesiones o enfermedades cerebrales y medulares, y ambos trastornos están catalogados como enfermedades desmielinizantes.

  > Los síntomas del déficit de cobalamina imitan los de la esclerosis múltiple, lo que a menudo conduce a un diagnóstico erróneo.

- Los científicos aportan interesantes pruebas que atribuyen a los niveles bajos de B$_{12}$ el desarrollo o agravamiento de la esclerosis múltiple, lo que significa que, incluso cuando se diagnostica correctamente la EM, el déficit de cobalamina podría contribuir negativamente a la evolución de la enfermedad.

Más adelante resumiremos las pruebas especulativas que convierten el déficit de B$_{12}$ en un factor de riesgo en casos verdaderos de esclerosis múltiple. Sin embargo, veamos primero por qué algunos de los 400.000 estadounidenses con un diagnóstico de EM lo que tienen en realidad es un déficit de cobalamina que puede diagnosticarse y curarse.

Diagnosticar la esclerosis múltiple es todo un desafío, porque ningún análisis puede demostrar o descartar la presencia de la enfermedad y porque muchos más trastornos imitan sus síntomas e indicios. De hecho, se calcula que hasta un 10% de las personas con diagnóstico de EM *en realidad no padecen esa enfermedad.*[15]

De este grupo, que equivale a 35.000 estadounidenses (con más de 200 casos nuevos a la semana), es probable que un número significativo tenga déficit de vitamina B_{12}. La semejanza entre la esclerosis múltiple y el déficit de cobalamina es sorprendente, con síntomas comunes entre los que se encuentran los siguientes:

- Problemas al caminar.
- Entumecimiento.
- Hormigueos.
- Depresión, paranoia o psicosis.
- Pérdida de memoria, demencia y otros cambios cognitivos.
- Pérdida de peso.
- Temblores.
- Fatiga.
- Problemas de coordinación.
- Incontinencia.
- Dolor.
- Alteraciones visuales o pérdida de visión.

Como hemos señalado, hay una razón sencilla para explicar esta semejanza. La esclerosis múltiple se debe a la desmielinización, y el déficit de vitamina B_{12}, si se deja mucho tiempo sin tratar, también daña la mielina, produciendo el mismo «cortocircuito» de los impulsos nerviosos.

Pero esta es la gran diferencia: cuando la destrucción de la mielina se debe al déficit de B_{12}, podemos curar los síntomas de los pacientes –todos– si abordamos el problema a tiempo. Por tanto, sería lógico que los médicos descartasen siempre el déficit de cobalamina en pacientes con esclerosis múltiple. Desgraciadamente, los criterios actuales de atención al paciente *no* estipulan que los médicos pidan las pruebas necesarias para ello, por lo que muchos, por consiguiente, nunca las solicitan. Tampoco hacen un ensayo terapéutico diario o bisemanal a base de altas dosis inyectables de metil-B$_{12}$ o hidroxil-B$_{12}$.

El diagnóstico preciso requiere una serie de exámenes que demuestren de manera concluyente, o descarten definitivamente, el déficit de vitamina B$_{12}$ (véase la lista al final de este capítulo). Incluso un diagnóstico «definitivo» de la esclerosis múltiple basado en las anomalías descubiertas en una resonancia magnética no hace innecesarios los análisis. Como señala el doctor Robert Schilling: «Aunque las resonancias magnéticas hayan constituido un avance significativo en el diagnóstico de la esclerosis múltiple, los descubrimientos no son específicos al cien por cien, por lo que no se puede confiar en ellos para diferenciar la esclerosis múltiple del déficit de cobalamina u otra enfermedad».[16]

Por desgracia, la mayoría de los médicos «descartan» el déficit de vitamina B$_{12}$ en pacientes con posible esclerosis múltiple pidiendo simplemente un recuento sanguíneo completo, que puede ser extremadamente inexacto. Otros médicos que sí piden un análisis de cobalamina en el suero no suelen reconocer el déficit o aplicar tratamientos si la cobalamina se encuentra en la zona gris. Por otra parte, habitualmente no se usan otros marcadores de la cobalamina (ácido metilmalónico, homocisteína u holotranscobalamina) para completar el diagnóstico (recordemos que la prueba de B$_{12}$ en el suero presenta en ocasiones niveles «normales» o incluso altos de cobalamina en pacientes muy deficitarios por una serie de razones diversas).

Los resultados pueden ser catastróficos y, para personas como la mujer de setenta y siete años anteriormente mencionada, probablemente fatales. Los médicos le dijeron, cuando tenía cincuenta y muchos años, que padecía esclerosis múltiple, aunque esta enfermedad suela afectar a personas de menos de cincuenta. Un médico le prescribió inyecciones mensuales de vitamina B$_{12}$ durante años —que sirvieron para estabilizar los síntomas—, pero otro suspendió el tratamiento en torno a su septuagésimo segundo cumpleaños. La mujer empeoró muchísimo a lo largo de los cinco años siguientes, hasta que terminó en urgencias con insuficiencia respiratoria y síntomas de demencia. Los análisis revelaron a las claras un déficit de cobalamina (niveles bajos de B_{12} en el suero, niveles altos de ácido metilmalónico, anemia y neutrófilos hipersegmentados), pero ya era demasiado tarde para salvarla. Cuando la vimos nosotros, estaba comatosa y se colocaba en posición fetal. Tenía llagas de tanto estar en la cama y una grave infección sanguínea (septicemia). Pasará el resto de su vida en una institución bajo cuidados paliativos.

Por desgracia, el caso de esta mujer no es una excepción. Robert Schilling y William Williams escribieron en 1995: «Muchos hematólogos experimentados han visto a pacientes con daños neurológicos graves y permanentes por haber confundido "alguien" el déficit de cobalamina con otro trastorno, como por ejemplo *esclerosis múltiple* [la cursiva es nuestra], neuropatía diabética, ELA o incluso el síndrome de Guillain-Barré». Un caso del propio Schilling concernía a una mujer a la que otro médico le había diagnosticado esclerosis múltiple ocho meses antes. Los análisis que pidió Schilling revelaban de manera concluyente que tenía déficit de B_{12} en lugar de EM.[17]

De manera similar, el doctor Eric Norman informó en 2000 de que, de seis mujeres jóvenes a las que su equipo de investigación les había diagnosticado déficit de cobalamina, tres eran en principio posibles enfermas de esclerosis múltiple. Los médicos que habían atendido inicialmente a esas tres mujeres estaban desconcertados, y el diagnóstico se retrasó debido a las semejanzas entre la esclerosis múltiple y el déficit de cobalamina, y también a que sus pacientes eran jóvenes. Norman señala: «Estas personas deben ser evaluadas más a fondo, puesto que no se las ha considerado propensas a padecer el déficit de cobalamina». El tratamiento adecuado de las seis mujeres dio como resultado la recuperación casi completa de dos de ellas y la recuperación parcial en otro caso. No se pudo medir el alcance de la mejoría en otras dos mujeres, pues acababan de empezar el tratamiento cuando se publicó el informe, y la última aún no había desarrollado síntomas neurológicos significativos.[18]

¿Cuántos casos similares de déficit de vitamina B$_{12}$ se confunden con esclerosis múltiple? No lo sabemos, pero los casos que figuran en la bibliografía médica dejan claro que no se trata de un problema excepcional.

En el *American Journal of Psychiatry*,[19] Gary Payinda y sus colegas relataron el caso de una mujer que probablemente les debe la vida, y ciertamente les debe la cordura.

A los cincuenta y dos años de edad, a la señora A se le anquilosaron las piernas. Su médico de cabecera la derivó a un neurólogo, quien le diagnosticó esclerosis múltiple. A lo largo de los dos meses siguientes, estuvo tomando numerosos medicamentos, pero la debilidad en las piernas avanzaba y los fármacos no surtían efecto. Necesitó un bastón, luego un andador y por último una silla de ruedas para poder desplazarse. Con el paso del tiempo, empezó a mostrarse nerviosa e irritable. Se volvió paranoica, y llamó a la policía para denunciar que su familia intentaba envenenarla. También se volvió violenta: arrojaba objetos e incluso intentó tirarse de un coche en marcha.

Su familia, perpleja y asustada por el empeoramiento de su conducta, la llevó finalmente a un centro psiquiátrico de urgencia. Con aspecto desaliñado, estaba delirante, desorientada y paranoica, y no podía quedarse sola sin vigilancia. En el centro psiquiátrico midieron sus niveles de cobalamina, que resultaron extremadamente bajos (9 pg/ml). Los médicos le diagnosticaron degeneración combinada subaguda de la médula espinal, además de psicosis, debidas a un déficit grave de cobalamina. Otras pruebas adicionales revelaron que padecía anemia perniciosa; los médicos anteriores erraron en el diagnóstico en parte porque los suplementos de ácido fólico habían enmascarado las anomalías sanguíneas.

Dos días después de comenzar un tratamiento a base de inyecciones de vitamina B$_{12}$, la señora A empezó a recobrar la fuerza en las piernas. Al cabo de ocho semanas, los síntomas de enfermedad mental desaparecieron. Por desgracia, quizá no vuelva a recuperar completamente la salud y la movilidad, a causa de la tardanza en dar con un diagnóstico correcto. La causa de esa tardanza: su neurólogo original no hizo un diagnóstico correcto, sino que, por el contrario, le diagnosticó esclerosis múltiple y al parecer nunca tuvo en cuenta el déficit de cobalamina.

Los pacientes como la señora A sufren terrible e innecesariamente porque muchos médicos carecen incluso de los conocimientos más elementales acerca de los síntomas del déficit cobalamínico. Y esta ignorancia no se limita a los médicos sin experiencia. Hace poco nos enteramos de las indicaciones que dio un prestigioso neurólogo a sus colegas para diferenciar la EM del déficit de cobalamina:

La esclerosis múltiple suele presentar la pauta de recidiva y luego [remisión], debido a numerosos episodios de déficit de vitamina B_{12} empeora progresivamente. [...] La esclerosis múltiple puede causar otros trastornos –por ejemplo, pérdida de visión, falta de coordinación, temblores–, que suelen manifestarse años después de la aparición del problema. Estas características no son propias del déficit de cobalamina. [...] En la mayoría de los casos el historial médico y la exploración clínica sirven para diferenciar ambas enfermedades, pero en ocasiones una imita a la otra. De ser así, las pruebas diagnósticas incluirían el nivel de vitamina B_{12} y, si hay demasiadas sospechas, se pueden comprobar los niveles de homocisteína y ácido metilmalónico, metabolitos más sensibles en el caso del déficit de cobalamina; estos análisis deberían dar una respuesta si surgiera alguna duda sobre el déficit de B_{12}.[20]

¿Qué tienen de malo estas indicaciones, dadas por un médico que trabaja en uno de los hospitales más importantes de Estados Unidos? Prácticamente todo. Este es el motivo:

- El déficit de vitamina B_{12} imita fácilmente al modelo de «remisión y recidiva» de la esclerosis múltiple. Un paciente al que se le hagan transfusiones de sangre, o que se alimente por vía intravenosa o por sonda, puede absorber suficiente B_{12} para estabilizar temporalmente los niveles de esta vitamina, elevando engañosamente los niveles de cobalamina en el suero que se observan en los informes de laboratorio. Un vegetariano con déficit de B_{12} que empiece a comer más carne u otros productos animales parecerá estar entrando en fase de «remisión». Los esteroides administrados a pacientes durante un «ataque» suelen aumentar la absorción de B_{12} en casos de anemia perniciosa autoinmune sin diagnosticar, lo que de nuevo parece una remisión.[*] Aquel paciente que empiece a tomar vitaminas en grandes dosis quizá absorba suficiente B_{12} para experimentar una mejoría. Los médicos que administran inyecciones de B_{12} ocasionalmente, «por si las moscas», tal vez consigan que los síntomas del paciente desaparezcan temporalmente, pero reaparecerán en cuanto se esfumen los efectos de las inyecciones. Por el contrario, el estrés, el embarazo, las infecciones, la administración de vacunas que contengan mercurio (véase el capítulo 12), la mala alimentación, la exposición al óxido nítrico o el cambio a una dieta vegetariana llegan a causar una «recidiva». Por tanto, el descarte arbitrario del déficit de B_{12} en el caso de un paciente con una pauta recidivante y remitente de los síntomas de esclerosis múltiple puede resultar mortal.

> Un historial, una exploración y un recuento sanguíneo completo nunca son suficientes para descartar el déficit de vitamina B_{12} en un paciente con posible esclerosis múltiple.

- Un historial, una exploración y un recuento sanguíneo completo *nunca* son suficientes para descartar el déficit de vitamina

---

[*] G. R. Lee afirma en *Wintrobe's Clinical Haematology*, 1999, 10.ª edición, pp. 941-958: «El hecho de que algunos pacientes de anemia perniciosa reaccionen a la administración de corticoesteroides suprarrenales sugiere también la existencia de un posible mecanismo autoinmune en la evolución de la enfermedad. Entre las reacciones confirmadas se encuentran la mejoría hematológica, el aumento de absorción de cobalamina, el mejoramiento histológico de la mucosa gástrica, la aparición de ácido y factor intrínseco en el jugo gástrico, así como la disminución de titers serosos del anticuerpo contra el factor intrínseco».

B_{12} en un paciente con posible esclerosis múltiple, pues el déficit de B_{12} imita en ocasiones los síntomas e indicios incluso de la EM típica. Recordemos que ambos están catalogados como enfermedades desmielinizantes.

- Los problemas de visión (incluida la ceguera), los temblores y la falta de coordinación pueden ser de hecho síntomas del déficit de cobalamina, y la estructura y el ritmo de los síntomas varían de un paciente a otro, como en el caso de la esclerosis múltiple.

- Sugerir que las pruebas diagnósticas para un paciente con esclerosis múltiple *«podrían incluir* el nivel de B_{12} [la cursiva es nuestra]», como si esa prueba fuese opcional, es un error peligroso. La medición de B_{12} en el suero, del ácido metilmalónico, de la homocisteína y de la holotranscobalamina es absolutamente necesaria en todos los posibles casos de esclerosis múltiple, sobre todo porque la mayoría de los médicos no suelen tratar a pacientes situados en la zona gris (véase el capítulo 11).

- La recomendación de que solo los pacientes cuyo diagnóstico de esclerosis múltiple es obviamente «sospechoso» deberían someterse a pruebas de ácido metilmalónico y de homocisteína es, otra vez, potencialmente mortal. Como ya hemos explicado, la prueba habitual del nivel de B_{12} en el suero suele ser inexacta debido a los imprecisos parámetros que establecen muchos laboratorios. Por otra parte, los análisis para medir la anemia y el tamaño de los glóbulos rojos normalmente son engañosos —y esta es una información fundamental de la que casi todos los médicos carecen— porque LOS ESTEROIDES QUE SE USAN PARA TRATAR LA ESCLEROSIS MÚLTIPLE Y EL AGRANDAMIENTO DE LOS GLÓBULOS ROJOS TÍPICOS DE LA CARENCIA DE COBALAMINA HACEN QUE EL DAÑO NEUROLÓGICO SIGA SIN SER DETECTADO (esto se asemeja a los efectos de los suplementos de ácido fólico que vimos anteriormente). Además, algunas enfermedades coexistentes —déficit de hierro, drepanocitosis (anemia de células falciformes) o talasemia (anemia de Cooley)— pueden enmascarar el agrandamiento de los glóbulos rojos.

EL COSTE DE LOS ERRORES DIAGNÓSTICOS

A 400.000 estadounidenses se les diagnostica esclerosis múltiple. Si solo el 4,2% padece en realidad déficit de cobalamina –el cálculo más bajo que encontramos en la bibliografía médica y sin duda una burda infravaloración debida a los criterios utilizado–[21], ello equivaldría a 16.800 personas.

Usando la estimación más baja posible, echemos un vistazo a lo que cuesta tratar a esos pacientes:

- Si esas 16.800 personas toman Extavia, a 33,17 dólares al año, el coste asciende a 557 millones de dólares anuales.
- Si requieren cuidados de enfermería en una residencia, el coste asciende a 13.000 millones de dólares anuales.
- Si se les diagnostica su enfermedad correctamente, el coste del tratamiento (una serie inicial de inyecciones y luego pinchazos semanales autoinyectables de hidroxocobalamina) desciende a menos de 605.000 dólares anuales, lo que equivale a un ahorro de más de 556 millones de dólares al año.
- Y si no requiriesen cuidados de enfermería en residencias, el ahorro sería de más de 12.900 millones de dólares (véase el capítulo 13).

Goodkin y sus colegas descubrieron que 32 de cada 165 pacientes (19,4%) con esclerosis múltiple o mielopatía idiopática presentaban una carencia de vitamina B$_{12}$ en el suero (menos de 301 pg/ml). Llegaron a la errónea conclusión de que solo el 4,2% tenía déficit de cobalamina porque también mostraban niveles altos de ácido metilmalónico y homocisteína. Ahora sabemos que los valores de ácido metilmalónico y homocisteína no son reglas áureas, por lo que pueden confundir al médico (véase el capítulo 11) y que los pacientes sintomáticos situados en la zona gris necesitan tratamiento. Por consiguiente, si usáramos el valor del 19,4% en vez de la estadística del 4,2%, el resultado equivaldría a 77.600 pacientes con déficit de cobalamina y que pueden, por tanto, responder a la terapia con vitamina B$_{12}$. El uso de Extavia por parte de esos 77.600 pacientes equivale a 25.700 millones de dólares al año.

ESTAMOS TAN ENFERMOS COMO NUESTROS SECRETOS

Una productora cinematográfica apasionada por nuestra causa se puso en contacto con nosotros tras leer la primera edición de *La vitamina B$_{12}$*. Produjo un documental sobre el déficit de cobalamina y la extraña dificultad para diagnosticarlo, y entrevistó a muchos pacientes y médicos para contar la historia de esta epidemia mal comprendida y peor tratada. Hablando de un hematólogo al que entrevistó, dice: «No pude usar lo que me contó acerca de un estudiante de medicina que dio con el diagnóstico correcto de un paciente que se le había pasado por alto a todo el departamento de neurología, porque eso haría que nos preguntásemos: "¿Alguien se equivocó en algo?"».

¡Sin duda hace que nos preguntemos eso! ¿Cómo podemos abordar con eficacia este trastorno curable si los expertos que pueden realizar los cambios necesarios no hablan claro, sino que por el contrario se esconden, temerosos?

Así pues, a nuestro entender, un médico debe descartar el déficit de vitamina B$_{12}$ en todos los pacientes sospechosos de padecer esclerosis múltiple o que se les haya diagnosticado. No pedir estas pruebas (así como no tratar a los pacientes en la zona gris) pone a los enfermos en peligro de sufrir una lesión permanente o incluso la muerte y, en nuestra opinión, constituye una negligencia.

Como profesionales de la medicina, hemos visto directamente los resultados de esa negligencia. Un caso concreto es el de Linda, una paciente de treinta y seis años con diagnóstico de esclerosis múltiple. Se presentó en urgencias tres años después de su diagnóstico inicial (y varios meses después de haber dado a luz), cuando los síntomas empezaron a empeorar. Se quejaba de visión borrosa y debilidad en las piernas, y acababa de caerse y lesionarse la rodilla izquierda.

Los análisis que pidió el médico de urgencias revelaron un nivel de B$_{12}$ muy bajo. Es probable que las reservas de Linda disminuyeran peligrosamente durante el embarazo, provocando el empeoramiento de los síntomas. Pero cuando el médico de urgencias notificó al neurólogo de Linda que sus niveles de cobalamina eran muy bajos y podrían estar causando algunos o todos los síntomas, este replicó con brusquedad: «No, esta paciente tiene esclerosis múltiple confirmada».

En una época dominada por los recortes en la atención gestionada, muchos médicos consideran que las pruebas exhaustivas para detectar el déficit de vitamina B$_{12}$ resultan «demasiado caras», cuando en realidad el coste de *no* realizar esas pruebas es mucho mayor. Copaxone, un fármaco contra la esclerosis múltiple que hay que inyectar a diario, cuesta 36.903 dólares al año; Extavia y Avonex son casi igual de caros: 33.165 y 33.299 dólares anuales respectivamente. Por otra parte, muchos pacientes de esclerosis múltiple requieren terapias exhaustivas y costosas, y algunos necesitan atención a largo plazo. Aunque solo un pequeño porcentaje de los casos diagnosticados como esclerosis múltiple implicase el déficit de cobalamina, la exactitud en el diagnóstico ahorraría a las familias, y al sistema nacional de salud, millones de dólares al año.

> Copaxone, un fármaco contra la esclerosis múltiple que hay que inyectar a diario, cuesta 36.903 dólares al año. La terapia con vitamina B$_{12}$ cuesta unos 40 dólares anuales.

Cuando se trata de diagnosticar el déficit de B$_{12}$, sin embargo, los médicos y los proveedores de asistencia sanitaria suelen mirar para otro lado. Por tanto, si te han diagnosticado esclerosis múltiple, o si un médico sugiere que los síntomas apuntan a ella, eres tú quien debe mostrarse asertivo e insistir en una exploración completa. No des por supuesto que tu médico va a comprobar el déficit de vitamina B$_{12}$, y tampoco —aunque te diga que sí— que va a pedir las pruebas adecuadas. Antes al contrario, obtén los resultados de tus análisis, cotéjalos con los de la lista situada al final de este capítulo y sigue insistiendo hasta que hayan realizado todas y cada una de las pruebas. No te arriesgues a que te diagnostiquen una enfermedad incurable, cuando es posible que padezcas un trastorno perfectamente curable durante sus primeras fases.

De manera similar, recomendamos la realización de análisis exhaustivos para todos los pacientes a los que se haya diagnosticado el síndrome de Guillain-Barré, polineuropatía desmielinizante idiopática crónica (CIDP, por sus siglas en inglés), convulsiones, ELA, degeneración córtico-basal ganglionar y trastornos parkinsonianos.

LA HISTORIA DE UN MÉDICO

Hasta a los médicos se les han diagnosticado erróneamente otros trastornos neuronales cuando el verdadero diagnóstico era déficit de vitamina B_{12}. En 2004, el doctor David Carr, pediatra de Orlando (Florida), empezó a sentir parestesias y problemas de equilibrio que él mismo atribuyó a una posible esclerosis múltiple. En 2005 se puso muy enfermo. A Carr le diagnosticaron atrofia olivopontocerebelosa o atrofia multisistémica cuando tenía cincuenta y cinco años. Perdió veinticinco kilos de peso, se quedó ciego y gradualmente se fue deteriorando hasta el punto de no poder comer ni caminar. Su hermana, adiestradora de perros guía, dice: «En su "lecho de muerte" en el hospital Shands de Gainesville (Florida), el médico que lo atendía descubrió que se trataba de anemia perniciosa, déficit de vitamina B_{12}». Los médicos le dijeron al doctor Carr que probablemente recuperaría la vista, pero que quizá ya no volvería a caminar. Por suerte, con la ayuda de un terapeuta físico, unas muletas y un perro especialmente entrenado, el doctor Carr recuperó la capacidad de caminar, aunque siga padeciendo una incapacidad neurológica debida a un déficit crónico –mal tratado– de vitamina B_{12}.[22]
El doctor Carr narra que el supuesto «mejor neurólogo de Florida» realizó un mal diagnóstico, y le dijo que se estaba muriendo y que tendría que someterse a cuidados paliativos. La atrofia multisistémica es una enfermedad neuronal rara que se caracteriza por una combinación de parkinsonismo, signos cerebelosos y piramidales y disautonomía. Un psicólogo amigo suyo lo llevó a un hospital donde un psiquiatra geriátrico determinó correctamente que padecía un déficit grave de B_{12} (cobalamina en el suero: 54 pg/ml). En 2010 (cinco años después) el doctor Carr seguía sufriendo las consecuencias de un diagnóstico tardío de déficit de B_{12}, por lo que necesitaba muletas para caminar.

George, un hombre de cincuenta y dos años, llegó a urgencias con una lesión en el pie derecho. Condenado a una silla de ruedas por los síntomas de esclerosis múltiple, podía levantarse para afeitarse e ir al cuarto de baño, y eso es lo que estaba haciendo cuando se cayó y se rompió un pie. Tenía las piernas muy débiles y caminaba de manera espasmódica cuando pasaba de la silla de ruedas a la normal. Se quejaba de dolor crónico en la espalda y le dijo al personal de urgencias que, además de EM (diagnosticada dieciocho meses antes), sufría depresión, trastorno bipolar, estenosis vertebral, intestino irritable y neuralgia.

El caso de George hizo saltar las alarmas, induciendo al médico de urgencias a buscar más signos de un déficit de vitamina B$_{12}$. Los análisis de sangre mostraron agrandamiento de los glóbulos rojos y elevación del ácido metilmalónico. Este último indicaba a las claras un déficit de B$_{12}$, sobre todo después de que el médico hubiese descartado otras causas probables del aumento del ácido metilmalónico en el suero, como por ejemplo la insuficiencia renal. Curiosamente, tenía niveles altos de cobalamina en el suero sanguíneo, quizá porque otros médicos —confundiendo los síntomas con los efectos del alcoholismo— le administraban de vez en cuando vitaminas por vía intravenosa.

Al cabo de una semana, el médico de urgencias llamó al de atención primaria de George, tras recibir todos los resultados de los análisis, y le explicó que las averiguaciones indicaban que el déficit de B$_{12}$ estaba causando o empeorando los síntomas del paciente. El médico de George le dio las gracias por la información y añadió: «Te debo una».

CONJETURAS: ¿IMPLICA LA VERDADERA EM UNA ANOMALÍA EN LOS NIVELES DE B$_{12}$?

La esclerosis múltiple y el déficit de cobalamina son dos enfermedades diferentes y los médicos diagnostican correctamente la inmensa mayoría de los casos de EM. Sin embargo, algunas pistas desconcertantes (si bien muy conjeturables) llevan ahora a los científicos a tener en cuenta la posibilidad de que incluso la esclerosis múltiple típica implique un defecto en el metabolismo de la vitamina B$_{12}$.

Curiosamente, hay muchas semejanzas entre la esclerosis múltiple y la anemia perniciosa, forma autoinmune del déficit de B_{12} que describimos en el capítulo 1. Ambas enfermedades golpean tanto a adultos jóvenes* como a personas de mediana edad e implican anomalías del sistema inmunitario. Ambas son más frecuentes en las zonas frías septentrionales que en los trópicos y afectan con más frecuencia a los blancos que a los negros. Las dos enfermedades golpean más a menudo a las mujeres que a los hombres, y en la misma proporción (1,3 a 1). Hay más semejanzas, también, entre la esclerosis múltiple y el déficit de cobalamina:

- El agrandamiento de los glóbulos rojos –indicio típico del déficit de cobalamina– suele darse en pacientes de esclerosis múltiple. Esta anomalía se produce normalmente en las primeras fases de la EM, por lo que no es probable que se trate de un mero efecto secundario de la enfermedad.
- Los investigadores suelen referir B_{12} marginal en el suero, o resultados de B_{12} en la zona gris en pacientes de esclerosis múltiple.
- Las inyecciones de B_{12} no producen mejoría en la función motriz de casi ningún paciente de auténtica esclerosis múltiple. Sin embargo, un estudio centrado en enfermos de EM descubrió que los potenciales evocados visuales y auditivos del tronco cerebral –mediciones de la respuesta del sistema nervioso a determinados estímulos– mejoraban con más frecuencia durante el tratamiento a base de B_{12} que antes de él.[23] (Por desgracia, es imposible saber si los síntomas motores de los pacientes de ese estudio habrían mejorado también si el tratamiento con B_{12} se hubiera iniciado previamente, antes de que

---

* Aunque no se conoce bien ni está ampliamente documentada, la anemia perniciosa autoinmune ataca en ocasiones a individuos de veinte, treinta y cuarenta años. Puesto que los médicos creen que la anemia perniciosa suele atacar a personas de entre cincuenta y setenta, rara vez exploran, en busca de esta enfermedad, a los adultos jóvenes, dando por sentado que los síntomas neurológicos del déficit de cobalamina o de la anemia perniciosa se deben a la esclerosis múltiple.

¿SE TRATA DE ESCLEROSIS MÚLTIPLE, DE DÉFICIT DE B$_{12}$ O DE AMBOS?

Si tienes síntomas que se asemejan a los de la esclerosis múltiple, o si ya te la han diagnosticado, tu médico debería pedir los análisis siguientes a fin de descartar la carencia de cobalamina. Los defectos en la utilización de la vitamina B$_{12}$ procedentes de errores congénitos del metabolismo o transporte de la cobalamina son difíciles de detectar sin hacer pruebas más específicas que un análisis de vitamina B$_{12}$ en el suero. Si tu médico pone en duda la necesidad de estas pruebas, remítelo al capítulo 11:

1. Cobalamina en el suero (los resultados que se sitúen en la zona gris también indican la necesidad de tratamiento o de ensayos terapéuticos).
2. Ácido metilmalónico urinario.
3. El laboratorio debe usar la espectrometría cromatográfica de masas.
4. Homocisteína en el plasma.
5. Holotranscobalamina.

Si cualquiera de estos análisis da positivo o si la cobalamina en el suero se encuentra en la zona gris, el médico debería empezar a administrarte inyecciones de hidroxocobalamina o metilcobalamina. El ensayo terapéutico consiste en inyecciones subcutáneas –todos los días o cada dos– de metil-B$_{12}$ durante tres meses (véase el capítulo 11).
Nota: siempre que sea posible, el médico debería pedir estos análisis antes de comenzar cualquier tratamiento con esteroides, Copaxone, Extavia o Avonex. No se sabe si el tratamiento basado en estos fármacos altera, o no, los resultados de los análisis de ácido metilmalónico, homocisteína u holotranscobalamina. Por otra parte, los análisis deberían hacerse antes de la toma de B$_{12}$ –tanto si es con receta como sin ella–, pues alterarían los resultados analíticos.

el daño mielínico se hubiera hecho permanente. Tampoco sabemos si un tratamiento diario invasivo a base de inyecciones de metil-B$_{12}$ habría aliviado los síntomas motores.)

■ La bibliografía médica contiene informes de pacientes con síntomas de esclerosis múltiple debidos a un déficit del aglutinante

¿ANOMALÍA EN EL TRANSPORTE DE LA VITAMINA B$_{12}$ O DEFECTO PARCIAL DE LA TRANSCOBALAMINA II?

El déficit absoluto de la transcobalamina II (TC II) se detecta en la infancia y produce graves daños neurológicos, anemia, fallo en el medro y muerte a causa de la incapacidad de transportar la cobalamina. Suele detectarse entre las seis y las veinte semanas de vida. Pero ¿qué ocurre si una persona tiene un defecto parcial en lugar de absoluto? A veces el déficit de TC II o de B$_{12}$ no se manifiesta hasta finales de la adolescencia o comienzos de la edad adulta. El nivel de B$_{12}$ en el suero puede ser normal porque la mayor parte de esa vitamina contenida en el plasma está vinculada a la TC I o a la TC III. La incapacidad corporal de trasladar la cobalamina a las células es la que produce la enfermedad neurológica grave (degeneración combinada subaguda de la médula espinal), que puede confundirse con la esclerosis múltiple y otros trastornos neuromusculares. Al igual que el doctor Kilmer McCully (véase el capítulo 5), suponiendo que un defecto genético parcial relativo a la homocisteína pudiera causar una enfermedad vascular precoz en algunos adultos, nosotros suponemos que algunos pacientes con diagnóstico de esclerosis múltiple u otros trastornos neuromusculares pueden tener un defecto parcial de la TC II que se manifiesta a comienzos de la edad adulta. Esta hipótesis debe investigarse, pues si se encuentra un tratamiento seguro y eficaz, podrían salvarse muchas vidas.

R, una proteína que desempeña una función esencial en el metabolismo de la vitamina B$_{12}$.

Todos estos hechos apuntan a la posibilidad de que la esclerosis múltiple y el déficit de cobalamina estén entrelazados de alguna manera. Por desgracia, solo una minoría de los pacientes de EM mejoran apreciablemente cuando les inyectan vitamina B$_{12}$, si bien este decepcionante resultado podría estar influido por la forma, la dosis y la frecuencia con que se les administra la cobalamina (véase el capítulo 11).

Para aclarar el posible vínculo B$_{12}$-EM, los científicos se centran ahora en las dos cuestiones siguientes:

1. *¿Contribuye el déficit de cobalamina al desarrollo de la esclerosis múltiple?* Las investigaciones muestran que las personas que desarrollan esclerosis múltiple antes de los dieciocho años presentan niveles de vitamina B$_{12}$ más bajos que aquellas que la desarrollan en la edad adulta. Puesto que los niveles de B$_{12}$ no están relacionados con la duración de la enfermedad, los investigadores señalan: «Estos resultados sugieren una relación específica entre el momento de aparición de los primeros síntomas neurológicos de la esclerosis múltiple y el metabolismo de la vitamina B$_{12}$».[24] Conjeturan que el déficit de cobalamina –que suprime la capacidad del sistema inmunitario para combatir los virus y bacterias– podría hacer a algunas personas más vulnerables a la EM al debilitar sus defensas contra las infecciones, de las que se sospecha que desempeñan un papel evidente en la génesis de la esclerosis múltiple.

   > Todos estos hechos apuntan a la posibilidad de que la esclerosis múltiple y el déficit de cobalamina estén entrelazados de alguna manera.

2. *¿Es cierto que el déficit de cobalamina dificulta la reparación del daño mielínico que se produce en la esclerosis múltiple?* La vitamina B$_{12}$ desempeña un papel fundamental en la formación de mielina, por lo que las investigaciones sugieren que tal vez el cuerpo requiera niveles de cobalamina normales, o incluso mayores de lo normal, a fin de revertir el daño mielínico provocado por la esclerosis múltiple.[25] De ser así, los pacientes de EM con niveles bajos de cobalamina quizá sean menos propensos a entrar en remisión.

Todos estos descubrimientos son muy recientes, por lo que aún no sabemos si el déficit de cobalamina aumenta el riesgo de contraer esclerosis múltiple o si inhibe la capacidad de entrar en remisión una vez contraída la enfermedad. Sin embargo, los investigadores deberían centrarse en hallar respuestas a estas preguntas. Pocas enfermedades golpean a los jóvenes y sanos con tanta crueldad como la esclerosis múltiple, y si resulta que la vitamina B_{12} sirve de algo para protegerse contra ese trastorno, o para mejorar su evolución cuando se manifiesta, esos conocimientos serían de un valor incalculable para miles de pacientes de EM.

Entretanto, instamos a cualquier paciente de esclerosis múltiple, con o sin indicios de déficit cobalamínico, a que se someta a análisis y luego a una serie de ensayos a largo plazo mediante inyecciones diarias de metil-B_{12}. Recomendamos la práctica de pruebas con metil-B_{12} aunque los análisis en busca de un déficit den negativo, pues aún no se comprende por completo la relación entre la esclerosis múltiple y el metabolismo de la vitamina B_{12}.

Somos conscientes de que esta práctica no es habitual entre la mayoría de los médicos que tratan la esclerosis múltiple. Sin embargo, la vitamina B_{12} no es tóxica, incluso en dosis altas, de modo que no resulta peligrosa, salvo en pacientes con extrañas reacciones alérgicas o una rarísima dolencia llamada enfermedad de Leber (las personas que padecen este mal reaccionan de manera adversa a la *cianocobalamina;* véase el capítulo 11). Por otra parte, un pequeño pero significativo porcentaje de los pacientes de esclerosis múltiple refiere que el tratamiento les hace mejorar de manera considerable. En algunos casos la mejoría es espectacular y en ocasiones se produce incluso después de años de incapacidad. Así pues, desde nuestro punto de vista, tiene sentido –dada la ausencia de «inconvenientes»– darles a todos los pacientes de esclerosis múltiple la oportunidad de probar la vitamina B_{12}. Los médicos no solo salvarán vidas, sino que también ahorrarán enormes cantidades de dinero a sus pacientes y a la sociedad.

Nota: los pacientes que estén siendo tratados de lesiones neurológicas producidas por el déficit de B_{12} o que estén recibiendo altas dosis de esa vitamina como terapia para combatir la esclerosis múltiple u otros trastornos neurológicos no deberían usar la cianocobalamina. En tal caso debería utilizarse metil-B_{12} sola o combinada con adenosil-B_{12} (véase el capítulo 11).

NOTA PARA LOS MÉDICOS: ¿CUÁL ES EL RESULTADO FINAL DEL DÉFICIT DE VITAMINA B$_{12}$ SIN TRATAR O DEL DIAGNÓSTICO TARDÍO?

Degeneración combinada subaguda es la expresión que usan los médicos para referirse al daño medular provocado por el déficit crónico de cobalamina. Habitualmente afecta a los cordones lateral y posterior de la médula espinal (de ahí el nombre de enfermedad sistémica combinada). En la terminología médica también se denomina degeneración combinada subaguda de la médula espinal. El término *degeneración combinada subaguda* suele reservarse específicamente para la lesión de la médula espinal causada por el déficit de vitamina B$_{12}$.

Además de a la médula espinal, el déficit de vitamina B$_{12}$ daña y ataca a los nervios periféricos, al cerebro y a los nervios ópticos. El déficit prolongado de cobalamina conduce finalmente a la degeneración combinada subaguda, pero, en muchos casos, aparecen primero alteraciones psiquiátricas, cognitivas y visuales. Son frecuentes los cambios de humor y las perturbaciones mentales, que abarcan desde la amnesia moderada hasta la demencia o la psicosis graves.

Entre los síntomas precoces de la degeneración combinada subaguda se encuentran el entumecimiento y el hormigueo (parestesias), la dificultad para caminar y los problemas de equilibrio. Las parestesias suelen darse en las extremidades, pero también afectan al tronco, produciendo opresión en el abdomen o el pecho.

En ocasiones se observan reflejos anómalos y espasticidad. Los pacientes refieren disminución del sentido del tacto, dolor y fiebre. A veces también se produce deterioro del sentido vibratorio, cambios en los reflejos tendinosos, clonus (contracciones musculares) y reacciones del extensor plantar. Las alteraciones sensoriales preceden a las motrices. El progreso del déficit de cobalamina provoca debilidad en las extremidades y ataxia. La prolongada falta de tratamiento llega a convertirse en paraplejia con diversos grados de espasticidad y contracturas. Los tractos espinotalámicos pueden verse afectados, manifestándose en una pérdida de sensibilidad superficial por debajo de cierto nivel troncal.

Los indicios mentales de déficit de vitamina B$_{12}$ son frecuentes, por lo que siempre deberían hacer saltar las alarmas. En algunos casos, un principio de demencia constituye el primer síntoma. Durante la exploración ocular y retiniana pueden observarse las siguientes alteraciones: daño del nervio óptico, disminución de la agudeza visual, pérdida de la visión periférica y signos de inflamación nerviosa. El deterioro visual debido a una neuropatía óptica es en ocasiones la primera o única manifestación del déficit de cobalamina. El hecho de que los potenciales visuales evocados sean anómalos en pacientes con déficit de vitamina B_{12} sin indicios clínicos de deterioro visual revela que la evaluación del sistema visual puede ser un complemento importante de la exploración neurológica. Algunos pacientes experimentan también disautonomía, incluyendo impotencia y síntomas de incontinencia urinaria.

El déficit de cobalamina produce desmielinización, degeneración axonal, infiltración macrofágica y gliosis astrocitaria. El proceso de destrucción adopta la forma de una extensa aunque desigual degeneración de la sustancia blanca de la médula espinal y del cerebro. La inflamación de la vaina de mielina es uno de los primeros síntomas, seguido de una mayor destrucción tisular. Tanto la capa de mielina como los cilindros axiales se ven afectados. La lesión comienza en los cordones posteriores del segmento cervical inferior y torácico superior de la médula espinal, desplegándose en abanico desde esta zona a lo largo de la médula e introduciéndose en los cordones lateral y anterior. Puesto que las lesiones se encuentran diseminadas de manera irregular por la sustancia blanca y no se limitan a las fibras de los cordones posterior y lateral, la expresión *enfermedad sistémica combinada* (que suele emplearse para describir la mielopatía originada por el déficit de cobalamina) es menos adecuada que *degeneración combinada subaguda*.[27]

En 2009, un equipo médico publicó, en el *Journal of the Louisiana State Medical Society*,[26] el caso de una joven de dieciocho años que presentaba significativos síntomas neurológicos pero solo ligeras anomalías sanguíneas y un nivel normal de vitamina B_{12} en el suero.

La joven acudió a urgencias quejándose de que no podía caminar. Durante un mes había sentido una gran debilidad en las piernas, precedida de entumecimiento, hormigueos y problemas de equilibrio. Los síntomas avanzaron hasta el punto de necesitar un andador para poder moverse por casa. Como consecuencia de ello, no podía asistir al instituto. También tenía visión borrosa, estreñimiento y retención de orina.

La joven no era vegetariana, y comía carne y productos cárnicos. Cuando la exploró el médico de urgencias, la notó emocionalmente «plana», hablaba de manera monótona y estaba delgada. La fuerza motriz de las piernas había disminuido considerablemente y tenía los músculos atrofiados. Carecía prácticamente de sensibilidad en las piernas por debajo de los muslos, así como en los pies.

Los análisis mostraron que la joven sufría anemia con macrocitosis, pero el nivel de vitamina B_{12} en el suero era de 415 pg/ml. Una resonancia magnética de la columna vertebral reveló pruebas de desmielinización en el área anterior de la médula espinal, que se extendía desde la parte inferior del cuello (C7) hasta la mitad de la espalda (C4). La exploración física reveló reacciones nerviosas anormales en esa zona. Los niveles de ácido metilmalónico y homocisteína eran muy elevados (13 μmol/L y 167 μmol/L respectivamente). Por otra parte, dio positivo en el antifactor intrínseco, lo que concuerda con la anemia perniciosa.

Los médicos iniciaron el tratamiento con B_{12} y ahora comentan que tras la primera inyección «empezó a estar más atenta, mejoró en cuanto al habla y las contracciones musculares disminuyeron». Añaden: «Cuando al cabo de unos días la trasladamos a rehabilitación, daba pequeños pasos con un poco de ayuda y había recuperado gran parte de la función cognitiva».

Este caso práctico demuestra por qué hay que incluir marcadores adicionales de B_{12} (ácido metilmalónico y homocisteína) en las pruebas diagnósticas de los pacientes que presentan síntomas e indicios de déficit de cobalamina. En este caso concreto, la vitamina B_{12} en el suero sanguíneo de la paciente se encontraba en la parte alta de la zona gris, lo que habría llevado a casi todos los médicos a descartar el déficit de cobalamina debido a la «normalidad» de los resultados. Sin embargo, la anemia, la macrocitosis y las graves deficiencias neurológicas apuntaban a un déficit de vitamina B_{12} y sus niveles elevadísimos de ácido metilmalónico y homocisteína revelaron un déficit grave que sirvió para hacer el diagnóstico; la respuesta a la terapia a base de B_{12}

también demostró la exactitud de este, razón por la cual conviene aplicar un tratamiento invasivo con B_{12} cuando los síntomas e indicios del paciente indiquen un déficit de esa vitamina, aunque los resultados del laboratorio no corroboren la diagnosis.

4

¿ME ESTARÉ VOLVIENDO LOCO? CUANDO EL DÉFICIT DE B$_{12}$ PRODUCE ENFERMEDADES MENTALES

El déficit de nutrientes esenciales, como el ácido fólico y la vitamina B$_{12}$, es un claro factor de riesgo tanto en el caso de los trastornos con deterioro cognitivo como en el de la depresión.[1]

C. G. GOTTFRIES.

Las investigaciones actuales sugieren que los niveles bajos de vitamina B$_{12}$ están relacionados con la demencia y la depresión. [Y] El déficit de vitamina B$_{12}$ también se ha relacionado con la psicosis, el trastorno bipolar y la catatonía.[2]

GLENN CATALANO, PSIQUIATRA, ET AL.

He llegado a sentir claramente que los médicos, neurólogos y psiquiatras hemos sido mezquinos en lo relativo a los diagnósticos y tratamientos basados en la vitamina B$_{12}$.[3]

JOHN DOMMISSE.

En el capítulo anterior explicamos cómo ataca a los nervios el déficit de cobalamina, despojándolos de su recubrimiento protector de mielina e interrumpiendo la comunicación entre las células del cerebro y otras partes del sistema nervioso. Este daño, como señalamos, puede hacerte perder el equilibrio, desarrollar síntomas similares a los de la esclerosis múltiple o sufrir dolores punzantes en los pies, las manos, los brazos o las piernas. También puede nublarte la memoria, causar dificultades cognitivas e incluso imitar al alzheimer.

Pero el daño que causa la disminución de la cobalamina también afecta al cerebro de otras formas. Puesto que las células nerviosas cerebrales controlan los sentimientos, el pensamiento y la conducta, el déficit de vitamina B_{12} puede causar graves enfermedades mentales, entre las que se encuentran la depresión o la paranoia, e incluso algunos síntomas similares a los de la esquizofrenia. El déficit de cobalamina no es la causa de *casi todas* las enfermedades mentales, pero sin duda desempeña un papel importante en algunos casos, sobre todo en aquellos que implican depresión o trastorno bipolar (psicosis maníaco-depresiva).

> El déficit de vitamina B_{12} puede causar graves enfermedades mentales, entre las que se encuentran la depresión o la paranoia, e incluso algunos síntomas similares a los de la esquizofrenia.

Un inconveniente reside en que no conocemos la verdadera repercusión del déficit de cobalamina en las enfermedades mentales porque la mayoría de los médicos no lo investigan y tampoco se han llevado a cabo grandes estudios para documentar su frecuencia. Las investigaciones realizadas hace años mostraron que la relación con la depresión era del 20% aproximadamente, lo cual es muy significativo, sobre todo teniendo en cuenta que aquellas investigaciones no incluían a los pacientes situados en la zona gris.

Aquel hombre de mediana edad había sido feliz y había gozado de buena salud casi toda su vida, pero, en algún momento después de su quincuagésimo cumpleaños, su comportamiento cambió de manera radical. Se volvió hiperactivo, y ya no podía dormir más que unas pocas horas por la noche. Peor aún, empezó a tener fantasías e ideas sublimes propias de quienes se hallan en la fase maníaca del trastorno bipolar. Al cabo de cuatro años, sin embargo, empezó a presentar síntomas muy diferentes: estaba ansioso y triste, no comía y se encontraba cansado todo el tiempo. Finalmente, empezó a tener ideas paranoicas con respecto a su mujer.

Por fortuna, el hombre encontró a un nuevo médico que comprobó sus niveles de vitamina B_{12}, los cuales eran tan bajos que la cobalamina en el plasma resultaba «imperceptible». Otros análisis adicionales revelaron que tenía anemia perniciosa (una enfermedad autoinmune), por lo que el nuevo médico empezó a inyectarle vitamina B_{12} regularmente.

«Su estado mental mejoró de manera espectacular en el espacio de unos pocos días. Al final de la primera semana de tratamiento, el único síntoma restante eran las ilusiones paranoicas», escribieron los doctores P. M. Verbanck y O. LeBon en el *Journal of Clinical Psychiatry*. Las ilusiones fueron remitiendo paulatinamente, hasta desaparecer por completo al cabo de seis meses de tratamiento.[4]

El paciente recién mencionado tenía trastorno bipolar porque sus niveles de vitamina B_{12} eran tan bajos que el cerebro no le funcionaba correctamente. En su caso, el problema se debía a una anemia perniciosa, pero aquellos enfermos con niveles peligrosamente bajos de cobalamina debidos a otras causas corren el mismo peligro de desarrollar depresión aguda o trastorno bipolar.

¿Hasta qué punto puede el déficit de vitamina B_{12} aumentar el riesgo de padecer una depresión aguda terminal? Un equipo de investigadores del Instituto Nacional de la Edad, al evaluar a un grupo de mujeres discapacitadas mayores de sesenta y cinco años, descubrió que el déficit de cobalamina *duplicaba* el riesgo de padecer una depresión. Los investigadores, señalando que se trataba de ciudadanas independientes, relataron: «Lo que descubrimos en este grupo de personas [un alto índice de depresión causada por déficit de cobalamina] debería constituir una señal alarmante».[5]

En un estudio similar, un equipo de investigadores holandeses examinaron a casi 4.000 ancianos en busca de depresión, y luego compararon los resultados de laboratorio de quienes tenían síntomas depresivos con los miembros no deprimidos de un grupo de control.

Los investigadores señalaron que los niveles altos de homocisteína, el déficit de vitamina B_{12} y, en menor medida, el déficit de folato estaban relacionados con los trastornos depresivos. Cuando comprobaron otros factores, los efectos de la homocisteína y los niveles de ácido fólico eran menos llamativos, pero los niveles bajos de cobalamina seguían estando muy vinculados a la depresión.[6]

Las personas mayores de sesenta años son las que corren más peligro de caer en una depresión debido a un déficit de cobalamina, pero cualquiera, a cualquier edad, puede ser víctima de esa enfermedad. Además, el déficit de vitamina B_{12} parece multiplicar el riesgo de padecer una depresión psicótica, la cual implica síntomas terribles, tales como alucinaciones y paranoia. Un grupo de investigadores que evaluaron a 53 pacientes con depresión mayor descubrieron que la concentración media de vitamina B_{12} de quienes sufrían depresión psicótica era extremadamente baja (92-176 pg/ml), lo que indicaba una grave deficiencia, mientras que los que no padecían depresión psicótica mostraban unos niveles de cobalamina en el suero que oscilaban entre los 156 y los 310 pg/ml.[7] Los 53 pacientes del estudio tenían déficit de cobalamina, que en algunos casos se situaba en la zona gris.

Dado que la depresión psicótica lleva con frecuencia a sus víctimas al suicidio o a la perpetración de un asesinato, es importantísimo que los médicos examinen a fondo a todos los pacientes deprimidos con síntomas de psicosis producida por una carencia de vitamina B_{12}. El tratamiento inmediato de la depresión psicótica debida al déficit de cobalamina suele producir una recuperación casi instantánea, incluso en los casos más graves.

Dos jóvenes beduinas, trasladadas a un hospital israelí en ocasiones distintas, sufrían terribles alucinaciones. Una de ellas, de dieciocho años, creía que un monstruo gigante y espantoso intentaba estrangularla. La otra, de veintitrés años, oía voces amenazadoras y tenía alucinaciones diurnas y nocturnas en las que diversas figuras humanas intentaban hacerle daño. Ambas jóvenes mostraban síntomas de depresión, ansiedad y falta de sueño. Las habían tratado con antipsicóticos, pero los medicamentos no surtían efecto.

Médicos de la Universidad Ben-Gurión midieron los niveles de vitamina B_{12} de las jóvenes y descubrieron que eran bajísimos. Curiosamente, ninguna de las dos mostraba las anomalías sanguíneas típicas del déficit de cobalamina, al parecer porque ambas comían alimentos ricos en ácido fólico (el cual, como hemos explicado, puede enmascarar los signos sanguíneos de la carencia de cobalamina).

Los médicos informaron: «Aunque estas mujeres no eran vegetarianas, los análisis alimentarios mostraron que su dieta diaria se basaba fundamentalmente en pan, verdura y alimentos enlatados, con un consumo mínimo de carne o lácteos».[8] Esta dieta es muy similar, en contenido de B_{12}, a la de muchos vegetarianos y veganos estadounidenses que renuncian a la carne y los lácteos, y a la de muchas personas que están a régimen y por tanto reducen el consumo de carne, leche y queso.

La depresión, sin embargo, no es la única enfermedad mental que el déficit de vitamina B_{12} puede producir. Como señalamos en el capítulo 2, también causa demencia, y las investigaciones y ejemplos descritos en la bibliografía médica muestran que el déficit de cobalamina en ocasiones produce también ilusiones psicóticas, alucinaciones y otros síntomas esquizofrénicos, así como síntomas obsesivo-compulsivos y una amplia gama de problemas psiquiátricos. El siguiente es un muestreo de casos extraídos de revistas médicas:

- El doctor G. Daynes refirió hace muchos años que, en su calidad de director médico de un hospital sudafricano, trató con éxito a ocho mujeres cuya psicosis posparto provenía de un déficit de vitamina B_{12} (la psicosis posparto es el trastorno implícito en el conocido caso de Andrea Yates, quien asesinó a sus cinco hijos, y esa enfermedad está relacionada con muchos otros suicidios y asesinatos). La recuperación de sus pacientes lo llevó a recomendar que se administrasen grandes dosis de cobalamina a todas las mujeres con psicosis posparto. «Cuando la falta de cobalamina no es la causa principal de la psicosis posparto, la administración del preparado será inocua —señaló—, por lo que creo que en todos esos casos debería administrarse lo antes posible».[9] (Una aclaración: recomendamos hacer análisis a las pacientes antes de iniciar el tratamiento, a fin de determinar si el déficit de cobalamina es el verdadero causante o agravante de los síntomas.)

- Un grupo de médicos australianos, al evaluar a una paciente a la que le habían diagnosticado trastorno de ansiedad y trastorno de conversión (un diagnóstico psiquiátrico que se aplica cuando los médicos creen que el paciente está transformando el sufrimiento emocional en síntomas físicos, como la parálisis o la ceguera), descubrieron que no sufría enfermedad psiquiátrica alguna. Lo que tenía era una dolencia física —déficit de vitamina B_{12}— provocada por el uso ilegal del «gas de la risa», que contiene óxido nitroso (una popular droga recreativa; véase el capítulo 8). Cuando los médicos le administraron tres inyecciones de cobalamina, los síntomas mentales y físicos desaparecieron casi por completo.[10] Este caso ejemplifica la necesidad de que los médicos exploren a todos los jóvenes con síntomas psiquiátricos o posibles historias de abuso de drogas a fin de determinar los niveles de vitamina B_{12}.

- Unos médicos de Massachusetts, al tratar a una joven de veinte años que había intentado suicidarse tres meses antes, descubrieron la razón de aquel impulso para quitarse la vida: tenía anemia perniciosa autoinmune. Procedieron a administrarle regularmente inyecciones de vitamina B_{12}, las cuales eliminaron la depresión y las ideaciones suicidas.[11]

- El doctor Frederick Goggans y sus colegas documentaron el caso de un anciano que contrajo súbitamente una manía aguda —llegando a creer que su ciudad natal le estaba preparando un gran homenaje, con la presencia de famosos de Hollywood—. Los médicos señalaron: «Estaba tan lleno de energía física, que hicieron falta seis hombres más jóvenes para contenerlo a la hora del ingreso en el hospital». Los análisis de sangre mostraron unos niveles bajísimos de vitamina B_{12}, por lo que finalmente le diagnosticaron anemia perniciosa y lo trataron con inyecciones de cobalamina. Se recuperó pronto, y en la revisión que le hicieron a los seis meses se encontraba bien.[12]

Un hecho esclarecedor es que aproximadamente el 90% de los pacientes a los que relacionamos con el déficit de vitamina B_{12} están tomando antidepresivos, lo que demuestra que sus médicos de cabecera y otros especialistas no consideraron el déficit de cobalamina como una causa de la depresión. Rara vez llegan a urgencias pacientes quejándose de depresión posparto, porque esas mujeres suelen recurrir a su ginecólogo o descartar cualquier tipo de ayuda. Sin embargo, en 2006 se presentaron en urgencias dos pacientes con depresión posparto; ambas estaban tomando antidepresivos y sufrían déficit de cobalamina. Sus ginecólogos nunca tuvieron en cuenta ese déficit y, sin embargo, no dudaron en recetarles antidepresivos. Una de las mujeres estaba tan desesperada que estampó el coche adrede contra un muro de ladrillo.

La revisión periódica de la cobalamina de los pacientes psiquiátricos serviría para identificar a este tipo de personas mucho antes de que sus decrecientes niveles de vitamina B_{12} condujesen a una enfermedad mental –y se dan muchos más casos de lo que piensan los médicos–. En un estudio reciente, los investigadores midieron los niveles de cobalamina en el suero de pacientes ingresados en un hospital general con síntomas psiquiátricos (conviene señalar que *excluyeron* a todos aquellos a los que ya se les había diagnosticado déficit de cobalamina). Los dividieron en tres categorías: aquellos con vitamina B_{12} normal/alta, aquellos con niveles inferiores a 400 pg/ml (valor este que muchos investigadores consideran el mínimo) y aquellos con niveles inferiores a 200 pg/ml (el valor que en Estados Unidos se considera el umbral aceptable para la cobalamina en el suero, si bien esta cantidad es sin duda demasiado baja).

ANÁLISIS QUE PODRÍAN SALVAR LA CORDURA
DE UNA MADRE Y LA VIDA DE UN NIÑO

Hay que investigar más para determinar la repercusión del déficit de cobalamina en mujeres con depresión o psicosis posparto. Entretanto, creemos que todas las mujeres con un diagnóstico de enfermedad mental posparto deberían someterse a un chequeo que incluya análisis de B_{12} en el suero y de ácido metilmalónico urinario.

El embarazo puede empeorar un déficit cobalamínico preexistente, porque la vitamina B_{12} se transfiere al feto, y las vitaminas prenatales solo contienen 16 mcg de ese nutriente (en comparación con los 1.000 mcg necesarios para tratar un déficit). Entre las embarazadas que corren más peligro de contraer el déficit se encuentran las veganas y vegetarianas, las que tienen anemia perniciosa autoinmune o síndromes de malabsorción como la enfermedad de Crohn (una afección intestinal inflamatoria) o celiaquía y aquellas con un historial de derivación gástrica para perder peso, dieta estricta, anorexia o bulimia. Sin embargo, cualquier mujer que presente síntomas de enfermedad mental después del embarazo requiere una comprobación de los niveles de cobalamina.

Es imprescindible que los médicos identifiquen las causas de la depresión o psicosis posparto –causas entre las que se encuentra a veces el déficit de cobalamina– porque, como muestra el trágico caso de Andrea Yates, más de una vida podría estar en peligro.

Nota: insistimos en que hay que tratar a los pacientes con niveles de vitamina B_{12} situados en la zona gris. Asimismo, los médicos deben ser conscientes de que algunas mujeres no alcanzan los niveles normales de cobalamina usando altas dosis de suplementos orales de B_{12} u otros productos comerciales que se venden sin receta (parches, geles, etc.).

De los 115 pacientes con depresión u otros trastornos del ánimo, los investigadores reflejaron que casi una tercera parte tenía niveles de B_{12} inferiores a la primera línea divisoria de 400 pg/ml y 7, por debajo de 200, lo que indicaba un déficit manifiesto.

De los 34 pacientes con trastornos del espectro cognitivo, una quinta parte presentaba niveles inferiores a 400 pg/ml y 2 de ellos no llegaban a 200 pg/ml.

Los investigadores señalan que «los costes sociales de los trastornos anímicos y cognitivos son asombrosos», pues el tratamiento de la sola depresión cuesta cientos de millones de dólares en Estados Unidos; y añaden que, dado el bajo coste de medir los niveles de folato o vitamina B_{12}, «nuestros descubrimientos confirman la necesidad de identificar a tiempo la carencia de cobalamina y de folato antes de que aparezcan síntomas físicos y mentales significativos desde el punto de vista clínico».[13]

En otro estudio reciente, los investigadores revisaron la información clínica de varios pacientes psiquiátricos y también midieron los niveles de vitamina B_{12} en un muestreo aleatorio de pacientes cuyos hábitos dietéticos estaban documentados. Informaron de que el 20% de ellos presentaba un déficit de vitamina B_{12} (vitamina B_{12} en el suero $<$ 200 pg/ml) y de que el 10% mostraba niveles inferiores a los 160 pg/ml, lo que indicaba un déficit grave. De ese modo, concluyeron: «Nuestros descubrimientos confirman que el déficit de cobalamina no es infrecuente en pacientes psiquiátricos, incluso cuando se alimentan bien. La verdadera prevalencia puede ser incluso mayor, puesto que los niveles bajos en el suero infravaloran en ocasiones el alcance del déficit de vitamina B_{12}».[14]

De manera similar, cuando el doctor H. Hermesh y sus colegas examinaron a 30 pacientes con trastorno obsesivo-compulsivo, descubrieron que el 20% de ellos tenía niveles anormalmente bajos de cobalamina.[15] Conviene señalar que estos estudios no incluyen a los pacientes con niveles de cobalamina en el suero situados en la zona gris.

¿CUÁNDO DESCUBRIERON LOS MÉDICOS LA RELACIÓN ENTRE LA VITAMINA B_{12} Y LAS ENFERMEDADES MENTALES?

La respuesta a esta pregunta tiene más de cien años, lo que hace aún más sorprendente que la mayoría de los médicos desestimen el déficit de cobalamina como causa posible de los síntomas psiquiátricos.

Los doctores Melvin Hector y John Burton señalan en un artículo[16] que a principios del siglo XX los médicos descubrieron que la anemia perniciosa (una forma del déficit de vitamina B_{12}) producía alguno de los siguientes síntomas: apatía, dificultad para realizar trabajos intelectuales, pérdida de memoria, desasosiego, irritabilidad, indiferencia, inestabilidad emocional, desorientación y confusión, pérdida de inhibición, demencia, delirios, depresión, fantasías y alucinaciones, confabulaciones, histeria, neurastenia, paranoia y manías. A estas manifestaciones psiquiátricas se las denominó «locura megaloblástica» porque las personas que tenían los glóbulos rojos agrandados (macrocitosis) como consecuencia del déficit de cobalamina a menudo parecía que habían «enloquecido».

A finales de la década de los años veinte, cuando los médicos aprendieron a tratar la anemia perniciosa dando a los pacientes grandes cantidades de hígado crudo, numerosos informes clínicos mostraron que esos mismos síntomas psiquiátricos remitían en los pacientes que habían sido tratados. Informes similares de síntomas psiquiátricos provocados por falta de B_{12} y tratados con éxito mediante la administración de dicha vitamina se publicaron de manera regular durante el resto del siglo XX. Sin embargo, a comienzos de este nuevo siglo, cuando tenemos la ventaja de más de cien años de investigación y documentación para demostrar que el déficit de B_{12} causa enfermedades mentales, muy pocos enfermos son evaluados para comprobar el déficit subyacente de cobalamina, y solo un pequeñísimo porcentaje es sometido a la prueba complementaria del ácido metilmalónico urinario, que también sirve para perfeccionar el diagnóstico.

En 1989, como parte de un proyecto de enfermería, uno de nosotros (Sally) analizó los criterios de los psiquiatras para evaluar el déficit de vitamina B_{12} en una institución psiquiátrica. De 31 pacientes explorados durante el estudio, solo a 7 (23%) les hicieron análisis para comprobar el nivel de B_{12} en el suero, y *ningún* paciente menor de sesenta años fue sometido a pruebas. El 26%, es decir, 8 pacientes, mostraba alteraciones en el extendido de sangre (ESP) o un déficit de cobalamina, pero ninguno de los médicos a su cargo pidió análisis de vitamina B_{12} en el suero. Un anciano paranoico y demente que al final fue sometido a pruebas, las cuales mostraron una carencia drástica de cobalamina (107 pg/ml), había sido admitido en la misma institución el año anterior con idénticos síntomas, pero le habían dado el alta sin que los médicos sospechasen siquiera la causa de sus problemas. Cuando le dieron el diagnóstico en su segundo ingreso, ya era demasiado tarde. Había vivido un año en una residencia tras su primer ingreso, cuando los médicos dijeron que tenía «psicosis paranoica y demencia vascular»: una etiqueta precisa, pero que no servía en modo alguno para explicar *por qué* padecía psicosis y demencia ni para corregir el problema antes de que se hiciera irreversible. De los otros 6 pacientes examinados, 3 tenían niveles de vitamina B_{12} en el suero situados en la zona gris.

Al menos en 1989 algunos médicos examinaban de vez en cuando a unos pocos ancianos. En 2010, más de veinte años después, el nivel de vitamina B_{12} en el suero no siempre se comprueba en las instituciones psiquiátricas. Hoy en día, un paciente psiquiátrico debe tener el visto bueno de un médico para ser admitido en un centro de salud mental. Los análisis incluyen un recuento sanguíneo completo, unas pruebas metabólicas básicas y unas pruebas exhaustivas para la detección de drogas, pero ninguna exploración de la vitamina B_{12} o sus marcadores.

El coste de tanta falta de previsión, en términos de sufrimiento humano, es incalculable. El coste en dólares para el Servicio Nacional de Salud también es considerable. Comparemos, por ejemplo, a lo que asciende el tratamiento con vitamina B_{12} (el cual, como hemos señalado, supone una media de 36 dólares anuales) con el de los fármacos que se recetan habitualmente: Ativan (1.134 dólares al año), Seroxat (1.503), Prozac (2.331) o Risperdal (3.388), por no hablar del coste de los ingresos psiquiátricos o de las repetidas consultas en urgencias. Un paso por urgencias para que nos den el visto bueno a fin de ser admitidos en un centro psiquiátrico cuesta por término medio unos 1.600 dólares. Las tarifas diarias de alojamiento para recibir tratamiento en dos centros psiquiátricos del Medio Oeste son de 1.067 y 1.368 dólares, que además no incluyen los honorarios del psiquiatra. ¿Te imaginas cuál sería el ahorro económico para los pacientes, las aseguradoras y el Gobierno si se examinase, identificase y tratase a tiempo el déficit de cobalamina?

La mujer que llegó a nuestra sala de urgencias quejándose de distensión abdominal y dolor en la columna era famosa entre sus médicos, algunos de los cuales pensaban que estaba loca. Otros la tildaban de «cazarrecetas» porque aseguraban que fingía tener enfermedades físicas y mentales para que le prescribiesen medicamentos.

Su historial médico, por el contrario, contaba cosas muy distintas. Quince años antes le habían hecho una derivación gástrica para perder peso, deteriorando así su capacidad de absorber vitamina B_{12}. En su historial se leía que durante cuatro años le habían realizado diversos análisis, los cuales mostraban agrandamiento de los glóbulos rojos —signo típico del déficit de cobalamina—. La habían operado muchas veces, utilizando sin duda en ocasiones óxido nitroso, que llega a destruir las reservas de vitamina B_{12} (véase el capítulo 8). Tenía un historial de hipotiroidismo, que suele darse junto con la anemia perniciosa autoinmune. Los síntomas psiquiátricos y neurológicos —falta de equilibrio, entumecimiento y hormigueos, andar defectuoso y ansiedad— son indicios elementales de un déficit de cobalamina.

Esta mujer triste y asustada había consultado a trece médicos (varios de atención primaria, un internista, un neurólogo, un psiquiatra, un gastroenterólogo y numerosos médicos de urgencias) durante los tres años anteriores, pero ni uno solo de ellos identificó el verdadero problema. Algunos se limitaron a recetarle suplementos de ácido fólico y multivitamínicos, dando por supuesto que el agrandamiento de los glóbulos rojos provenía de un déficit de ácido fólico debido a una mala alimentación o al abuso del alcohol. Otros desestimaron sus problemas aduciendo que «todo estaba en su cabeza». Y todos la dejaron con un dolor insoportable, tanto físico como psíquico, obligándola a continuar su búsqueda de un fármaco o un médico capaces de librarla de su desgracia. Nuestro personal de urgencias la salvó por fin midiendo sus niveles de vitamina B_{12}, que estaban en 146 pg/ml, esto es, un nivel lo bastante bajo para explicar todos los síntomas que habían arruinado diez años de su vida.

Además de causar enfermedades mentales a personas sin antecedentes psiquiátricos, el déficit de vitamina B_{12} puede producir un drástico empeoramiento de los síntomas en pacientes a los que ya se les han diagnosticado trastornos mentales. Con frecuencia, los médicos desestiman este agravamiento considerándolo «otra fase más» de la enfermedad existente, o los tratan con dosis cada vez mayores de fármacos psiquiátricos que no sirven de nada para combatir la merma de cobalamina.

SÍNTOMAS PSIQUIÁTRICOS QUE PUEDEN ASOCIARSE CON EL DÉFICIT DE VITAMINA B_{12}

Nota: algunos de estos síntomas se superponen a la demencia, que analizamos en el capítulo 2.

Entre los síntomas psiquiátricos más comunes que presentan las personas con déficit de vitamina B_{12} se encuentran los siguientes:

- Confusión/desorientación.
- Pérdida de memoria.
- Depresión.
- Ideaciones suicidas.
- Manías.
- Ansiedad.
- Paranoia.
- Irritabilidad.
- Apatía.
- Cambios de personalidad.
- Comportamiento sexual extraño.
- Falsas ilusiones.
- Alucinaciones.
- Conducta violenta/agresiva.
- Síntomas de esquizofrenia.
- Trastornos del sueño.
- Insomnio.
- Cambios en el gusto, el olfato y la vista, así como en la función sensorial/motriz que pueden confundirse con problemas psiquiátricos.

En agosto de 2010, vimos a una mujer de cuarenta y seis años que trajeron a urgencias en ambulancia a causa de una psicosis grave. Presentaba todo un historial de enfermedades psiquiátricas, estaba tomando muchos medicamentos para ellas y había estado entrando y saliendo de centros psiquiátricos. Tenía una historia de trastorno bipolar y trastorno psicoafectivo paranoide. Su familia estaba amedrentada porque la consideraba un peligro para sí misma y para los demás. Por su seguridad, hubo que sujetarla durante su estancia en urgencias.

Había que descartar el déficit de vitamina B_{12} en aquella mujer. El médico de urgencias se mostró reacio, alegando que «ya le habían hecho un diagnóstico». Pero en urgencias la sometieron a pruebas y descubrieron que tenía un déficit grave de cobalamina. El nivel de vitamina B_{12} en el suero era de 127 pg/ml. Presentaba macrocitosis, pero no así anemia, y el nivel de ácido fólico era normal. Curiosamente, el nivel de ácido metilmalónico también era normal ($0,16\,\mu$mol/l), pero el de homocisteína estaba por las nubes ($90\,\mu$mol/l) —este es otro ejemplo más de las grandes limitaciones de la prueba de ácido metilmalónico en el suero; véase el capítulo 11.

En urgencias se le administró la primera inyección de vitamina B_{12}, y dimos instrucciones al centro psiquiátrico para que continuaran con esa terapia. También se notificó aquella medida a sus otros médicos, a fin de que se le pudiera hacer un seguimiento como paciente externa.

El caso de esta mujer ilustra una cuestión importante. Si te han diagnosticado un trastorno mental, o si los síntomas empeoran de súbito bruscamente, conviene descartar el déficit de vitamina B_{12} como causa, *aunque los médicos te digan que la B_{12} no tiene nada que ver con tus enfermedades anteriores*. Como señaló en una ocasión el psiquiatra Sydney Walker: «Tener una enfermedad no te protege de padecer otra». De hecho, los trastornos mentales pueden hacerte más vulnerable al déficit de cobalamina, pues aumentan las posibilidades de que te estés alimentando mal o tomando medicamentos que tal vez afecten al metabolismo de la vitamina B_{12}.

Si los nuevos síntomas se deben de hecho a un problema relacionado con la vitamina B_{12}, tratarlos con fármacos psiquiátricos no hará más que prolongar el daño que se está infligiendo al cerebro y al sistema nervioso, con consecuencias posiblemente fatales. Corregir ese déficit, por el contrario, suele producir una mejoría rápida y espectacular.

Algunos pacientes psiquiátricos tienen la suerte de contar con médicos que buscan el origen de los nuevos síntomas cuando estos aparecen. Uno de esos pacientes fue un hombre de mediana edad que había sufrido una lesión en la cabeza varias décadas antes que le había producido cambios de comportamiento que los médicos controlaron con éxito a base de medicación.

Un buen día, el hombre entró de repente en estado letárgico y empezó a arrastrar las palabras. Cuando sus cuidadores lo llevaron a urgencias, estaba amodorrado y mostraba signos de depresión y lentitud de movimientos, así como una expresión rígida y plana y una pronunciación demasiado lenta.

Diagnosticándole catatonía, los médicos podrían haber supuesto que los problemas se debían al golpe en la cabeza y haber añadido simplemente más fármacos a su tratamiento... o haberlo ingresado en un hospital psiquiátrico, donde habría languidecido durante el resto de su vida. En cambio, le hicieron análisis, descubrieron que tenía una carencia grave de vitamina B_{12} y lo trataron a base de inyecciones de cobalamina.

Tras dos semanas en el hospital, comunicaron que el hombre «pronuncia frases de manera espontánea, tiene un amplio rango emocional e interacciona con los demás pacientes. [...] Es capaz de caminar solo, mostrando una notable mejoría en cuanto al equilibrio y la coordinación. [...] No se observan síntomas psicóticos ni depresivos».[17]

En un caso similar, referido por distintos médicos, un esquizofrénico que había estado en remisión durante cuatro años empezó a mostrar síntomas psicóticos tras un ataque de neumonía. Los médicos podrían haber dicho: «Es solo una recidiva». En cambio, comprobaron sus niveles de vitamina B_{12}, que resultaron bajos. Al cabo de cinco días de terapia a base de B_{12}, los síntomas de aquel hombre desaparecieron y pudo volver a llevar una vida normal.[18]

TOMAR LA INICIATIVA A LA HORA DE SOMETERSE A PRUEBAS

La profesión médica subestima el papel que desempeña el déficit de vitamina B_{12} en las enfermedades mentales, por lo que casi nunca intuye este trastorno en aquellos pacientes con depresión, ansiedad, trastorno bipolar u otras complicaciones psiquiátricas. Así pues, si tienes síntomas psiquiátricos o si estás cuidando a un cónyuge, un hijo u otro ser querido con alguna enfermedad mental, DEPENDE DE TI EL HECHO DE INSISTIR EN QUE SE REALICEN PRUEBAS COMPLETAS DE LOS NIVELES DE CO-BALAMINA. Esperamos que en un futuro próximo las pruebas para detectar el déficit de vitamina B_{12} sean obligatorias en el caso de todos los pacientes psiquiátricos, pero, hasta entonces, estás solo.

> La profesión médica subestima el papel que desempeña el déficit de vitamina B_{12} en las enfermedades mentales.

Si tu psiquiatra se muestra reacio a examinarte a ti o a un ser querido, tal vez sea necesario consultar a otros médicos, incluidos el de atención primaria u otros especialistas, hasta encontrar a uno que esté dispuesto a pedir los análisis. (Por el contrario, en ocasiones observamos que los psiquiatras están más dispuestos que otros médicos a solicitar este tipo de pruebas. Por ejemplo, la mujer de cincuenta y dos años de la que hablamos en el capítulo anterior –a quien le habían diagnosticado esclerosis múltiple, y finalmente contrajo una grave enfermedad mental e intentó tirarse de un coche en marcha– obtuvo un diagnóstico correcto de un psiquiatra, después de que los otros especialistas se desentendiesen del caso.) Cuando encuentres a un médico que esté decidido a evaluarte a ti o a un ser querido, asegúrate de que los análisis incluyan la medición de los niveles de vitamina B_{12} en el suero. No des por sentado que solicitará esta prueba, porque no forma parte de las evaluaciones o ingresos psiquiátricos habituales, y no se necesita para obtener la aprobación médica.

Sé contundente a la hora de pedir esas pruebas y asegúrate de recibir tratamiento —de por vida, si fuese necesario— cuando se detecte un déficit o los niveles de vitamina B_{12} se encuentren en la zona gris. Vemos a demasiados pacientes que han sufrido de manera innecesaria durante meses o años, cuando unos cuantos análisis y una terapia a base de vitamina B_{12} podrían haber curado sus síntomas por completo. Si tu vida, o la de un ser querido, corre peligro, ¿por qué arriesgarse?

5

INFARTOS, ENFERMEDADES CARDÍACAS Y OTROS PROBLEMAS VASCULARES: LA RELACIÓN ENTRE LA VITAMINA B_{12} Y LA HOMOCISTEÍNA

Los niveles altos de homocisteína aumentan el riesgo de padecer un ataque al corazón en la misma medida que el colesterol.[1]

LABORATORIOS ABBOT

Los científicos que estudian las causas de las enfermedades cardio-vasculares apuntan a un culpable en particular: un peligro iden-tificado hace más de treinta años pero desdeñado por los médi-cos hasta hace poco. Se trata de la homocisteína, un aminoácido que puede causar estragos en el sistema cardiovascular. Los niveles altos de homocisteína te ponen en peligro de padecer cardiopatía isquémica, ataques al corazón, infartos, trombosis venosa profunda (coágulos) y otros problemas vasculares mortales. De hecho, la homocisteína se ha denominado «el colesterol del nuevo siglo».[2]

¿Qué tiene esto que ver con la vitamina B_{12}? Mucho, porque esta vitamina permite que otro nutriente, el ácido fólico, convierta la ho-mocisteína en un aminoácido no tóxico. Cuando los niveles de coba-lamina descienden peligrosamente, este proceso se interrumpe, y los niveles de homocisteína suben bruscamente, a la misma velocidad que el peligro de padecer un infarto o un ataque al corazón.

¿QUÉ ES LA HOMOCISTEÍNA Y POR QUÉ ES TAN MALA PARA LA SALUD?

La historia de la homocisteína comienza con los alimentos que comes. Esos alimentos contienen veinte aminoácidos, uno de los cuales es la metionina.

El cuerpo divide la metionina en partículas más pequeñas, una de las cuales es una molécula llamada S-adenosil metionina (SAM-e). La SAM-e, a su vez, se descompone en sustancias más pequeñas, entre las que se encuentra la homocisteína. Cuando todo va bien, la homocisteína se vuelve a convertir rápidamente en metionina gracias a la vitamina B_{12} y al ácido fólico, siguiendo dos rutas (véase el cuadro de la página siguiente). Cualquier exceso de homocisteína va a parar al hígado, que la descompone gracias a las vitaminas B_{12} y B_6 y al ácido fólico. Pero si eres deficitario de alguna de esas vitaminas, el ciclo normal se interrumpe y la homocisteína se acumula en la sangre, sin tener a dónde ir. Esto resulta peligroso porque la homocisteína, si bien es «el bueno de la película» cuando se transforma rápidamente en sustancias beneficiosas, se convierte en «el malo» cuando va por libre.

> Los niveles altos de homocisteína te ponen en peligro de padecer cardiopatía isquémica, ataques al corazón, infartos, trombosis venosa profunda (coágulos) y otros problemas vasculares mortales. La B_{12} permite que el ácido fólico convierta la homocisteína en un aminoácido no tóxico.

El exceso de homocisteína hace que los vasos sanguíneos pierdan elasticidad, dificultando su dilatación y dañando su revestimiento interior. Ese deterioro, a su vez, permite que el colesterol, el colágeno y el calcio dañen la capa interior de los vasos sanguíneos, donde pueden formar depósitos viscosos llamados «placas arterioscleróticas». Estas placas estrechan las arterias y aumentan drásticamente el riesgo de sufrir trastornos mortales tales como isquemias cardíacas, ataques al corazón, «miniderrames» (accidentes isquémicos transitorios), coágulos de sangre (embolias pulmonares o trombosis venosas profundas), estenosis (estrechamiento) de la carótida y de la arteria renal

LAS DOS PRINCIPALES VÍAS ENZIMÁTICAS
EN LOS SERES HUMANOS

1. La primera vía transforma continuamente la homocisteína en metionina. Esta reacción también es esencial para la conversión del folato: metiltetrahidrofolato (MTHF) ➤ tetrahidrofolato (THF).

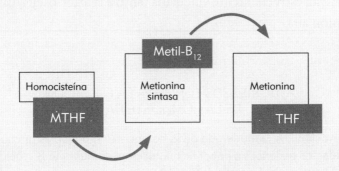

En el déficit de vitamina B_{12}, el MTHF se acumula junto con el incremento de homocisteína. Tanto la enzima metionina sintasa como la coenzima metil-B_{12} son necesarias para que se produzca esta reacción. La transformación de homocisteína es importante para la creación de miles de compuestos y proteínas necesarios para las células, los tejidos y los órganos sanos. La homocisteína también se desintoxica y se vuelve inocua mediante un proceso llamado transulfuración, que requiere vitamina B_6, magnesio y S-adenosil metionina.

2. Tanto la enzima metilmalonil-CoA mutasa como la coenzima adenosil-B_{12} son necesarias para que se produzca esta reacción vital. En el déficit de vitamina B_{12}, el ácido metilmalónico se acumula, dando lugar a una producción anormal de ácido graso, que se considera pernicioso para las membranas neuronales.

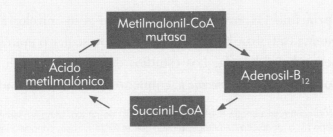

o aneurismas (protuberancias de los vasos sanguíneos dañados). Por otra parte, los niveles altos de homocisteína alteran la bioquímica de manera que parecen favorecer la formación de coágulos anormales.[3]

La homocisteína es también un «oxidante» que disminuye la producción de óxido nítrico,* una sustancia fundamental para el correcto funcionamiento de los vasos sanguíneos. La merma de óxido nítrico, a su vez, está estrechamente vinculada tanto a la arteriosclerosis como a la tensión alta.

¿QUÉ RIESGOS CONLLEVA LA ELEVACIÓN DE LA HOMOCISTEÍNA?

La elevación leve o moderada de la homocisteína puede estar causada por defectos genéticos o por déficit nutricional de vitamina B_{12}, ácido fólico o vitamina B_6. Se trata de un factor de riesgo independiente de los ictus, los ataques al corazón, otros coágulos de sangre o la arteriopatía periférica. Ralph Green, experto en vitamina B_{12}, señala: «Por cada incremento de 5 μmol/l de homocisteína total en el plasma (aproximadamente una desviación estándar de la media para la población normal) se produce un incremento correspondiente de aproximadamente el 40% en cuanto al riesgo relativo de contraer una cardiopatía isquémica. Este incremento es comparable al riesgo relacionado con el mismo aumento proporcional del colesterol y equipara la homocisteína con el colesterol como factores de riesgo con relación a la isquemia cardíaca. La proporción relativa riesgo/oportunidades con respecto a la enfermedad arterial cerebrovascular y periférica vinculada a los niveles altos de homocisteína parece ser incluso mayor que en el caso de la cardiopatía isquémica».[4]

Al principio los investigadores dudaban si los niveles altos de homocisteína causaban la enfermedad cardiovascular o eran solo un efecto secundario de esta. Los estudios demuestran, sin embargo, que la homocisteína alta *precede* al comienzo de la enfermedad.[5] Esto

---

* No hay que confundir, aunque suenen parecido, el óxido nítrico, también llamado óxido de nitrógeno (II) o monóxido de nitrógeno (NO) con el óxido nitroso, conocido igualmente como óxido de nitrógeno (I), monóxido de dinitrógeno, óxido nitroso, protóxido de nitrógeno, anhídrido hiponitroso, gas hilarante o también gas de la risa (N_2O).

indica claramente que la homocisteína, en vez de ser simplemente un marcador de la afección, contribuye activamente a su desarrollo.

El 10% de la población, y entre el 30 y el 40% de los ancianos, presenta niveles elevados de homocisteína. Cuanto mayor se es, tantas más probabilidades hay de tener la homocisteína alta.[6] Los hombres suelen mostrar niveles más altos que las mujeres y los fumadores más que los no fumadores; del mismo modo, los genes influyen decisivamente en los niveles de este aminoácido. Algunos fármacos, asimismo, afectan al valor de la homocisteína, al igual que el deterioro de la función renal. Pero, en algunas personas sin trastornos renales, la causa principal del problema, con independencia de cualesquiera otros factores intervinientes, es un nivel bajo de folato o de vitamina B_{12}, o bien, en menor medida, un nivel bajo de vitamina B_6.

POR QUÉ EL FOLATO NO PUEDE REALIZAR EL TRABAJO POR SÍ SOLO

Cada vez son más los médicos conscientes del peligro de la homocisteína alta, así como de los beneficios de la terapia a base de ácido fólico. Por desgracia, pocos médicos comprenden plenamente el papel que desempeña la vitamina B_{12} en la desintoxicación de la homocisteína. Esta es una imprevisión grave, pues los pacientes con niveles altos de homocisteína a menudo *solo* reaccionan adecuadamente cuando se les administran al mismo tiempo grandes dosis de B_{12}. La razón: las personas con déficit de cobalamina son incapaces de asimilar el ácido fólico correctamente, y, por tanto, gran parte de este ácido queda atrapado de manera inaccesible. Así pues, las pruebas para la detección del déficit de cobalamina (y su tratamiento, si fuese necesario) deben formar parte siempre de un programa de reducción de la homocisteína.

No obstante, muchos cardiólogos prescriben ácido fólico solo a los pacientes con niveles elevados de homocisteína y muchos médicos se limitan a complementar este régimen de ácido fólico con un multivitamínico que contiene pequeñas cantidades de cobalamina. Esto suele resultar inefectivo, pues unos pocos microgramos de vitamina B_{12} son insuficientes para corregir un déficit grave. Cuando los niveles de homocisteína son altos, el médico debe hacer pruebas para determinar si existe un déficit de cobalamina. El tratamiento adecuado para corregir el exceso de homocisteína incluye en ocasiones grandes dosis de ácido fólico, vitamina B_{12} y vitamina B_6.

Jean, agente de seguros de cincuenta y siete años, practicaba deporte con asiduidad, evitaba el tabaco, llevaba una dieta rica en ácido fólico y tomaba suplementos de folato a fin de cuidar adecuadamente de su sistema cardiovascular, pero, como comprobó más tarde, aquello no era suficiente.

Dado que tenía algunos síntomas de déficit de vitamina B_{12} que su médico de familia y otros facultativos habían pasado por alto, encargamos varias pruebas para comprobar dicho déficit. También medimos sus niveles de homocisteína. Todas las pruebas (B_{12}, ácido metilmalónico, homocisteína, gastrina y anticuerpos de las células parietales) resultaron extremadamente atípicas.

Finalmente se descubrió que Jean tenía anemia perniciosa autoinmune. Aunque tomaba suplementos de ácido fólico y seguía una dieta rica en ese nutriente, los niveles de homocisteína eran altos porque presentaba un déficit de cobalamina. El recuento sanguíneo completo fue normal porque los glóbulos sanguíneos eran capaces de utilizar el exceso de ácido fólico en lugar de la vitamina B_{12} (por eso los suplementos de ácido fólico llegan a enmascarar el déficit de cobalamina). Si bien el ácido fólico hizo que el recuento sanguíneo completo pareciese normal y engañase a los médicos a la hora de hacer un diagnóstico correcto, las células de Jean no podían utilizar el ácido fólico para transformar la homocisteína en metionina, un proceso que requiere la presencia de vitamina B_{12}. Por eso se elevaban los niveles de homocisteína, poniendo a Jean en peligro de padecer una enfermedad cardiovascular y otros problemas clínicos.

UNA PODEROSA RELACIÓN

¿Cómo de estrecho es el vínculo entre la homocisteína alta y la enfermedad cardiovascular? Hace varios años, unos investigadores israelíes decidieron averiguarlo comparando los niveles de homocisteína de ciertas personas cuyos padres habían sufrido ataques al corazón con los niveles de otras cuyos padres no tenían semejante historial médico. Por otra parte, compararon los niveles de homocisteína de habitantes de Jerusalén, donde el índice de ataques al corazón es elevado, con los niveles de habitantes de Estados Unidos, donde el índice de ataques al corazón es menor.

Los investigadores descubrieron que los hijos varones de víctimas de ataques al corazón mostraban niveles de homocisteína considerablemente más altos que los de los miembros del grupo de control. Al elaborar un gráfico de los niveles de homocisteína de todos los participantes en el estudio, hallaron que los que se encontraban en el 20% más alto eran bastante más propensos que los demás a formar parte del grupo de «ataques al corazón hereditarios».

Además, los jerosolimitanos tenían unos niveles de homocisteína mucho más altos que los estadounidenses: una explicación lógica para el índice más elevado de ataques al corazón. Los investigadores añaden que la diferencia de los niveles de homocisteína entre los habitantes de ambos países «era atribuible en gran medida a *los niveles más bajos de vitamina B$_{12}$ en el plasma* [la cursiva es nuestra] de los israelíes».[7]

En un estudio diferente, realizado a gran escala como parte del prestigioso *Physicians' Health Study,* los investigadores compararon a los médicos que habían sufrido ataques al corazón durante un período de cinco años con aquellos que tenían corazones sanos. Analizaron los niveles de homocisteína utilizando muestras de plasma que los médicos habían donado al comenzar el estudio.

Tras comprobar las edades y los hábitos tabáquicos, los investigadores anunciaron que «los niveles moderadamente altos de homocisteína en el plasma están relacionados con el consiguiente riesgo de sufrir un infarto de miocardio independiente de otros factores de riesgo coronarios». Los que se encontraban en el 5% más alto de niveles de homocisteína eran tres veces más propensos que los demás a sufrir ataques al corazón. Concluyeron que «como los niveles altos se tratan a menudo fácilmente con suplementos vitamínicos, la homocisteína puede ser un factor de riesgo modificable e independiente».[8]

Hace unos años, aparecieron en el *New England Journal of Medicine* resultados aún más sorprendentes. Un grupo de investigadores noruegos hicieron el seguimiento de 587 pacientes con cardiopatía isquémica y anunciaron que, en el transcurso de cinco años de tratamiento continuado, el 11% de ellos había muerto. «Descubrimos una estrecha relación escalonada entre los niveles de homocisteína en el plasma y la mortalidad total», declararon, con la muerte de aproximadamente un 4% del grupo de homocisteína baja, en comparación con casi una cuarta parte de los del grupo de homocisteína alta. La estrecha relación se mantuvo igual incluso después de que los investigadores valorasen otros factores de riesgo. «Nuestros resultados —afirmaron— deberían servir de acicate para iniciar terapias tentativas de reducción de la homocisteína».[9]

Lo mismo cabe decir de un estudio de más de 400 pacientes que habían sufrido ataques al corazón o angina de pecho. En este estudio, el índice de fallecimientos a largo plazo debidos a cardiopatías era el doble de alto en el caso de los pacientes con niveles de homocisteína situados en los dos cuantiles superiores que en el caso de otros pacientes.[10]

Aún más pruebas del peligro de la homocisteína alta provienen de un «metaanálisis», un estudio que combina datos de diversas investigaciones para incrementar el potencial estadístico. El doctor David Wald y sus colegas evaluaron setenta y dos estudios genéticos que analizaban los efectos de una variante genética común que eleva los niveles de homocisteína, así como veinte estudios prospectivos que analizaban la relación entre los niveles de homocisteína en el suero y el riesgo de padecer una enfermedad. «Los estudios genéticos y los prospectivos no comparten las mismas fuentes potenciales de error, pero ambos producen resultados igualmente significativos: pruebas evidentes de que la relación entre la homocisteína y la enfermedad cardiovascular es causal», concluyeron los investigadores.[11]

Las investigaciones muestran que la homocisteína alta constituye una amenaza incluso para los jóvenes. Un estudio a gran escala reveló que los niveles de homocisteína elevados multiplican casi por dos el peligro de sufrir una apoplejía en mujeres de entre quince y cuarenta y cuatro años. Los investigadores señalaron que «la magnitud del incremento de riesgo de apoplejía era similar a la de fumar una cajetilla de cigarrillos al día».[12]

Docenas de estudios adicionales corroboran estos descubrimientos, apuntando a la homocisteína alta como uno de los principales factores de riesgo cardiovascular que se hayan identificado hasta ahora. Por suerte, se trata de un problema fácil de abordar, y el tratamiento puede comenzar reduciendo los niveles de homocisteína casi de inmediato. Un estudio reciente, que duró solo ocho semanas, evaluó los efectos del ácido fólico por separado, la vitamina B_{12} por separado y el ácido fólico en combinación con la B_{12} para reducir los niveles de homocisteína de pacientes que habían sufrido infartos cerebrales. Los investigadores descubrieron que los tres enfoques

> Las investigaciones muestran que la homocisteína alta constituye una amenaza incluso para los jóvenes.

eran válidos, pero que «la terapia combinada producía los mejores resultados, esto es, el total de homocisteína en el plasma se reducía en un 38,5%».[13] Un estudio británico similar dio como resultado un descenso del 23% de los niveles de homocisteína tras seis semanas de tratamiento a base de ácido fólico y vitamina B_{12} conjuntamente.[14] Las pruebas indican que la mayoría de las personas que continúan con el régimen vitamínico obtienen resultados igualmente sorprendentes.

¿SIRVE DE ALGO REDUCIR LOS NIVELES DE HOMOCISTEÍNA?

La respuesta corta es: casi con toda seguridad, sí. Dado que el interés de la comunidad médica en el papel que desempeña la homocisteína en la enfermedad cardiovascular es reciente, los médicos siguen reuniendo información acerca de la efectividad de esta terapia. Algunos estudios no muestran ningún efecto en cuanto a la reducción de los niveles de homocisteína, mientras que los datos de otros indican que el tratamiento reduce drásticamente el peligro de muerte o debilidad. Entre los diversos descubrimientos se encuentran los siguientes:

- Un equipo de investigadores suizos ofreció una terapia para la reducción de la homocisteína a la mitad de un grupo de 553 pacientes que se habían sometido a una angioplastia para corregir una estenosis arterial coronaria (estrechamiento de las arterias). Al cabo de un año, los investigadores relataron que la frecuencia de «sucesos adversos graves» –fallecimientos, ataques al corazón no mortales o necesidad de repetir la angioplastia– fue un 33% menor en el grupo sometido a tratamiento.[15]

- En un experimento doble ciego (un experimento en que ni el observador ni el paciente saben qué tratamiento se está aplicando), de seis meses de duración, los mismos investigadores suizos administraron ácido fólico, vitamina B_{12} y vitamina B_6 (una combinación denominada «tratamiento con folatos») o un placebo a 205 pacientes que se habían sometido con éxito a una angioplastia arterial coronaria. Relataron que el índice de reestenosis –esto es, un nuevo estrechamiento de las arterias después de que la angioplastia las ensanchara– era considerablemente menor en el grupo experimental que en el de control (19,6% frente a 37,6%) y que en este grupo la necesidad de repetir el procedimiento en la lesión objeto de estudio era la mitad de frecuente. Los investigadores llegaron a la conclusión de que «este económico tratamiento, que apenas tiene efectos secundarios, debería considerarse como una terapia complementaria para los pacientes que se han sometido a una angioplastia coronaria».[16*]

---

* Un estudio más reciente (Lange y otros, *New England Journal of Medicine*, 2004), que llegó a la conclusión de que los suplementos de vitamina B eran ineficaces para prevenir la reestenosis, resulta engañoso porque los investigadores descubrieron en realidad que los pacientes con niveles altos de homocisteína –el grupo principal para el que se suponía que la terapia era efectiva– mostraron de hecho una disminución del nivel de reestenosis. Lo

- Un equipo de investigadores irlandeses examinó a un grupo de pacientes con una enfermedad rara llamada homocistinuria, que aumenta peligrosamente los niveles de homocisteína. Por lo general, la mitad de los que padecen esta enfermedad sufren un ataque al corazón u otro «episodio vascular» cuando tienen aproximadamente treinta años. Los investigadores aplicaron a 158 pacientes una terapia encaminada a reducir la homocisteína y relataron que, cuando alcanzaron una media de cuarenta y dos años, doce pacientes habían experimentado conjuntamente diecisiete episodios de embolias pulmonares, ataques al corazón, trombosis venosa profunda u otros problemas vasculares graves. Sin embargo, según aclararon los expertos: «Sin tratamiento se habrían producido ciento doce episodios vasculares».[17] En un estudio similar, un equipo de especialistas australianos registró una disminución del 90% de episodios cardiovasculares en personas con homocistinuria sometidas a terapia de reducción de la homocisteína.[18]

- Un grupo de investigadores del Reino Unido y Noruega evaluaron a 89 hombres, de edades comprendidas entre los treinta y nueve y los sesenta y siete años, con cardiopatía isquémica, para determinar si las vitaminas del grupo B administradas por vía oral resultaban beneficiosas para la salud de las arterias. Tras ocho semanas de tratamiento a base de ácido fólico y vitamina B_{12}, los niveles de homocisteína en el plasma de los sujetos del experimento descendieron considerablemente en comparación con los niveles de quienes tomaban un placebo.

mismo sucedió en el caso de las mujeres (las cuales corren más peligro que los hombres de padecer anemia perniciosa) y de los diabéticos (cuyas probabilidades de tener déficit de cobalamina sin diagnosticar es mayor porque muchos de ellos están tomando metformina para reducir los niveles de vitamina B_{12}, y porque muchas personas con diabetes tipo 1 son muy propensas a contraer otras enfermedades autoinmunes como la anemia perniciosa). Así pues, en los tres grupos con más probabilidades de tener niveles altos de homocisteína o cobalamina, la terapia a base de vitamina B redujo de hecho el índice de reestenosis, aunque la cantidad de cobalamina usada en ese estudio fuese inadecuada. Estos descubrimientos confirman la conveniencia de explorar a los pacientes para determinar sus necesidades individuales y para desarrollar tratamientos mejores y más lógicos. Por otra parte, los estudios que usan distintas formas de vitamina B_{12} (no cianocobalamina), así como diferentes métodos para mejorar la absorción, requieren un desarrollo más profundo.

¿POR QUÉ ESPERAR TREINTA AÑOS?

Las cardiopatías son la principal causa de muerte en Estados Unidos, así como una de las principales causas de discapacidad. En 2009, aproximadamente 785.000 estadounidenses sufrieron un ataque al corazón, y unos 470.000 tuvieron una recidiva. Los CDC señalan: «Más o menos cada veinticinco segundos un estadounidense tendrá un fallo coronario, y uno morirá a causa de este cada minuto».[19] Por ello, resulta sorprendente que el descubrimiento de la relación entre la homocisteína y las enfermedades cardiovasculares, hace más de cuarenta años, no produjera de inmediato una oleada de investigaciones y nuevos tratamientos. ¿A qué se debe el desfase entre el descubrimiento y su implementación? La respuesta atañe a la política, el afán de lucro y la ignorancia.

En la década de los sesenta, el doctor Kilmer McCully, patólogo de la Facultad de Medicina de Harvard, estaba examinando a un grupo de niños que habían sufrido derrames cerebrales o coágulos de sangre, problemas estos que relacionamos con los adultos. Resultó que tenían defectos congénitos del metabolismo que producían niveles elevadísimos de homocisteína, los cuales, a su vez, ponían a los niños en peligro de sufrir problemas cardiovasculares «adultos».

El doctor McCully, mientras exploraba a esos niños, empezó a preguntarse: «¿Es esta misma sustancia, la homocisteína, la responsable de la arteriosclerosis y los derrames cerebrales prematuros también en los adultos? ¿Tienen los adultos que sufren ataques al corazón o derrames a los cincuenta años –décadas antes de que surjan estos problemas en personas menos sensibles– algún tipo de defecto metabólico heredado, de manera similar a los niños que sufren apoplejías o contraen arteriosclerosis?». Finalmente, los datos lo llevaron a la conclusión de que los adultos cuyos niveles de homocisteína se disparaban por diversas razones (mala alimentación, escasa absorción, veganismo, operaciones gastrointestinales, etc.) o aquellos cuya estructura genética los hacía vulnerables a carencias de ácido fólico, vitamina B_{12} o vitamina B_6 tenían un riesgo mucho mayor de padecer enfermedades cardiovasculares. McCully llegó también a la conclusión de que una simple terapia a base de vitaminas les ahorraría a muchas personas los estragos que causan los ataques al corazón, las apoplejías y los coágulos de sangre.

McCully presentó sus conclusiones a la comunidad médica en 1969. En aquel entonces, sin embargo, los médicos proclamaban con firmeza que otra sustancia, el colesterol, era el factor de riesgo clave en las enfermedades cardiovasculares: y ahí es a donde iba a parar el dinero para las investigaciones y las farmacéuticas. McCully fue vilipendiado cuando argumentó que el colesterol no era el principal culpable de las cardiopatías: «Se llevaron mi laboratorio a otra sección del hospital. Me dejaron bien claro que debía buscar financiación en otro sitio». Tuvo que abandonar Harvard, y sus superiores corrieron un velo sobre sus investigaciones, pero él continuó en silencio su cruzada para dar a conocer la relación entre la homocisteína y las cardiopatías.

Ahora, transcurridos más de treinta años, diversos investigadores de todo el mundo están demostrando esa relación, y sus antiguos colegas admiten que este iba muy por delante de su tiempo. «Hay un tremendo alud de publicaciones –dice McCully–. Hoy en día aparecen entre veinte y treinta al mes. Según una última estimación, hay ahora más de mil quinientas publicaciones sobre la homocisteína y las enfermedades cardiovasculares».[20]

El *Journal of Longevity* señala: «Las investigaciones del doctor McCully han constituido un cambio radical en las ciencias de la salud. Si no hubiera sido tan persistente ante las críticas de sus colegas médicos, todo este aspecto de la salud cardiovascular –la influencia de la homocisteína– habría permanecido oculto y muchos problemas circulatorios seguirían siendo un misterio».[21]

Además, las arterias de los hombres que tomaban las vitaminas se dilataban con más eficacia en respuesta a las necesidades del flujo sanguíneo. Estos descubrimientos, concluyeron los investigadores, «respaldan la opinión de que la reducción de la homocisteína mediante suplementos de vitamina B disminuye el riesgo de padecer enfermedades cardiovasculares».[22]

Estos informes son apasionantes, pues indican que la terapia vitamínica de reducción de la homocisteína –un tratamiento barato, sencillo y seguro– disminuye considerablemente el índice de enfermedades cardiovasculares. Es más, en estos experimentos se usó vitamina B_{12} por vía oral en dosis bajas, que es menos eficaz que las dosis altas en pacientes con carencias previas. Por otra parte, se utilizaron comprimidos orales en lugar de grageas o inyecciones, y se empleó cianocobalamina en vez de la forma bioactiva o metilcobalamina.

Por desgracia, la mayoría de los estudios actuales prescinden de incluir los niveles de vitamina B_{12} situados en la zona gris o de realizar pruebas de ácido metilmalónico urinario, aspectos ambos que deben formar parte de futuros estudios para que los investigadores comprendan plenamente la importancia de la vitamina B_{12} en esta ecuación. Ya que el ácido fólico, la vitamina B_{12} y la vitamina B_6 son tratamientos prácticamente inocuos, quienes descubran que sus niveles de homocisteína son altos no deberían correr riesgos.

> «Siempre he tenido un interés personal en las enfermedades del corazón –escribió el doctor Tedd Mitchell en un artículo para el semanario *USA Today*–.[23] Mi abuelo murió a los cincuenta y tantos años de un infarto agudo de miocardio. Y a mi padre le hicieron un *bypass* cuádruple a los cincuenta y pico. Esto denota sin duda un historial familiar "positivo" de cardiopatía isquémica».
>
> Mitchell se preguntó por qué sus parientes, que no presentaban factores de riesgo aparentes –no fumaban, no eran diabéticos ni obesos y no tenían la tensión ni el colesterol altos–, fueron víctimas de enfermedades cardiovasculares a una edad temprana. Posteriormente leyó acerca de la homocisteína y decidió comprobar sus propios niveles. «Mira por dónde –relata–, eran bastante altos». Como consecuencia de los estudios que ha leído, Mitchell ha modificado su estilo de vida: toma suplementos de ácido fólico, vitamina B_{12} y vitamina B_6 todos los días. Y añade: «Puedo decir con orgullo que mis niveles de homocisteína son ahora normales».

Mientras que muchos tratamientos para las enfermedades cardiovasculares requieren fármacos u operaciones potencialmente peligrosas, en este caso la esperada repercusión de efectos adversos significativos es nula. Por otra parte, en tanto que el campo de la medicina cardiovascular está plagado de controversias, este es un ejemplo en el que los médicos tradicionales y los holísticos coinciden plenamente respecto a la elección del tratamiento. Para demostrar la universalidad del protocolo médico recomendado, el sitio web de una gran farmacéutica explica que «la homocisteína se controla fácilmente suministrando al cuerpo ácido fólico, vitamina B_6 y vitamina B_{12} en dosis que exceden las cantidades diarias recomendadas».[24] ¡Resulta difícil encontrar muchos ejemplos de grandes farmacéuticas que te digan que tomes vitaminas!

Aunque aún no sabemos quién se beneficiará de ella ni hasta qué punto, la terapia de reducción de la homocisteína quizá resulte ser una de las medidas preventivas más poderosas y sencillas que podamos aplicar a personas con riesgo de padecer enfermedades cardiovasculares. Si bien actualmente les decimos a los pacientes «deja de fumar, haz deporte, adelgaza y reduce el colesterol», lo cierto es que la cuarta parte de quienes sufren ataques al corazón no tiene esos factores de riesgo.[25] De manera similar, miles de personas presentan todos los años, a edades tempranas, derrames cerebrales, coágulos de sangre o problemas de esa índole, aunque en apariencia gocen de una excelente salud. Muchas de esas personas presentan variantes genéticas muy comunes que elevan la homocisteína hasta niveles peligrosos. Para ellas en particular, la detección temprana y precisa de los niveles altos de homocisteína y bajos de vitamina B_{12} tal vez constituya la diferencia entre morir jóvenes o disfrutar de una sana longevidad.

La joven de veintiún años[26] que acudió a urgencias de un hospital canadiense tenía una complicación mortal impropia de una mujer de su edad: un coágulo alojado en una vena renal. Se trata de un problema raro incluso en ancianos, y por lo general se da en personas a quienes se les ha trasplantado un riñón o que han recibido un golpe en el abdomen.

Sin embargo, la joven tenía dos factores de riesgo para las enfermedades vasculares. En primer lugar, acababa de empezar a tomar anticonceptivos orales, lo que incrementa ligeramente el riesgo de desarrollar coágulos de sangre. Y, en segundo lugar, tenía niveles muy altos de homocisteína, así como un nivel bajo de B_{12} en el suero (140 ng/l), sintomático de un déficit grave. Investigaciones posteriores también revelaron que tenía dos copias de una variante concreta de la enzima metilentetrahidrofolato reductasa, que está relacionada con los niveles altos de homocisteína en hasta el 10% de la población.

Los médicos le dijeron que dejase de tomar la «píldora», le recetaron fármacos para disolver el coágulo y le administraron ácido fólico por vía oral, vitamina B_{12} por vía oral e inyecciones de vitamina B_{12}. Los niveles de homocisteína descendieron considerablemente con el tiempo, reduciendo casi con toda seguridad el peligro de que se formase otro coágulo.[*]

Si las mediciones de la homocisteína llegan a hacerse habituales, es posible que esos peligrosos episodios vasculares en individuos jóvenes se vuelvan cada vez más infrecuentes. Ello se debe a que quizá seamos capaces de identificar a cientos de miles de personas que pueden ser tratadas con vitaminas desde muy jóvenes, antes de que presenten problemas vasculares causantes de ataques al corazón, coágulos de sangre o derrames cerebrales prematuros. Identificar el déficit de vitamina B_{12} que origina niveles altos de homocisteína también redundaría en enormes beneficios para la salud.

Sin embargo, como médico y enfermera que somos, no vemos que los cardiólogos incluyan la vitamina B_{12} en sus pruebas diagnósticas. Por otra parte, los pocos cardiólogos que encargan tests de homocisteína suelen tratar los niveles altos solamente con ácido fólico. Tampoco vemos que los internistas o los médicos de familia comprueben el déficit de vitamina B_{12} ni los niveles de homocisteína, si

---

[*] Los niveles no volvieron a ser completamente normales, lo que los médicos atribuyen a que la paciente no siguiera el tratamiento con ácido fólico, pero que también puede deberse al hecho de que le cambiaron la vitamina B_{12} inyectable por dosis muy bajas de vitamina B_{12} oral (25 mcg). En nuestra opinión, dada la vulnerabilidad genética de la joven, su déficit original y documentado de cobalamina y el alto riesgo de padecer coágulos de sangre, deberían haber seguido administrándole inyecciones de vitamina B_{12} durante toda la vida. Al cabo de seis meses de tratamiento, el nivel de cobalamina en el suero era solo de 255 ng/l o 255 pg/l (el rango de referencia es 180-500 ng/l), lo que indicaba la necesidad de continuar con las inyecciones de cobalamina. Este caso es un ejemplo de infratratamiento del déficit de vitamina B_{12}. Se puede hacer la prueba con grandes dosis de cobalamina en grageas, pero el paciente debe ser supervisado. Los pacientes pueden recurrir a una terapia combinada de altas dosis de B_{12} en grageas e inyecciones bimensuales.

MÁS QUE UN SIMPLE RIESGO VASCULAR

En este capítulo nos hemos centrado en los efectos nefastos de la homocisteína sobre el corazón y los vasos sanguíneos. Sin embargo, la homocisteína alta también puede ponerte en peligro de sufrir otras complicaciones médicas graves o incluso fatales. Los niveles altos de homocisteína están ahora relacionados con:

- El deterioro cognitivo (dificultad para pensar).
- La demencia.
- El alzheimer.
- La depresión.
- Los defectos del tubo neural fetal (relacionados con los niveles altos maternos de homocisteína).

Además, las pruebas preliminares indican una relación entre la homocisteína alta y:

- La enfermedad inflamatoria intestinal.
- La osteoporosis.
- La presbicia (vista cansada).
- Las complicaciones de la diabetes tanto tipo 1 como tipo 2.[27]

bien no tienen inconveniente alguno en encargar numerosos análisis de lípidos para medir el colesterol. Lo que sí vemos en urgencias es a cientos de enfermos del corazón a los que se les han recetado grandes dosis de ácido fólico, pero nada de cobalamina.

En la primavera de 2010, Bob, un ejecutivo de cincuenta y seis años, se presentó en urgencias con dolor de pecho. Tenía un historial de infarto de miocardio, diabetes mellitus tipo 2, reflujo gastroesofágico, depresión y cinco *stents* cardíacos. Los dos últimos se los habían implantado seis semanas antes.

Bob estaba al borde de la anemia y sus glóbulos rojos eran de tamaño normal. Se había quejado de entumecimiento y hormigueo en los pies, pero sus médicos le habían dicho que aquello se debía a la diabetes. Había estado tomando un inhibidor de la bomba de protones durante cinco años, un antidepresivo durante tres y un hipolipemiante y un multivitamínico prescritos por su cardiólogo durante los últimos cinco años.

Bob tenía muchos síntomas de déficit de vitamina B_{12} y recibía una puntuación alta en la del riesgo de déficit de cobalamina (véase el Apéndice M). Al revisar sus consultas previas, sus ingresos y sus extracciones de sangre como paciente externo, el médico de urgencias observó que nunca habían comprobado los niveles de vitamina B_{12} ni de homocisteína, por lo que encargó análisis para medir los valores de cobalamina en el suero, de ácido metilmalónico y de homocisteína.

Los análisis mostraron que el funcionamiento de los riñones era normal y el lipidograma perfecto. Sin embargo, tenía un déficit considerable de vitamina B_{12} (198 pg/ml) y la homocisteína muy alta (27 μmol/l). Las pruebas indicaban que el déficit de cobalamina sin tratar, que provocaba una hiperhomocisteinemia, era el causante de la cardiopatía isquémica y de la mala salud de Bob.

HOMOCISTEÍNA ALTA Y EMBARAZO: RIESGOS
TANTO PARA LA MADRE COMO PARA EL HIJO

Hemos hablado acerca de los peligros de la homocisteína alta para el corazón de los adultos, pero también puede dañar a los fetos. Por otra parte, contribuye al desarrollo de una complicación muy habitual y potencialmente fatal en las mujeres gestantes.

Se ha establecido con claridad que los niveles altos de homocisteína en embarazadas están relacionados con el peligro de que se deteriore el tubo neural (véase el capítulo 6). Por eso los médicos dan a las embarazadas suplementos de ácido fólico, y por eso deberían darles también suplementos de vitamina B_{12}.

Además, los niveles altos de homocisteína materna constituyen un grave factor de riesgo con relación a la preeclampsia, una complicación del embarazo potencialmente fatal caracterizada por tensión alta, hinchazón de las manos y el rostro y proteinuria (proteínas en la orina). Cierto estudio, usando muestras de sangre tomadas al principio de la gestación, comparó a 56 mujeres que posteriormente contrajeron preeclampsia aguda con otras pertenecientes a un grupo de control que no tuvieron esta complicación. Las muestras de las mujeres que luego sufrieron preeclampsia contenían bastante más homocisteína que las de aquellas sin problemas, y las que se encontraban en el 25% más alto corrían tres veces más peligro de contraer la enfermedad que las demás.[28]

HOMOCISTEÍNA Y ENFERMEDAD RENAL

Un grupo de personas que casi siempre alcanzan niveles peligrosamente altos de homocisteína son aquellas que padecen insuficiencia renal en estado terminal. Los riñones de estas personas ya no funcionan, por lo que se encuentran muy débiles, pero mediante la diálisis pueden llevar una vida relativamente normal durante años. La homocisteína alta, sin embargo, aumenta mucho el peligro de que sufran derrames cerebrales, ataques al corazón y otros problemas vasculares.

En la mayoría de los casos, los médicos que intentan reducir los niveles de homocisteína de aquellos pacientes sometidos a diálisis recurren a grandes dosis de ácido fólico. Ello se debe a que el folato dietético es el mejor indicador de los niveles de homocisteína en el plasma de pacientes con insuficiencia renal en estado terminal. Pero, como hemos señalado, el ácido fólico no es capaz de reducir la homocisteína en ausencia de suficiente vitamina B_{12}.

No es de extrañar, por tanto, que los suplementos de folato que se dan a los pacientes con insuficiencia renal crónica rara vez consigan rebajar la homocisteína hasta niveles normales. Para comprobar si la adición de vitamina B_{12} al régimen de tratamiento aumentaba su efectividad, un equipo médico llevó a cabo recientemente un ensayo prospectivo en el que participaron 24 pacientes sometidos a diálisis con niveles normales o un poco altos de folato y vitamina B_{12}. Se les aplicó bien una terapia estándar (ácido fólico, vitamina B_6 y una pequeña dosis de vitamina B_{12} por vía oral) o bien una terapia estándar complementada con inyecciones de vitamina B_{12}.

Los investigadores descubrieron que la cobalamina inyectable reducía los niveles de homocisteína en el plasma en un 32% de media, aunque al principio parecía que los pacientes tenían reservas suficientes de vitamina B_{12}. Señalaron: «Los pacientes con mayores concentraciones básicas de homocisteína en el plasma fueron los que respondieron mejor». Y concluyeron: «Los pacientes con hiperhomocisteinemia persistente, pese a la terapia a base de grandes dosis de ácido fólico, tienen más probabilidades de reaccionar a la adición de hidroxocobalamina [B_{12}], con independencia de la concentración de vitamina B_{12} en el suero».[29]

En un estudio similar llevado a cabo en Japón, a un grupo de 21 pacientes sometidos a hemodiálisis se les administraron al azar suplementos de ácido fólico e inyecciones de vitamina B_{12} más ácido fólico, o una combinación de ácido fólico, vitamina B_6 y vitamina B_{12} inyectable. Al final de las tres semanas del estudio, informaron los investigadores, «el tratamiento dio como resultado la normalización de los niveles de homocisteína en los 14 pacientes tratados mediante la administración combinada de metilcobalamina (B_{12}) y suplementos de ácido fólico, independientemente de la presencia de suplementos de B_6». Y añadieron: «El beneficio de la administración de metilcobalamina a pacientes sometidos a hemodiálisis con niveles descendentes de homocisteína en el plasma fue asombroso».[30]

También hay pruebas de que la homocisteína –además de dañar los vasos sanguíneos– actúa, mediante un mecanismo completamente distinto, como una poderosa toxina urémica que altera la actividad celular normal.[31] Estos descubrimientos deberían impulsar a los médicos que tratan a pacientes con problemas renales a controlar los niveles de homocisteína y de ácido metilmalónico,* así como a administrar ácido fólico por vía oral y grandes dosis de metil-B_{12} (metilcobalamina) en cuanto detecten un problema. En nuestra opinión, todos los pacientes sometidos a diálisis deberían recibir grandes dosis

---

* En pacientes con insuficiencia renal, hay que hacer análisis del ácido metilmalónico en la orina y no en el suero. El ácido metilmalónico en el suero puede dar valores engañosamente altos en este tipo de pacientes o en aquellos que hayan experimentado deshidratación o pérdida considerable de sangre.

de metilcobalamina en grageas o inyecciones. Lo que no sabemos (porque nadie ha realizado un estudio ni lo ha publicado en una revista científica) es si las pastillas y grageas de metilcobalamina son tan efectivas como las inyecciones, y si las inyecciones de hidroxil-B_{12} (hidroxocobalamina) son tan eficaces como las de metilcobalamina (en la misma cantidad y con la misma frecuencia). Las investigaciones a este respecto serían muy beneficiosas para los pacientes con nefropatías.

La doctora Alessandra Perna y sus colegas señalan que los pacientes con insuficiencia renal crónica «tienen un alto índice de mortalidad, atribuible sobre todo a enfermedades cardiovasculares: 9% al año, que es treinta veces superior al de la población en general, e incluso teniendo en cuenta la calibración por edad, la mortalidad a causa de enfermedades cardiovasculares sigue siendo entre diez y veinte veces más alta».[32] Es imprescindible, por el bien de los pacientes de enfermedades renales y de sus familias, que estudiemos el supuesto papel que desempeña la homocisteína en esta astronómica repercusión en las enfermedades cardíacas y vasculares, y que investiguemos asimismo el papel que potencialmente desempeña la vitamina B_{12} en la disminución del riesgo de desarrollar complicaciones cardiovasculares.

La relación entre las enfermedades renales y la homocisteína alta, por cierto, plantea otras cuestiones interesantes que los investigadores deberían estudiar. Una de ellas es una pregunta del tipo «el huevo o la gallina»: ¿qué viene antes, la enfermedad renal o los niveles altos de homocisteína que se observan en los pacientes sometidos a diálisis? La homocisteína alta daña el revestimiento de las venas y arterias de todo el cuerpo, incluidas las de los riñones. ¿Qué porcentaje de pacientes genéticamente propensos a tener niveles altos de homocisteína acaban padeciendo una insuficiencia renal debido a que el exceso de ese aminoácido les ha estado dañando y deteriorando los riñones durante años? Los médicos esperan ver niveles altos de homocisteína en pacientes con insuficiencia renal, pero nunca consideran la posibilidad de que, en muchos casos, este aminoácido sea el culpable en lugar de un simple efecto secundario.

CONCLUSIÓN: SI ESTÁS EN PELIGRO, QUE TE HAGAN ANÁLISIS

Para nosotros resulta evidente, dado que la homocisteína alta es un poderoso factor de riesgo vascular tanto para jóvenes como para adultos, que el diagnóstico sistemático debería ser habitual en el caso de todos aquellos que corran peligro de sufrir complicaciones cardio-vasculares. Creemos que las pruebas de homocisteína también debe-rían hacerse de manera sistemática a los ancianos, las embarazadas y las personas con los siguientes factores de riesgo:

- Diabetes tipo 1 o tipo 2.
- Un uso prolongado de medicamentos que eleven los niveles de homocisteína, incluidos ciertos fármacos hipolipemiantes, la metformina, la levodopa y posiblemente los andrógenos.
- Enfermedades renales.
- Enfermedades autoinmunes.
- Enfermedades tiroideas.
- Cualquiera de los factores de riesgo que hemos descrito para el déficit de cobalamina.

Si tienes sobrepeso o hiperlipidemia, no dejes que tu médico omita las pruebas de homocisteína basándose en que «ya conocemos las razones de tus trastornos cardiovasculares». Algunos facultativos dan por sentado que la obesidad y la hiperlipemia explican perfecta-mente los problemas cardiovasculares, pero la presencia de estos fac-tores de riesgo no descarta la posibilidad de que haya otros.

A los pacientes con niveles altos de homocisteína habría que ha-cerles un reconocimiento en busca de un déficit subyacente de coba-lamina y tratarlos con dosis estándar de ácido fólico y vitamina B_6, así como con dosis altas de vitamina B_{12}. Incluso aquellas personas que se encuentran en la zona alta de lo que se considera normal deberían comenzar una terapia para reducir la homocisteína, porque los niveles que se encuentran solo un 12% por encima del nivel normal máximo están relacionados con un incremento que triplica el riesgo de pade-cer ataques al corazón.[33]

No hay ningún tratamiento negativo, porque las vitaminas son completamente inocuas, y además solo cuestan unos pocos dólares de copago. Por el contrario, la omisión de tratar adecuadamente los niveles altos de homocisteína, o de averiguar si se deben a un déficit de cobalamina, puede resultar muy peligrosa, tanto para el bolsillo como para la salud.

En un artículo de 2009 publicado en *Thrombosis Journal*,[34] unos médicos describen el caso de un joven de veintisiete años que acudió a un hospital de Chicago quejándose de debilidad progresiva en las extremidades inferiores, entumecimiento y sensaciones extrañas en ambas piernas.

Al segundo día de su ingreso, todavía sin diagnosticar, el hombre empezó a quejarse de dolor aplastante en el pecho y dificultad para respirar, a la vez que sudaba en abundancia. El electrocardiograma mostraba que estaba sufriendo un ataque al corazón, por lo que le hicieron una angioplastia de emergencia. El cirujano encontró un gran coágulo de sangre en la arteria coronaria izquierda, de modo que le implantó un *stent* (cánula delgada insertada en una estructura tubular [una vena o una arteria] para mantenerla abierta o para desobstruirla).

Los médicos le administraron aspirina, un anticoagulante y otros medicamentos para el corazón. Al día siguiente, el ecocardiograma mostró una disfunción ventricular izquierda del 45%. Pese a la implantación con éxito del *stent*, siguió quejándose de dificultad para respirar y de falta de aire.

Un TAC del pecho reveló pequeños coágulos en el lóbulo inferior del pulmón izquierdo. Los análisis de sangre revelaron anemia macrocítica y un valor alto de lactato deshidrogenasa, indicios típicos de déficit de cobalamina. La vitamina B_{12} en el suero era muy baja (158 pg/ml) y el folato, normal. La homocisteína estaba por las nubes (105 μmol/l). Llegados a ese punto, los médicos le hicieron la prueba de la anemia perniciosa. Comoquiera que daba positivo en el antifactor intrínseco de los anticuerpos, lo sometieron a una terapia a base de cobalamina. Siete días después del ataque al corazón, un nuevo ecocardiograma mostró que el ventrículo izquierdo funcionaba normalmente. Al cabo de diez días de terapia a base de vitamina B_{12}, la homocisteína disminuyó espectacularmente: de 105 a 12,9 μmol. Los síntomas e indicios neurológicos mejoraron gradualmente, y, tras su estancia en el hospital, lo derivaron a un centro de rehabilitación física, no solo para abordar el episodio cardiovascular, sino también para tratar los problemas neurológicos debidos al déficit crónico agudo de cobalamina.

> Son pocos los médicos que tienen en cuenta la relación entre la vitamina B_{12} y la homocisteína a la hora de tratar las cardiopatías o los trastornos vasculares oclusivos.

Los casos como el de este hombre no son raros. De hecho, en todo el mundo se ha informado de casos de anemia perniciosa causante de grandes coágulos de sangre.[35-38] Sin embargo, son pocos los médicos que tienen en cuenta la relación entre la vitamina B_{12} y la homocisteína a la hora de tratar las cardiopatías o los trastornos vasculares oclusivos. Por lo tanto, DEPENDE DE LOS PACIENTES Y DE SUS FAMILIAS EL HECHO DE INSISTIR en que se realicen pruebas de vitamina B_{12} y homocisteína.

Por otra parte, si te sometes a una terapia para reducir la homocisteína, insiste en que tu médico averigüe antes el valor basal de la cobalamina y el ácido metilmalónico urinario. Como hemos señalado, la terapia a base de ácido fólico corrige la anemia y el agrandamiento de los glóbulos rojos que los médicos suelen buscar cuando sondean el déficit de cobalamina, pero no sirve de nada para detener el daño neurológico debido a las escasas reservas de cobalamina. Por consiguiente, si tienes un déficit inquietante y los médicos no comprueban los niveles de vitamina B_{12}, la terapia a base de ácido fólico puede enmascarar los síntomas del déficit de cobalamina, dando paso a sus devastadoras consecuencias neurológicas —como, por ejemplo, neuropatía, demencia y enfermedades mentales— hasta llegar a la irreversibilidad. Además, cabe la posibilidad de que la homocisteína no descienda a niveles normales, dando así lugar a una situación de riesgo continuo de padecer enfermedades vasculares.

REPLANTEAMIENTO DEL USO DE LOS CEREALES ENRIQUECIDOS

Estados Unidos y Canadá enriquecen muchos alimentos con ácido fólico, y el Reino Unido quizá esté llevando a cabo un plan similar. Un equipo de investigadores británicos realizó recientemente un estudio en el que se administró a 53 adultos sanos grandes dosis de ácido fólico durante un período de seis meses. Al principio del estudio, los niveles de homocisteína de los participantes descendieron como reacción a ese nutriente. Pero, a medida que aumentaba la dosis de ácido fólico, los niveles de homocisteína decrecían menos en respuesta a esta vitamina y más en respuesta a la vitamina B_{12}.

Este descubrimiento, indican los investigadores, «da a entender que el enriquecimiento nutricional basado en el ácido fólico y la vitamina B_{12}, y no solo en el primero, quizá sea mucho más efectivo a la hora de reducir [...] la concentración de homocisteína, con potenciales beneficios para la reducción del riesgo de padecer enfermedades vasculares».[39]

Hasta hace poco, los científicos no habían investigado los posibles efectos nocivos de añadir demasiado ácido fólico a las gramíneas y cereales en presencia del déficit de cobalamina. Ponnusamy Saravanan y Chitranjan S. Yajnik señalan que, en 1997, Canadá introdujo el enriquecimiento obligatorio con ácido fólico de ciertos alimentos, con lo que la prevalencia del déficit de vitamina B_{12} ha aumentado desde entonces: «Además, los defectos del tubo neural atribuibles al déficit de vitamina B_{12} se triplicaron durante el mismo período».[40] En Estados Unidos, los datos aportados por el *National Health and Nutrition Examination Survey III* (llevado a cabo después del enriquecimiento con ácido fólico) revelaron que en presencia del déficit de cobalamina, la elevación del ácido fólico está relacionada con la anemia y el deterioro cognitivo en adultos mayores. En el *Pune Maternal Nutrition Study*, Saravanan y Yajnik demostraron que «los niños nacidos de madres con una combinación de ''ácido fólico alto y cobalamina baja'' tenían una adiposidad troncular y una resistencia a la insulina más elevadas». Citan investigaciones que demuestran que el aumento del déficit de vitamina B_{12} en aquellos países que obligan a enriquecer los alimentos con ácido fólico afecta a todas las edades. «Los estudios sobre la prevalencia del déficit de vitamina B_{12} durante el embarazo y en mujeres en edad fértil, sumados a los efectos de los suplementos de esa vitamina, constituyen por tanto una necesidad urgente», añaden los investigadores británicos.[41]

Enriquecer los alimentos con vitamina B_{12} quizá suene bien; sin embargo, no es tan fácil como parece. A diferencia del ácido fólico, la cobalamina es difícil de absorber, por lo que serían necesarias dosis grandísimas en los cereales para corregir un déficit. También nos enfrentamos al problema de la cantidad diaria recomendada (CDR) de vitamina B_{12}, que, a nuestro entender, es demasiado baja para la salud y la prevención de enfermedades. Por último, Estados Unidos usa cianocobalamina en lugar de la forma activa de la vitamina B_{12} (metilcobalamina). Hasta que se solucionen todas estas cuestiones, creemos que el enriquecimiento de los alimentos con vitamina B_{12} es un despilfarro de recursos económicos y ofrece a muchas personas una falsa sensación de seguridad.

La siguiente afirmación del hematólogo A. C. Anthony es la típica advertencia presente en los manuales de hematología:

Estad seguros de que el déficit de vitamina B_{12} es incompatible con la administración de ácido fólico. [...] No identificar el déficit [de vitamina B_{12}] con la etiología de las enfermedades neurológicas y el tratamiento del déficit [de vitamina B_{12}] con el folato [...] constituye una desviación hiperbólica de la máxima *primum non nocere* [lo primero es no hacer daño].[42]

Así, la medición de la cobalamina hará posible que el médico adapte el programa de reducción de la homocisteína a tus necesidades propias. En algunos casos, los suplementos de vitamina B_{12} por vía oral son suficientes. En otros, la administración de vitamina B_{12} por vía intravenosa es necesaria. El médico no puede adivinar cuánta vitamina necesitas ni confiar en productos comercializados como medicamentos reductores de la homocisteína.

6

HIJOS PERDIDOS: CUANDO EL DÉFICIT DE VITAMINA B$_{12}$ ORIGINA TRASTORNOS DEL DESARROLLO O PROBLEMAS DE APRENDIZAJE

Mi bebé empezó a tener síntomas, no yo. El resultado fue que sufrió un daño cerebral irreversible.

UNA MADRE CON DÉFICIT DE VITAMINA B$_{12}$

Si eres padre o madre, proteger a tu hijos es lo que más te importa. Pero, con independencia de lo prudente que seas, hay un peligro que quizá no identifiques: el riesgo de que tu hijo padezca, tanto física como mentalmente, un déficit de vitamina B$_{12}$. Los niveles bajos de cobalamina dañan gravemente el cerebro de cientos de niños todos los años, y las nuevas investigaciones demuestran que las carencias mentales subclínicas se producen en miles de casos más.

En algunos casos, los niños sufren daños cerebrales irreversibles porque tienen defectos congénitos del metabolismo de la vitamina B$_{12}$ que los médicos no consiguen identificar. En otros casos, la culpa recae en factores circunstanciales —sobre todo dietéticos—. La causa más habitual de la carencia de vitamina B$_{12}$ en bebés y niños pequeños es la mala alimentación materna, que por lo general empieza a causar síntomas en bebés lactantes de entre cuatro y ocho meses de edad.[1]

173

Por desgracia, los médicos saben demasiado poco acerca de los problemas, tanto adquiridos como congénitos, relacionados con la cobalamina. Los progenitores, de igual modo, por lo general no saben que amamantar a los bebés y darles comidas sanas cuando son un poco mayores no garantiza su seguridad. De hecho, curiosamente, las madres más preocupadas por la salud de sus hijos son las que los ponen más en peligro.

La causa más habitual de la carencia de vitamina B_{12} en bebés y niños pequeños es la mala alimentación materna.

Lisa sonrió, se incorporó y dijo «mamá» y «papá» según lo previsto, pero, al cumplir los ocho meses, ocurrió algo terrible. Dejó de hablar. No podía levantarse ni agarrar los juguetes. Dejó de responder con sonrisas y arrullos a quienes la rodeaban. Al final, no podía siquiera incorporarse sin ayuda. Se le retorcieron los brazos como una serpiente, síntoma de que el déficit de vitamina B_{12} le afectaba al cerebro y al sistema nervioso. Fijaba los ojos en las personas, pero no las seguía cuando se movían. Era frágil y bajita, y tenía la cabeza demasiado pequeña para su edad.

Los médicos barajaron muchos diagnósticos distintos cuando volvieron a verla: autismo, síndrome de Rett, enfermedad de Tay-Sachs, un tumor o una infección. Pero omitieron algo muy sencillo, y al omitirlo estuvieron a punto de arrebatarle la oportunidad de llevar una vida normal.

Cuando cumplió catorce meses, sus padres la llevaron a un nuevo médico que se fijó en el hecho de que había sido amamantada por una madre vegetariana que comía muy pocos productos animales ricos en vitamina B_{12}. Un análisis de los niveles de cobalamina de la madre dieron un resultado bajo (226 pg/ml, considerados «normales» por el laboratorio, pero que en realidad se encuentran en la «zona gris», como ya hemos señalado), por lo que las reservas de Lisa estaban agotadas. Un tratamiento inmediato a base de vitamina B_{12} produjo una rápida mejoría de los síntomas, de manera que la niña empezó a crecer enseguida y a ganar peso. Al cabo de nueve años, el médico informó de que Lisa era completamente normal.[2]

Lisa le debe el correcto funcionamiento del cerebro y el resto del cuerpo a ese médico, que detectó y trató con determinación el déficit de vitamina B_{12} justo a tiempo para prevenir una lesión cerebral permanente. Si hubiera errado en el diagnóstico, como los médicos anteriores, probablemente Lisa sufriría un retraso mental y estaría confinada a una silla de ruedas para el resto de la vida.

Otras madres y sus hijos, sin embargo, no tienen tanta suerte. En noviembre de 2009, recibimos un e-mail de una madre del Medio Oeste cuya bebé, Megan, empezó a mostrar signos de retraso en el desarrollo a los seis meses de edad. Los médicos, desconocedores del déficit de cobalamina, decidieron «esperar a ver qué ocurría», pensando que quizá tuviese algún tipo de parálisis cerebral, o que superaría los síntomas con el tiempo, o que se volvería autista.

A medida que transcurrían los meses, Megan seguía desaprovechando momentos fundamentales del desarrollo y cada vez estaba más débil. A lo largo de los siete meses siguientes, continuaba rezagada.

Cuando tenía trece meses y medio, la derivaron a un pediatra especialista en el desarrollo, quien encargó más pruebas. La resonancia magnética reveló atrofia cerebral, indicio típico del déficit de vitamina B_{12} en bebés. El perfil del ácido urinario orgánico indicó niveles elevadísimos de ácido metilmalónico y reveló un grave déficit subyacente de cobalamina. Esto llevó a los médicos a comprobar el nivel de vitamina B_{12} en el suero, que era muy bajo (solo 64 pg/ml), así como el de homocisteína, que era exageradamente alto (46 μmol/l).

Por desgracia, a diferencia de la niña que mencionamos antes, Megan nunca se recuperará del todo. Su cerebro y su sistema nervioso sufren una lesión permanente, por lo que lo más probable es que necesite atención sanitaria durante toda la vida. Ahora, dos años y siete meses, aún no puede hablar ni caminar y sufre convulsiones mioclónicas. Balbucea cosas y se desplaza agarrándose a los muebles, lo que la sitúa evolutivamente en torno a los nueve meses de edad.

Los devastadores síntomas de Megan se produjeron porque su madre tenía un déficit de vitamina B_{12} sin diagnosticar y le daba el pecho. No era vegetariana, pero padecía una carencia de cobalamina que su ginecólogo no supo detectar. ¿Por qué? Porque la mayoría de los médicos no comprueban el nivel de vitamina B_{12} de las embarazadas ni de las madres en período de lactancia, lo cual es un enorme y costoso error.

La madre de Megan señala que era asintomática —lo cual, dado su déficit, resulta sorprendente—, pero la cobalamina en el suero era muy baja (140 pg/ml). Esta cantidad, aunque se consideraría un déficit subclínico de vitamina B_{12} (véase el capítulo 11), demuestra claramente que los niveles bajos de cobalamina en el suero de una embarazada o una madre en período de lactancia no son suficientes para mantener el normal crecimiento y desarrollo del cerebro, por lo que pueden causar lesiones y discapacidades permanentes.

El rápido deterioro que experimentó Megan es muy frecuente en bebés con niveles bajos de cobalamina. En los adultos, el déficit de vitamina B_{12} suele ser insidioso y causar estragos durante años o incluso décadas. En los niños, sin embargo, un déficit grave puede golpear con aterradora celeridad. En cuestión de meses, un bebé feliz —que balbucea, hace arrullos y gatea— puede verse reducido a un niño que parece semiconsciente y apenas es capaz de levantar la cabeza. Los bebés afectados por un déficit grave de vitamina B_{12} empiezan a perder el habla y las habilidades sociales, volviéndose apáticos e irritables. Suelen negarse a comer y regresan al estado en que no pueden sentarse, gatear, ponerse de pie o caminar. La cabeza y el resto del cuerpo les crecen demasiado despacio y dejan de ganar peso, volviéndose delgados y débiles. Los escáneres del cerebro reflejan con frecuencia una atrofia del córtex cerebral.

Si se detecta a tiempo, el déficit de vitamina B_{12} puede corregirse rápidamente, por lo que los niños y bebés recobran todas sus habilidades y obtienen un buen pronóstico para una recuperación plena. Por desgracia, sin embargo, muchos casos no se diagnostican hasta que los niños pierden para siempre la capacidad de aprendizaje o incluso caen en un retraso mental. Y muchos casos, con síntomas mucho más leves y por ende más difíciles de detectar, no se diagnostican nunca.

Algunos niños están destinados genéticamente a contraer el déficit de cobalamina, asunto este que debatiremos más adelante en este capítulo y más ampliamente en el capítulo 12. Otros miles de niños tienen niveles extremada o incluso peligrosamente bajos de vitamina B_{12} a causa de lo que comen (o, más concretamente, de lo que *no* comen). Y muchos otros presentan un déficit de «segunda mano», que comienza durante los primeros días de vida, porque sus madres tenían niveles deficitarios de cobalamina durante la gestación o mientras les daban el pecho, lo que constituye la causa principal del déficit de vitamina B_{12} en bebés y niños pequeños.[3]

Cuando las madres sufren un déficit de cobalamina, el daño que se produce a los bebés comienza en el útero. Probablemente hayas oído hablar de los defectos del tubo neural, que son muy frecuentes: graves defectos de nacimiento que sobrevienen cuando el cerebro o la médula espinal no se forman correctamente. Los niveles bajos de ácido fólico incrementan el peligro de tener defectos del tubo neural, por lo que ahora los médicos se aseguran de que las pacientes embarazadas tomen grandes dosis de esta vitamina. Sin embargo, las investigaciones también apuntan claramente a los niveles bajos de vitamina B_{12} como un factor de riesgo en cuanto a los defectos del tubo neural,[4] lo cual no es de extrañar, puesto que el ácido fólico y la vitamina B_{12} van de la mano. (Recordarás de capítulos anteriores que, para que el cuerpo utilice el ácido fólico, la vitamina B_{12} debe estar presente.)

Las mujeres con déficit de B_{12} o una ingesta mínima de esta vitamina corren más peligro de dar a luz a niños con defectos potencialmente discapacitantes o fatales. Según publicó la revista *Pediatrics*[5] en marzo de 2009, las embarazadas con déficit de vitamina B_{12} al principio de la gestación eran cinco veces más propensas a tener un niño con defectos del tubo neural, tales como espina bífida, que aquellas con niveles altos de esa vitamina.

Otros investigadores informaron de que el riesgo de sufrir defectos del tubo neural se triplicaba en el caso de madres con niveles de vitamina B_{12} situados en el cuartil inferior, con independencia del enriquecimiento a base de ácido fólico. Llegaron a la conclusión de que el enriquecimiento con vitamina B_{12} en combinación con suplementos de ácido fólico reduce los defectos del tubo neural más eficazmente que el enriquecimiento con esta última vitamina sola.[6]

Por otra parte, los estudios reflejan que los niños de madres con déficit grave de vitamina B_{12} presentan un comportamiento anormal debido a disfunciones de los ganglios basales (una parte del cerebro que sirve para controlar el movimiento y la regulación emocional) y del sistema piramidal (vías que comunican el córtex motor con la médula espinal).[7] Estudios llevados a cabo con animales también relacionan el déficit de vitamina B_{12} con el alumbramiento de mortinatos o la muerte de bebés, así como con el escaso peso de algunos recién nacidos.[8]

> Las mujeres con déficit de B_{12} o una ingesta mínima de esta vitamina corren más peligro de dar a luz a niños con defectos potencialmente discapacitantes o fatales.

Incluso aquellas mujeres con reservas normales de vitamina B_{12} pueden dañar el cerebro de sus futuros bebés si no incluyen suficiente cobalamina en la dieta. Dado que solo la vitamina B_{12} recién absorbida atraviesa fácilmente la placenta, la cobalamina almacenada en el cuerpo de la madre resulta ineficaz a la hora de proteger la salud del feto.[9]

Peor aún, el peligro de contraer indirectamente el déficit de vitamina B_{12} no termina el día en que nace el bebé. Las madres con reservas agotadas de cobalamina que alimentan a sus bebés exclusivamente a base de leche materna los están poniendo en peligro, sin saberlo, de padecer una discapacidad evolutiva o incluso de morir. Esta es una causa frecuente de problemas vitamínicos en bebés; según un estudio, por ejemplo, la mitad de un grupo de 6 bebés con diagnóstico de déficit galopante de vitamina B_{12} enfermaron tras ser amamantados por madres vegetarianas (la otra mitad nació de madres con anemia perniciosa sin diagnosticar).[10]

Las madres vegetarianas y veganas se desmoronan y tienen un tremendo sentimiento de culpabilidad cuando sus hijos sufren daños debidos al déficit de vitamina B_{12}, pero, en realidad, la mayoría de estas tragedias son culpa de los médicos que no investigan este déficit en el caso de las embarazadas y las madres en período de lactancia, y que luego les suelen diagnosticar erróneamente a los niños un retraso mental o autismo, en vez de tener en cuenta el déficit de cobalamina cuando los pequeños pierden el habla, las habilidades sociales y las capacidades motoras.

Puesto que la vitamina B_{12} solo se da de manera natural en productos de origen animal, la dieta vegana, que excluye los huevos y los lácteos, además de la carne y el pescado, genera prácticamente una cantidad nula de dicha vitamina. La dieta vegetariana, si bien incluye huevos y queso, genera una cantidad demasiado pequeña de vitamina B_{12}, sobre todo si la madre tiene alguno de los factores de riesgo que la hacen vulnerable al déficit de cobalamina (véase el capítulo 1). La dieta macrobiótica, que excluye casi todas las proteínas animales salvo las procedentes del pescado, también puede agotar las reservas de cobalamina. E incluso las madres veganas, vegetarianas o macrobióticas que toman suplementos de vitamina B_{12} se vuelven fácilmente deficitarias si toman dosis demasiado bajas —lo cual es muy frecuente— o si tienen dificultades para absorber dicha vitamina.

Otra complicación se produce cuando las madres que siguen dietas basadas en proteínas no animales toman suplementos ineficaces. Algunos estudios demuestran que ciertas fórmulas vegetarianas de algunos suplementos vitamínicos no siempre se disuelven bien, lo que significa que incluso una dosis correcta de vitamina B_{12} pasa por el aparato digestivo sin haber sido apenas digerida.[11] Por otra parte, muchos veganos complementan la dieta con espirulina (un alga), tempeh (soja fermentada) o nori (un alga marina), convencidos de que estos vegetales contienen vitamina B_{12}, idea ampliamente aceptada sobre la base de pruebas de laboratorio que mostraron cantidades significativas de esa vitamina en estas plantas. Nuevas investigaciones, sin embargo, demuestran que las pruebas detectan sobre todo ciertos sucedáneos, o «pseudovitamina B_{12}», que en realidad bloquean la captación de la verdadera cobalamina.[12]

La pseudo-B_{12} también se presenta como verdadera vitamina B_{12} en los análisis de sangre, lo que significa que los vegetarianos consumidores de espirulina con niveles «normales» de B_{12} quizá sean muy deficitarios de esta vitamina. El dietista Stephen Byrnes escribió recientemente: «En el ejercicio de mi profesión, no hace mucho salvé a dos veganos de una muerte por anemia convenciéndolos de que ingiriesen grandes cantidades de lácteos. Ambos creían que sus necesidades de vitamina B_{12} estaban cubiertas con el tempeh y la espirulina. Pero no lo estaban».[13]

Las madres vegetarianas y las veganas son también las más dadas a amamantar a sus hijos durante mucho tiempo, lo que pone a los niños en peligro de padecer un déficit de vitamina B_{12} si las madres no complementan sus propias dietas adecuadamente. Los bebés pueden resultar gravemente dañados por el déficit de cobalamina, aunque sus madres tengan niveles «normales» de vitamina B_{12}, porque, al igual que sucede en la gestación, el cuerpo de la madre no moviliza con eficacia las reservas existentes de cobalamina a fin de contrarrestar un déficit dietético. «Por consiguiente –afirman el hematólogo Julian Davis y sus colegas–, incluso las madres que acaban de hacerse veganas y que no tienen síntomas hematológicos ni bioquímicos de déficit de vitamina B_{12} llegan a poner a sus criaturas en peligro de padecer este déficit vitamínico».[14] Además de este riesgo, los bebés deficitarios de cobalamina suelen volverse anoréxicos y rechazar los alimentos sólidos, haciendo que sus madres les den el pecho durante más tiempo, lo que empeora la situación.

Nota: las madres embarazadas o en período de lactancia deben ser tratadas como si estuviesen en la zona gris: los niveles óptimos de vitamina B_{12} en el suero deberían estar por encima de los 1.000 pg/ml.

UN RIESGO CRECIENTE PERO NO DESESTIMADO
POR LOS VEGETARIANOS

El estudio de 2008 «Vegetarianism in America», publicado por *Vegetarian Times*, reveló que el 3,2% de los adultos estadounidenses (7,3 millones de personas) siguen una dieta vegetariana. Alrededor del 0,5% de la población estadounidense (1 millón) son veganos que no consumen ningún producto de origen animal. El 10% de los adultos estadounidenses (22,8 millones) afirmaron seguir en gran medida una dieta de tipo vegetariano.

Las dietas vegetarianas, veganas y macrobióticas son cada vez más populares, sobre todo entre los jóvenes y especialmente entre las mujeres en edad de concebir. Dada la salubridad general de las dietas veganas/vegetarianas, ello constituye un dato positivo, *salvo* cuando las personas que siguen estas por otra parte sanas dietas dejan de consumir suficiente vitamina B_{12}.

Por desgracia, se trata de un hecho frecuente. Entre los descubrimientos de los investigadores se encuentran los siguientes:

- Los niveles de vitamina (B_{12}) en el suero son significativamente menores en los individuos que consumen alimentos alternativos; se observan deficiencias en el 24% de los vegetarianos y en el 78% de los veganos, frente al 0% de los omnívoros.[15]
- La elevada concentración de ácido metilmalónico indica una frecuencia del 25% del déficit de vitamina B_{12} funcional [en el caso de los vegetarianos].[16]
- La prevalencia de la hiperhomocisteinemia [un indicador claro del déficit de cobalamina cuando no hay enfermedades renales ni tiroideas] era mayor entre los vegetarianos (53,3%) que entre los grupos de control (10,3%).[17]
- Las pruebas indican que más del 80% de aquellos que han sido veganos durante más de dos años tienen déficit de cobalamina, según determinan su baja presencia en el suero (menos de 250 pg/ml) o los elevados niveles de ácido metilmalónico urinario.[18]

Estos descubrimientos deberían poner sobre aviso tanto a los ginecólogos como a los pediatras. A medida que aumenta el número de mujeres vegetarianas y veganas, así también, de manera casi inevitable, aumentará el problema de los bebés que sufren daños evitables en el cerebro y el sistema nervioso cuando sus madres desconocen cómo complementar correctamente la falta de vitamina B_{12}. La solución es sencilla: los médicos, dietistas y otros profesionales de la salud deben asegurarse de que las mujeres que siguen una dieta vegetariana o vegana estén al tanto de la necesidad de utilizar suplementos de cobalamina, reciban información precisa sobre qué suplementos funcionan y cuáles no, y sean sometidas a pruebas para comprobar los niveles de ácido metilmalónico y vitamina B_{12} en el suero durante la gestación y la lactancia.

Esto no es una crítica contra las dietas sin carne, las cuales —puesto que son bajas en grasa, altas en fitoquímicos y antioxidantes, y por lo general bajas en colorantes y aditivos artificiales— suelen ser muy sanas. Si contienen mucha vitamina B_{12} complementaria, las dietas veganas, vegetarianas o macrobióticas fortalecen el corazón y reducen el riesgo de padecer cáncer y diabetes. Pero sin la cantidad adecuada de vitamina B_{12}, esas mismas dietas pueden convertirse en una sentencia de muerte, no solo para los adultos, sino también para los hijos a los que aman.

OTRAS MADRES, OTROS RIESGOS

Si bien las madres veganas o vegetarianas son las más proclives a presentar niveles bajos de cobalamina, incluso aquellas que comen grandes cantidades de carne y otros productos de origen animal pueden ser deficitarias de vitamina B_{12} sin saberlo. Entre las que corren más peligro se encuentran las que tienen anemia perniciosa sin diagnosticar, las que se han sometido a cirugía gastrointestinal (incluidas las operaciones para perder peso, como las derivaciones gástricas), las que tienen un historial familiar de anemia perniciosa, las que se alimentan mal durante el embarazo y las que sufren trastornos autoinmunes o de mala absorción (por ejemplo, sensibilidad al gluten). Pero incluso una mujer que no tenga ninguno de estos factores de riesgo, y que parezca completamente sana, puede estar matando a su bebé de hambre de vitamina B_{12}.

Un estudio reciente, de hecho, reflejó que una tercera parte de los bebés desarrollaba niveles elevados de ácido metilmalónico hacia las seis semanas de vida, lo que constituye un posible indicio de niveles inadecuados de cobalamina. Según los investigadores: «Concretamente, estudiamos los embarazos consecutivos de madres sanas y bien alimentadas que seguían dietas omnívoras, e incluso entre esta población encontramos pruebas bioquímicas de déficit de cobalamina».[19]

Este descubrimiento fue especialmente cierto en el caso de bebés no primogénitos, lo cual indica que «quizá se subestime la prevalencia de la insuficiencia cobalamínica durante el período neonatal». Este error podría causar sutiles aunque permanentes daños neurológicos a decenas de miles de niños.

Por eso creemos que las embarazadas con factores de riesgo deben someterse a pruebas de ácido metilmalónico urinario y vitamina B_{12} en el suero, sobre todo si piensan dar el pecho a sus bebés.* La realización de análisis es especialmente importante en el caso de las adolescentes embarazadas, las cuales suelen alimentarse mal; un reciente estudio llevado a cabo con 58 adolescentes embarazadas reflejó que 25 de ellas tenían niveles subóptimos de vitamina B_{12} en el suero.[20]

> Cualquier niño con una discapacidad evolutiva sin explicar debería ser examinado de inmediato en busca del déficit de vitamina B_{12}.

Por otra parte, cualquier niño con una discapacidad evolutiva sin explicar debería ser examinado de inmediato en busca del déficit de vitamina B_{12} (y habría que examinar también a la madre). Los bebés y los niños pequeños a los que se les ha diagnosticado a tiempo tienen muchas más probabilidades de recuperarse por

---

* Se dice que los resultados de los análisis dan falsos positivos durante el embarazo (niveles bajos de cobalamina en el suero en ausencia de déficit), descubrimiento este que ponemos en duda. Como consecuencia de ello, ni se identifica ni se tiene en cuenta el déficit de cobalamina durante la gestación, poniendo en gran peligro tanto a la madre como al hijo.

completo, mientras que los que están meses o años sin diagnóstico probablemente sufran daños neurológicos permanentes y sufran un retraso mental. (Una aclaración: los niños pequeños a los que sí se diagnostica a tiempo reciben en ocasiones solo un tratamiento parcial o inadecuado, lo que conduce a recuperaciones subóptimas). El sistema nervioso se desarrolla más deprisa durante los dos primeros años, y el cerebro alcanza el crecimiento y la madurez plenos hacia los seis, de modo que los primeros meses y años son los más críticos para la detección y corrección del déficit de cobalamina.

Jamie se desarrolló normalmente hasta los cuatro meses de edad, cuando se aletargó y se volvió irritable. Cuando tenía ocho meses, un médico se fijó en el pequeño tamaño de su cabeza, así como en su incapacidad para sentarse sin ayuda o para levantar aquella si lo colocaban sobre la espalda o la barriga. También movía las extremidades de manera extraña, serpenteando, y no fijaba la vista en los juguetes ni seguía los movimientos de nadie.

Las pruebas practicadas determinaron que la madre de Jamie tenía anemia perniciosa y unos niveles bajísimos de vitamina B_{12} en el suero (128 pg/ml). Desconocedora de su propio déficit, lo había amamantado en la creencia de que le estaba dando la mejor dieta posible.

«La respuesta del niño a los suplementos de vitamina B_{12} fue asombrosa —relata su médico—, con una mejoría del crecimiento de la cabeza que alcanzó el nonagésimo percentil, la desaparición de los [movimientos anormales] y una mejoría del desarrollo». Sin embargo, las pruebas de seguimiento que se le hicieron hasta cinco años después mostraron que el pequeño padecía un retraso intelectual límite, consecuencia permanente de la anterior falta de cobalamina.[21]

NIÑEZ Y ADOLESCENCIA: EL DÉFICIT DE COBALAMINA Y LOS PROBLEMAS DE APRENDIZAJE

Todos los años, varios millones de padres imponen a sus hijos dietas vegetarianas, veganas o macrobióticas. Al mismo tiempo, millones de adolescentes deciden, tanto por razones de salud como filosóficas, prescindir de la carne y los productos de origen animal. Nuevamente, esta es una decisión válida, siempre y cuando esos niños y adolescentes obtengan las cantidades correctas de suplementos de vitamina B_{12} (y alcancen los niveles adecuados de hierro y otros nutrientes), y si no tienen ningún problema médico que les impida absorber la vitamina B_{12} convenientemente. Las investigaciones indican, sin embargo, que muchos niños que no comen carne no están ingiriendo suficiente vitamina B_{12} ni en la dieta ni por medio de suplementos, y que por consiguiente sus cerebros no funcionan de manera óptima.

En 1985, la doctora Wija van Staveren y sus colegas empezaron a hacer el seguimiento de un grupo de niños pequeños criados a base de dietas veganas. Estas dietas, dado que no contienen productos de origen animal, son paupérrimas en cobalamina. Al explorar a los niños durante sus primeros años de vida, los investigadores observaron sutiles pero significativos menoscabos en el funcionamiento psicomotor de los chavales veganos en comparación con aquellos que comían carne y lácteos.

Al enterarse de estos descubrimientos, muchos padres de los niños veganos participantes en el estudio decidieron proporcionarles a sus hijos dietas que contenían leche, huevos y, en algunos casos, carne. Por término medio, los niños empezaron a comer productos de origen animal hacia los seis años de edad. Cuando alcanzaron la adolescencia, los investigadores volvieron a compararlos con un grupo de niños criados desde el nacimiento a base de dietas que incluían productos animales. Cada uno de los 48 niños exveganos y 24 de los del grupo de control se sometieron a una serie de exámenes para medir sus capacidades cognitivas, y los expertos calibraron los niveles de ácido metilmalónico y de vitamina B_{12} en el suero.

Muchos de los alimentados hasta los seis años a base de dietas veganas seguían siendo deficitarios de vitamina B_{12}, incluso después de haber pasado algunos años comiendo al menos algunas proteínas animales. «Descubrimos una relación significativa entre el nivel de cobalamina y el rendimiento intelectual en los tests para medir la fluidez de la inteligencia, la habilidad espacial y la memoria a corto plazo», señalan Van Staveren y su equipo, quienes confirman que los exveganos obtienen puntuaciones más bajas que los miembros del grupo de control en cada caso.

El déficit en la inteligencia fluida de los niños veganos desde muy pequeños es especialmente perturbador, según los investigadores, «porque abarca el razonamiento, la capacidad de resolver problemas complejos, el pensamiento abstracto y la capacidad de aprendizaje. Cualquier defecto en esta área puede tener consecuencias más profundas para el funcionamiento individual».

Casi todos los niños que abandonaron la dieta vegana tomaban dosis de B_{12} próximas a la CDR en el momento del estudio de seguimiento, pero muchos de ellos seguían teniendo un déficit de dicha vitamina: «Puesto que estos niños consumieron una dieta bajísima en cobalamina desde el nacimiento hasta los seis años —explican los investigadores—, las reservas de cobalamina quizá no hayan alcanzado nunca el nivel óptimo, y las tomas moderadas tal vez no hayan sido suficientes para tener niveles normales de cobalamina en el suero».[22]*

De este estudio hay que aprender tres cosas. La primera es que un porcentaje alarmante de quienes imponen a sus hijos dietas vegetarianas, veganas o macrobióticas se equivocan a la hora de darles suplementos de cobalamina. La segunda es que los niños sometidos a estas dietas deben ser examinados regularmente con respecto al ácido metilmalónico y la vitamina B_{12} en el suero, y que necesitan inyecciones de B_{12} si las dosis altas de suplementos por vía oral no mantienen los niveles de dicha vitamina lo bastante elevados. Y la tercera es que, si tu hijo contrae el déficit de cobalamina, el simple hecho de cambiarlo a una dieta más rica en vitamina B_{12} y de darle un suplemento multivitamínico no es suficiente. Los niños con déficit de vitamina B_{12} necesitan cantidades superiores a las normales de esa vitamina a fin

---

* Resulta inquietante que, aunque los padres de los niños participantes en este estudio fuesen personas cultas, y aunque los investigadores hubiesen detectado los niveles bajos de cobalamina en la infancia, algunos médicos de familia no les realizaron pruebas regulares de vitamina B_{12} durante la niñez ni les administraron inyecciones cuando fueron necesarias; esta es la única explicación plausible del persistente déficit de los pequeños. A esto lo llamamos atención médica negligente o subestándar para niños con carencias reconocidas.

de reponer las reservas agotadas, exactamente igual que los adultos, y las fórmulas vitamínicas habituales que suelen comprar los padres no están a la altura de las circunstancias (contienen solo 6 mcg de cobalamina, en comparación con los 1.000 mcg diarios necesarios si se toma vitamina B_{12} por vía oral para corregir un déficit).

SÍNTOMAS: DE SUTILES A GRAVES

Al igual que los niños del estudio de la doctora Van Staveren y su equipo, muchos pequeños con déficit de vitamina B_{12} tienen síntomas demasiado sutiles para que la mayoría de los médicos e incluso la mayoría de los padres los identifiquen. Sus síntomas mentales –falta de memoria, ligeros fallos de la inteligencia fluida, cansancio, cambios de humor– suelen considerarse problemas conductuales, problemas inherentes al crecimiento o incluso pequeñas dificultades de aprendizaje. Por consiguiente, los niños pueden terminar tomando Ritalin (metilfenidato) u otros fármacos similares por no haber recibido un diagnóstico correcto.

En algunos casos, sin embargo, los síntomas que se observan en niños y adolescentes son radicales y semejantes a los de los ancianos y los adultos de mediana edad con agotamiento casi completo de la vitamina B_{12}. Estos síntomas varían desde la debilidad muscular y los problemas de aprendizaje hasta la parálisis, los trastornos psiquiátricos o incluso la ceguera. Y, al igual que los adultos, los niños llegan a sufrir un grave deterioro neurológico, aunque los análisis de sangre habituales no muestren signos de anemia macrocítica.

Lo primero que notó F. C., un joven de catorce años, fue que le dolía la pantorrilla cuando se ponía de pie. El dolor fue en aumento, hasta que empezó a tropezar y a caerse. Terminó necesitando ayuda para caminar. Al explorarlo, un médico descubrió que sufría de cansancio y somnolencia diurna. F. C. era delgado y pequeño para su edad, pues solo pesaba cuarenta kilos, y el corazón le latía demasiado despacio. Parecía «plano» emocionalmente, respondía a las preguntas con monosílabos, colaboraba un poco y luego se retraía.

Al enterarse de que F. C. era vegano desde hacía tiempo, así como muy quisquilloso para las comidas, el médico intuyó un déficit de vitamina B_{12}. Los análisis reflejaron que el nivel de dicha vitamina se encontraba en la zona gris, pero los niveles elevadísimos de ácido metilmalónico y homocisteína indicaban un agotamiento de las reservas de cobalamina.

Cuando el médico le administró inyecciones de vitamina B_{12}, el adolescente recuperó la capacidad de andar. Por otra parte, cuando desaparecieron las deficiencias mentales debidas a los niveles bajos de cobalamina, el retraimiento y la falta de emociones se desvanecieron, por lo que volvió a reaccionar de manera normal frente a sus familiares y amigos. Los niveles de ácido metilmalónico y homocisteína eran normales al terminar el seguimiento, pero seguía mostrando anomalías neurológicas dieciocho meses después de iniciarse el tratamiento, como consecuencia de una lesión nerviosa causada por el diagnóstico tardío.[23]

Un caso similar se publicó en diciembre de 2007 en el *Toronto Sun*. El adolescente de trece años descrito en el periódico estuvo a punto de morir porque los médicos fueron incapaces de diagnosticar su misterioso trastorno neurológico. Pero no era nada misterioso; se trataba simplemente de un déficit de vitamina B_{12} que permaneció sin diagnosticar ni tratar durante casi un año.

El periodista que entrevistó a la familia del joven escribió que «recordaban un año parecido a un episodio interminable de *House*, en el que un equipo de patólogos perplejos se esforzaban en descifrar qué le ocurría. Durante ocho largo meses, J. J. estuvo entrando y saliendo del Hospital Infantil de Toronto mientras perdía paulatinamente la capacidad de caminar, escribir y, lo que es más inquietante para el joven artista, su increíble talento para el dibujo».

El periodista añade: «Cuando sus padres se apresuraron a llevarlo de nuevo al hospital en agosto, no sabían qué más hacer, pues no tenían respuestas a la vista. Su hijo iba en una silla de ruedas, estaba amarillo de ictericia y su frustrado pediatra temía que sus órganos se estuviesen bloqueando. Nadie se explicaba por qué».

La respuesta se hizo evidente cuando los médicos comprobaron el nivel de vitamina B_{12} en el suero: era un cero sin precedentes. Como consecuencia del error diagnóstico sistemático, el sencillo déficit de cobalamina progresó hasta el punto de dañar la vaina de mielina y los nervios.

Le diagnosticaron degeneración combinada subaguda de la médula espinal, consecuencia de una anemia perniciosa. Al cabo de un año de tratamiento, estaba siendo escolarizado en casa y necesitaba un andador. Su capacidad de concentración había disminuido y le costaba usar las manos y las piernas. La vitamina B_{12} es esencial para las células encargadas de sintetizar la matriz ósea (osteoblastos), y se descubrió que J. J. tenía osteoporosis en la columna vertebral, con numerosas fracturas.[24]

Si bien los niños que siguen dietas veganas o vegetarianas son los más propensos a carecer de cobalamina, no son las únicas personas proclives a contraer un déficit. Los mismos factores de riesgo que se aplican a los adultos —cualquier historial de enfermedades gastrointestinales (en concreto la enfermedad de Crohn) o la cirugía ilíaca, la presencia de cualquier trastorno autoinmune (en especial las enfermedades tiroideas), la celiaquía o la intolerancia al gluten, la presencia de déficit de hierro, el uso de medicamentos para reducir la cobalamina, cualesquiera síntomas neurológicos o mentales sin explicación o cualquier exposición al óxido nitroso (ya sea durante una operación u ortodoncia o por el abuso de drogas)— pueden aplicarse también a los niños y adolescentes, y deberían hacer intuir a los padres y médicos la existencia de un posible déficit de cobalamina. También habría que explorar a los adolescentes enfermos de bulimia o anorexia en busca del déficit de vitamina B_{12}, porque son propensos a tener carencias nutricionales.

La mayoría de los casos pediátricos que redundan en daños neurológicos se deben a un déficit adquirido de cobalamina; sin embargo, en muchos casos están implicados niños que siguen dietas veganas, vegetarianas o macrobióticas. Los padres que introducen tales dietas pueden evitar esas tragedias estudiando a fondo la cuestión de los suplementos vitamínicos y haciendo analizar con regularidad los niveles de ácido metilmalónico y de vitamina B_{12} en el suero de sus hijos (y los suyos propios, si se trata de mujeres embarazadas o en período de lactancia). También resulta fundamental que médicos y pacientes se den cuenta de que un nivel de vitamina B_{12} en el suero situado en la zona gris (200-450 pg/ml) debe tratarse siempre. Como dice Joel Fuhrman, médico y vegetariano practicante: «Es de una gran irresponsabilidad que un profesional de la salud no recomiende algún tipo de suplemento de vitamina B_{12} —o no compruebe con frecuencia el ácido metilmalónico mediante análisis de sangre— a aquellos que no consumen ningún producto de origen animal con la dieta. No hay discusión posible».[25] Esto es verdad para todos los vegetarianos y veganos, y resulta especialmente cierto en el caso de los más jóvenes y vulnerables: los bebés y los niños que confían en sus padres, y en sus médicos, en lo que se refiere al cuidado de la salud.

Además de los riesgos que hemos mencionado, la escasez de vitamina B_{12} aumenta las probabilidades de que se produzcan nacimientos prematuros, retrasos del crecimiento intrauterino y abortos recurrentes (véase más sobre esta cuestión en el capítulo 9).[26] Así pues, una cantidad adecuada de vitamina B_{12} es fundamental antes de la concepción, durante el embarazo y durante la lactancia. Un nivel de vitamina B_{12} situado en la «zona gris» no es adecuado para el cuidado prenatal ni posnatal. Por otra parte, las vitaminas prenatales no contienen bastante cobalamina para corregir un déficit, aunque sea incipiente, y un feto en crecimiento en el útero materno necesita grandes cantidades de cobalamina, que la gestación puede vaciar por completo (véase el capítulo 12).

TRASTORNOS DEL DESARROLLO: EL VÍNCULO CON LA VITAMINA B_{12}

No todos los casos de déficit de vitamina B_{12} en la infancia se deben a una dieta inadecuada. Algunos niños sufren defectos genéticos que afectan a algún aspecto del complejo proceso del metabolismo de la cobalamina. De hecho, hay diez defectos hereditarios que se sabe perjudican las vías del metabolismo y transporte de la vitamina B_{12} en los seres humanos. Siete de ellos alteran la utilización celular y la producción de coenzimas, y los otros tres afectan a su absorción y transporte. Todos estos trastornos pueden dañar gravemente al niño, sobre todo si no se detectan a tiempo.

En un artículo de la revista *Discover* publicado en 2002, el médico Mark Cohen describe la desesperada llamada telefónica que le hizo una madre. La hija de la mujer, Jennifer, de tres años y medio, padecía una discapacidad evolutiva de origen desconocido, y los médicos le diagnosticaron autismo porque mostraba poco afecto, siempre jugaba sola, parecía carecer de imaginación y no hablaba de manera normal. El día en que telefoneó la madre de Jennifer, la pequeña había estado bien en el colegio. Pero, al llegar a casa, dijo su madre, «se sentó a jugar y, cuando se levantó, no podía caminar derecha, como si estuviese mareada. Y es que no parece ser ella misma».

Llevó a Jennifer a la consulta del doctor Cohen, donde este descubrió algunos síntomas e indicios inquietantes: se tambaleaba con el andador, se cayó al suelo varias veces, giraba la cabeza para mirar a los objetos y usaba la mano izquierda pero no la derecha.

«Creo que esta pequeña ha tenido un derrame cerebral», dijo el doctor Cohen. Una resonancia magnética reveló un derrame causado por un coágulo de sangre, y análisis posteriores reflejaron un nivel de homocisteína «por las nubes». El diagnóstico: homocistinuria, un error congénito del metabolismo que suele interrumpir el camino de la cobalamina. Cuando la homocistinuria se identifica a tiempo, el tratamiento previene los derrames y otras lesiones.[*]

Cuando se le administró un tratamiento para su trastorno, Jennifer empezó a sonreír e interaccionar, a usar sus juguetes, a aprender el

---

[*] La terapia a base de vitamina B_{12} (hidroxocobalamina) resulta esencial solo en ciertas formas específicas de homocistinuria. Dado que esta también puede deberse a un defecto congénito del metabolismo de la vitamina B_6 o ácido fólico, no todos los niños reaccionan a la vitamina B_{12}; algunos requieren tratamiento a base de folato bioactivo, vitamina B_6, una combinación de vitaminas, betaína o modificaciones del contenido proteínico o aminoácido de la dieta (véase el capítulo 12).

lenguaje de signos y a dejar de parecer autista. No ha vuelto a sufrir otro derrame desde el inicio del tratamiento.

¿Un final feliz? En realidad no. Casi con toda seguridad, Jennifer no habría sufrido el primer derrame ni habría desarrollado conductas autistas si su pediatra hubiera detectado el déficit de cobalamina. Tenía síntomas e indicios de déficit de vitamina B_{12} (retraso en el desarrollo, dificultad para expresarse, escasa socialización), pero sus médicos (al igual que la mayoría de los pediatras) desconocían este trastorno. Su afección podría haberse identificado antes si cualquiera de los especialistas que la trataron a lo largo de sus tres años y medio de vida hubieran pedido análisis para comprobar el déficit de vitamina B_{12} o algún defecto congénito en su metabolismo.[27]

En la mayoría de los casos, los niños con defectos congénitos del metabolismo de la vitamina B_{12} desarrollan síntomas graves durante los primeros meses de vida. Algunas veces, sin embargo, los síntomas —por lo general dificultad para caminar, así como problemas mentales y cognitivos— no se presentan hasta que los infantes afectados alcanzan la niñez, la juventud, la adolescencia o incluso la primera edad adulta. Estos defectos de aparición tardía no siempre se observan durante la exploración de los recién nacidos. Así pues, cualesquiera bebés, niños, adolescentes o jóvenes adultos que desarrollen síntomas neurológicos deberían ser examinados en busca de carencias de vitamina B_{12} y defectos congénitos de su metabolismo.

Sin embargo, pocas veces se hacen estas pruebas porque pocos médicos conocen esas enfermedades. El investigador de pediatría genética Piero Rinaldo expone: «En realidad, no puedes diagnosticar lo que desconoces, pero, por desgracia, un gran porcentaje de los casos siguen sin estar diagnosticados porque esos trastornos aún no están incluidos en el ejercicio predominante de la medicina».[28] Esta negligencia puede tener consecuencias médicas fatales, así como graves consecuencias legales.

En 1989, Patricia Stallings llevó de inmediato a urgencias a su hijo Ryan porque estaba aletargado, vomitaba la comida y le costaba respirar. Los análisis de laboratorio que encargaron los médicos del hospital reflejaron la presencia de etilenglicol (una sustancia que se encuentra en los anticongelantes) en la sangre de Ryan. Creyendo que Patricia había intentado matar a su hijo, las autoridades pusieron a este bajo cuidado tutelar, permitiéndole a su madre solo breves visitas, durante las cuales podía abrazarlo y darle de comer. Poco después de una de esas visitas, Ryan se puso muy enfermo y fue trasladado enseguida al hospital, donde murió. Sospechando que Patricia había envenenado de nuevo a su hijo, la policía la arrestó. Un jurado la declaró culpable de asesinato en primer grado, por lo que fue a la cárcel. En aquella época estaba embarazada de su segundo hijo, un niño que sería la llave de su libertad.

El segundo hijo de Patricia, David, fue puesto bajo cuidado tutelar nada más nacer. Poco después, empezó a desarrollar síntomas extrañamente similares a los de su hermano. Los médicos le diagnosticaron aciduria metilmalónica, un defecto congénito del metabolismo de la cobalamina, e inmediatamente le aplicaron un tratamiento apropiado. Preocupado por la posibilidad de haber enviado a una inocente a la cárcel, el abogado que procesó a Patricia Stallings consultó a varios médicos y finalmente le pidió al doctor Piero Rinaldo (el investigador anteriormente citado) que siguiera indagando. El doctor Rinaldo determinó de manera concluyente que los síntomas de Ryan, al igual que los de su hermano, se debían a una aciduria metilmalónica. Los dos laboratorios que analizaron la sangre de Ryan habían utilizado anticuadas técnicas de cromatografía de gases que confundieron una de las sustancias presentes en el organismo del niño con el etilenglicol.

El abogado retiró los cargos contra Patricia Stallings, pero para entonces había perdido un año de su vida por el «delito» de tener un bebé con un defecto congénito del metabolismo de la cobalamina. Y, lo que es peor, dice Rinaldo, el tratamiento incorrecto que aplicaron los médicos de Ryan en respuesta al error diagnóstico de envenenamiento fue el causante, casi con toda seguridad, de su muerte.

Al igual que en el caso de Patricia Stallings, los defectos congénitos del metabolismo de la vitamina B_{12} pueden afectar a más de un hijo en una familia. Un reciente informe publicado en la bibliografía médica[29] describe el caso de dos chicas, una joven de dieciséis años y su hermana de veinticuatro, las cuales padecían aciduria metilmalónica. La más pequeña se volvió psicótica, contrajo una neuropatía aguda y al final hubo que conectarla a un ventilador, pero se recuperó por completo tras un diagnóstico y un tratamiento adecuados. Su hermana mayor sufrió dolorosos daños progresivos en la médula espinal durante dos años, antes de que le diesen un diagnóstico correcto. (El caso de la hermana mayor es otro ejemplo de un problema vinculado a la vitamina B_{12} que fácilmente podría haberse diagnosticado de manera errónea como esclerosis múltiple). Otro informe redactado por un grupo distinto de investigadores[30] describe el caso de dos hermanos que murieron como consecuencia de una acidemia metilmalónica sin diagnosticar: a uno le diagnosticaron por error acidosis metabólica debida a un principio de diabetes y al otro síndrome de Reye.

Los médicos deberían tener en cuenta los defectos congénitos del metabolismo de la vitamina B_{12} como una posibilidad en pacientes gravemente enfermos con síntomas clínicos y bioquímicos poco claros, sobre todo cuando hay un historial familiar dudoso. La detección a tiempo de tales defectos puede salvar vidas y prevenir discapacidades, y, por ende, evitar numerosas tragedias.

CONJETURAS: ¿HAY UNA RELACIÓN ENTRE EL AUTISMO Y LA VITAMINA B_{12}?

Los niños autistas, esto es, que padecen un trastorno del desarrollo antaño raro pero que se está volviendo alarmantemente habitual, presentan graves problemas lingüísticos, retraimiento o interacción social anómala, comportamiento repetitivo y ritual (como por ejemplo alinear los juguetes de manera obsesiva) y, en muchos casos, conductas autolíticas o agresivas.

Algunos casos de autismo tienen causas conocidas: por ejemplo, rubéola prenatal, meningitis durante las primeras fases del desarrollo o trastornos genéticos específicos. Por lo general, sin embargo, el autismo es simplemente una *descripción* en lugar de un verdadero diagnóstico, pues rara vez se identifica la causa de los síntomas. De hecho, el autismo parece tener múltiples causas, y las pruebas clínicas preliminares indican que algunas de ellas implican un déficit de B_{12} sin diagnosticar o bien defectos congénitos del metabolismo de esta vitamina.

La cobalamina es esencial para el crecimiento, el desarrollo y el correcto funcionamiento del cerebro. El típico déficit de vitamina B_{12} en bebés y niños pequeños suele producir síntomas similares a los del autismo, entre los que se encuentran el retraimiento, la pérdida del habla y de las habilidades sociales y la falta de coordinación (véase el capítulo 12).

> El típico déficit de vitamina B_{12} en bebés y niños pequeños suele producir síntomas similares a los del autismo.

Cada vez más médicos descubren que muchos niños autistas mejoran considerablemente cuando se les administran inyecciones de cobalamina. El investigador británico Ray Bhatt, por ejemplo, ha informado de notables mejorías en niños autistas tratados con vitamina B_{12}: «La cantidad de autistas que han mejorado es sorprendente».[31] El doctor Sidney Baker, uno de los principales expertos en autismo, señala que los padres suelen observar cambios positivos al cabo de «unas horas o días» tras iniciar el tratamiento a base de inyecciones de cobalamina, por lo que recomienda que todos los niños autistas sean examinados en busca de este déficit. «Pero incluso aquellos sin el marcador del ácido metilmalónico suelen reaccionar espectacularmente a la cobalamina», afirma.[32] Sería interesante saber cuántos de estos pacientes tienen niveles de vitamina B_{12} en el suero situados en la zona gris.

El doctor Arnold Brenner, que ha dirigido varios ensayos relativos a la vitamina B_{12} inyectable con pacientes autistas, afirma que entre los beneficios que se observan en sus pacientes se encuentran el descenso de la hiperactividad, la mejoría del habla y la disminución de las reacciones de ira y rabia. Informa de que, si bien dos de sus pacientes presentaban niveles bajísimos de cobalamina, la mayoría de los que mejoraron tenían niveles normales o incluso altos y que «no hay marcadores biológicos claros respecto a quién tendría más ventajas».[33]

Resulta interesante que, mientras que dos de los pacientes del doctor Brenner (así como sus madres) tenían un déficit manifiesto de cobalamina, el resto mostraba niveles normales o incluso elevados, y ninguno presentó un aumento de homocisteína en el plasma (por desgracia, no se midió el ácido metilmalónico urinario).[34*] Nosotros mismos hemos identificado a varios niños con diagnóstico de autismo que tenían niveles de vitamina B_{12} en el suero superiores a 500 pg/ml pero cuyos valores de ácido metilmalónico urinario eran altos o anómalos. Todos estos niños reaccionaron bien tanto a las inyecciones de hidroxocobalamina como de metilcobalamina. (Creemos que el rango de la zona gris de los niños debería establecerse en un valor mayor que el de los adultos.)

James Neubrander, médico especialista en el tratamiento del autismo, asegura haber tenido un enorme éxito en la curación de esta enfermedad, así como del trastorno generalizado del desarrollo y del síndrome de Asperger, a base de inyecciones de metilcobalamina. Este doctor llevó a cabo un estudio en el que administró metilcobalamina inyectable a 85 niños con trastornos del espectro autista. Los padres del 50% de ellos reconocieron haber observado mejorías en al menos quince de los síntomas.[35]

De los 85 niños examinados por el doctor Neubrander, a 67 se les habían hecho análisis de ácido metilmalónico y a 49 de homocisteína. Un total de 13 de los 67 niños sometidos a pruebas de ácido metilmalónico (el 19%) tenían un nivel alto de este ácido, lo que indica

---

* Pocas investigaciones oficiales se han hecho hasta ahora sobre la relación entre el autismo y la vitamina B_{12}. El único artículo publicado en MEDLINE con respecto a la conexión entre esta vitamina y el autismo data de 1981, con el título de «Folic Acid and B_{12} in Autism and Neuropsychiatric Disturbances of Childhood», en el *Journal of the American Academy of Childhood Psychiatry*. Los autores, T. L. Lowe y otros, llegaron a la conclusión de que no había pruebas de niveles bajos de folato o vitamina B_{12} en el suero o poco folato en el líquido cefalorraquídeo de niños autistas, y los valores de estos tampoco diferían de los de la población sana. Sin embargo, este estudio es muy defectuoso y anticuado, porque no se midió el ácido metilmalónico ni la homocisteína.

un verdadero déficit de cobalamina, mientras que 5 de los 49 niños sometidos a pruebas de homocisteína (el 10%) presentaban un nivel alto de este aminoácido, lo que indica un déficit de cobalamina y de ácido fólico, o posiblemente un defecto congénito del metabolismo. Estos resultados anómalos podrían deberse a carencias nutricionales debidas a una mala alimentación, a enfermedades del aparato digestivo, a defectos en el transporte de la vitamina B_{12} o a deficiencias congénitas del metabolismo de esta vitamina. Este estudio indica claramente que a algunos niños se les diagnostica erróneamente autismo, si bien hay pruebas demostrables de que en realidad sufren un déficit funcional de cobalamina.

En junio de 2004, el doctor Neubrander anunció (mediante un comunicado personal) que llevaba tratados a base de inyecciones subcutáneas de metilcobalamina a unos 500 niños con diagnóstico del espectro autista, y que 9 de cada 10 mostraban una mejoría significativa en cuanto a los síntomas. Los principales síntomas en que los padres notaron mejorías fueron: lenguaje y comunicación, 71%; percepción, 65%; cognición y niveles superiores del razonamiento, 52%; participación, 43%; contacto visual, 37%; comportamiento, 35%; capacidad de concentración, 35%; asimilación, 35%; vocalización, 35%, y curiosidad, 33%.

Puesto que el 90% de los niños reaccionaron de manera positiva a la metilcobalamina inyectable, con respuestas que oscilaban entre lo moderado y lo espectacular, Neubrander llegó a la conclusión de que «la actual "regla de oro" de los análisis clínicos que documentan el déficit de cobalamina, tal como lo definimos hoy, no tiene ningún valor afirmativo en cuanto a qué niños reaccionarán o no a la terapia con metilcobalamina».[36] Sin embargo, pese a sus descubrimientos, creemos sinceramente que todos los niños autistas deben someterse a pruebas antes de iniciar el tratamiento a base de metilcobalamina para constatar cuáles tienen verdaderos problemas con la vitamina B_{12}. La documentación nos ayudará a averiguar la verdadera repercusión del déficit de vitamina B_{12} en el autismo, proporcionará datos importantes para futuras investigaciones y servirá de ayuda para el desarrollo de los protocolos necesarios y la actualización de los parámetros relativos a los niños.

El autismo es un trastorno complejo en el que intervienen factores genéticos, infecciosos, autoinmunes y ambientales, por lo que es muy poco probable que la vitamina B_{12} desempeñe algún papel en todos los casos. Pero estamos de acuerdo con la opinión del desaparecido doctor Bernard Rimland, director del Instituto para la Investigación del Autismo y uno de los principales expertos internacionales en la relación entre las carencias vitamínicas y el autismo, quien comentó: «Desde mi punto de vista, la vitamina B_{12} constituye una de las modalidades más prometedoras, y peor investigadas, para el tratamiento de los niños autistas».[37]

Para nuestra familia, la cuestión de la vitamina B_{12} y el autismo dio un giro personal en 1996 cuando nació mi sobrino Billy. Si al principio era un bebé encantador, dejaron de gustarle los abrazos y los mimos a medida que iba creciendo. Empezó a andar tarde, a los catorce meses, y seguía sin hablar cuando tenía un año y medio.

Sus padres lo llevaron a que le hiciesen una evaluación del habla, la cual reveló un retraso considerable. Billy inició una terapia con un logopeda y empezó a acudir a clases especiales cuando tenía tres años, pero era tan indisciplinado que sus profesores de preescolar no podían con él, de modo que al final decidieron dejarlo todo el tiempo en una clase para niños autistas. Billy evitaba el contacto visual, rara vez interaccionaba con otros niños o con los adultos, no jugaba de manera creativa y no se arrancaba a hablar, sino que simplemente repetía lo que decían los demás (un comportamiento llamado ecolalia, frecuente entre los autistas). Por fin un psicólogo le dio un diagnóstico –autismo– y le dijo a su madre que no tenía curación. Su consejo: «Que se sienta a gusto». Asustada por el sombrío panorama que le presentó el psicólogo, su madre pidió más evaluaciones a través del sistema escolar y de un neurólogo pediátrico, pero recibió el mismo veredicto: autismo, con pocas esperanzas de llevar una vida normal o al menos casi normal. Las pruebas que le hicieron cuando tenía cuatro años mostraron un electroencefalograma lento —indicio de una anomalía neurológica— y un notable reflejo de búsqueda (un reflejo presente en los bebés, pero que suele desaparecer hacia los seis meses de edad y constituye un signo de daño neurológico si se prolonga más allá de esa etapa).

Cuando Billy tenía casi cuatro años, a su abuela materna le diagnosticaron anemia perniciosa. En aquel momento, animé a los padres a que le hicieran una prueba de déficit de cobalamina. Sabíamos que los análisis serían sesgados, porque su madre había empezado a administrarle a diario vitaminas del grupo B al poco de cumplir los tres años (al principio mostró una pequeña mejoría en cuanto al lenguaje y el comportamiento gracias a esas vitaminas, pero el progreso se había detenido). Los niveles de vitamina B_{12} en el suero resultaron altos, y el de homocisteína, normal, pero el ácido metilmalónico en el suero era altísimo (0,4 μmol/l). Aquello era sorprendente porque, con las grandes dosis de vitamina B_{12} que tomaba, el ácido metilmalónico en el plasma debería haber sido muy bajo.

Como consecuencia de este descubrimiento, los padres de Billy decidieron probar con la vitamina B_{12} inyectable (hidroxocobalamina). No se lo contaron a los familiares y amigos, ni a los profesores de Billy, porque querían una opinión imparcial sobre los resultados, si los hubiera.

Al cabo de dos semanas, quienes rodeaban a Billy presenciaron una serie de cambios espectaculares. Había empezado a mirar a las personas directamente a la cara. La pronunciación, el tono de voz y la expresividad verbal mejoraron e incluso desarrolló cierto sentido del humor. Comenzó a mostrar imaginación en el juego: aparcaba su camión de juguete junto a él durante las comidas y tapaba a su osito de peluche por las noches. Era capaz de sujetar un lápiz y usarlo para dibujar y colorear, y sus garabatos se convirtieron en letras legibles. Dejó de caminar sobre los dedos de los pies, y ya no andaba ni corría con una postura extraña. Además, el antiguo reflejo de búsqueda desapareció por completo.

Desde la guardería hasta séptimo (primero de E. S. O.), Billy hizo progresos constantes, si bien seguía necesitando un aula especial. Ahora tiene trece años, y pasará a octavo dentro de poco. Este año estará en un aula normal, sin cuidadores. Sus notas son excelentes, y ha sacado una media de notable alto en todas las asignaturas. En la primavera de 2010, hizo un examen de matemáticas de ámbito estatal y obtuvo una puntuación de nivel universitario.

Billy sigue teniendo algunas limitaciones. Es lento a la hora de procesar información, y su madre dice que tarda mucho tiempo en acabar los deberes o pasar de un problema a otro. Además, debe releer los textos una y otra vez hasta comprenderlos. También tiene algunos problemas de socialización y le cuesta hacer amigos y mantener conversaciones propias de su edad. Por suerte, cuenta con tres hermanos que lo ayudan muchísimo en este aspecto.

Le siguen poniendo inyecciones de hidroxocobalamina cada tres semanas, pero ya no toma los otros suplementos líquidos de vitaminas del grupo B, que resultaron ineficaces en su caso. Si bien aún tiene que afrontar algunos desafíos significativos, su espectacular recuperación demostró que no padecía un autismo incurable; tenía déficit de cobalamina, probablemente inducido genética o ambientalmente (como consecuencia de la exposición al óxido nitroso), que podía haberse tratado parcial y quizá totalmente mediante una terapia a base de cobalamina.

Naturalmente, no todos los niños a los que se diagnostica un trastorno del espectro autista tienen déficit de cobalamina, pero creemos que un porcentaje significativo sí. Dada la respuesta de los pacientes autistas al tratamiento con vitamina B_{12} y la documentación aportada por el doctor Neubrander acerca de los niveles altos de ácido metilmalónico y homocisteína, así como nuestra propia experiencia, creemos que el porcentaje se sitúa en torno al 25% o quizá algo más.

¿Cuántos niños como Billy podrían beneficiarse de los análisis para comprobar los niveles de vitamina B_{12} y del tratamiento correspondiente? Actualmente no hay forma de saberlo, porque hasta la fecha no se han realizado investigaciones oficiales sobre esta cuestión. Pero, puesto que el autismo afecta a 1 de cada 110 niños, según un reciente estudio del Instituto Nacional de Salud, se trata de una pregunta a la que debemos dar respuesta cuanto antes.

Entretanto, cualquier niño con diagnóstico de trastorno del espectro autista debería someterse a una evaluación del déficit de cobalamina, sirviéndose de análisis de vitamina B_{12} en el suero, ácido metilmalónico urinario y homocisteína en el plasma. Puesto que cierta cantidad de niños autistas con resultados analíticos normales responden perfectamente a la cobalamina, recomendamos encarecidamente que a todos los niños autistas –con independencia de los resultados de los análisis– se les administre hidroxocobalamina o metilcobalamina inyectables. No todos se beneficiarán de ello; sin embargo, para aquellos que se beneficien, las ventajas serán considerables.

Abogamos por la realización de análisis antes de proceder a la terapia a base de vitamina B_{12} por los siguientes motivos: resulta fundamental saber si el déficit de vitamina B_{12} es la causa del retraso evolutivo o el comportamiento pseudoautista; es importante conocer la gravedad del déficit (si lo hubiere); si se descubre un déficit de cobalamina, hay que identificar la causa subyacente; quizá sea necesario un tratamiento de por vida, y por último, documentar la frecuencia ayudará a los médicos a desarrollar los protocolos necesarios (véase el capítulo 12).

CUANDO SALTAN LAS ALARMAS EN EL CASO DE BEBÉS, NIÑOS Y ADOLESCENTES

Si tu hijo muestra alguno de los siguientes síntomas o indicios, insiste en que el médico pida análisis del ácido metilmalónico y la vitamina B_{12} en el suero:

- Problemas de movimiento, incluyendo la dificultad para andar o escribir.
- Cambios mentales: irritabilidad, cambios de humor, falta de memoria, tono emocional «plano», retraimiento pseudoautista.
- Problemas/anomalías de la visión.

- Ralentización a la hora de ganar peso y altura.
- Dolor en las piernas u otras sensaciones anómalas.
- Cansancio.
- Pérdida de las habilidades lingüísticas, motoras o sociales anteriormente adquiridas.
- Pérdida de apetito.
- Circunferencia de la cabeza anormalmente reducida en bebés y niños pequeños.
- Apatía, letargo o irritabilidad.
- Movimientos involuntarios, tales como agitar los brazos, en bebés y niños pequeños.
- Tics.
- Canas/encanecimiento prematuro.
- Zonas de piel hipopigmentadas en niños caucásicos o vitíligo, o zonas de piel hipopigmentadas en niños afroamericanos.
- Reflejo de búsqueda después de los ocho meses de edad (este reflejo suele desaparecer después de los seis meses).
- Cualquier operación quirúrgica previa (incluidas las dentales) en que se aplique óxido nitroso. Esta sustancia, utilizada como anestésico y frecuentemente administrada durante las endodoncias o ciertas operaciones como la inserción de tubos de timpanostomía en niños con otitis crónica, pueden agotar las reservas corporales de vitamina B_{12} y producir graves daños neurológicos (véanse los capítulos 8 y 12).
- Retraso en el crecimiento.
- Estreñimiento crónico.
- Diagnóstico de retraso evolutivo, autismo, parálisis cerebral, retraso mental u otros trastornos neurológicos.
- Alergias alimentarias o sensibilidades graves.
- Diagnóstico de celiaquía o sensibilidad al gluten.
- Trastornos tiroideos u otros trastornos autoinmunes.
- Historial de apoplejías o diagnóstico de arteriosclerosis.
- Diagnóstico de cualquier trastorno o problema psiquiátrico o conductual (esquizofrenia, depresión, trastorno bipolar, comportamiento suicida, trastorno de la conducta, ansiedad, déficit de atención por hiperactividad, dificultad de aprendizaje, etc.).
- Diagnóstico de síndrome de Down.

VITAMINA B$_{12}$ Y CÁNCER, DETERIORO DEL SISTEMA INMUNE Y ENFERMEDAD AUTOINMUNE

Las dietas ricas en potenciadores del folato de metilo, la colina y la vitamina B$_{12}$ han demostrado su eficacia en la prevención del cáncer no solo en animales, sino también en los seres humanos.[1]

PAUL FRANKEL, *THE METHYLATION MIRACLE* (1999)

Evitar un cáncer no es solo una cuestión de suerte y genes. Si bien estos influyen en el riesgo de padecer esta enfermedad, el estilo de vida y la dieta también desempeñan un poderoso papel preventivo y, otra vez, la vitamina B$_{12}$ parece resultar esencial.

La vitamina B$_{12}$ es un elemento decisivo en la construcción del ADN y resulta fundamental para la producción de glóbulos rojos. Además, es necesaria para la salud del sistema inmune. Como explicaremos en este capítulo, las pruebas indican que los niveles sanos de vitamina B$_{12}$ te protegen de los procesos destructores que facilitan la aparición de cánceres y otras enfermedades potencialmente mortales.

MÁS DATOS SOBRE EL DÉFICIT DE VITAMINA B$_{12}$ Y EL CÁNCER

Es sabido desde hace tiempo que la anemia perniciosa —una forma del déficit de cobalamina— está relacionada con el riesgo de padecer cáncer de estómago. En este caso, tanto el cáncer como la anemia se deben a un proceso autoinmune en que el cuerpo ataca a sus propias células, dañando las células parietales del estómago. Estas se vuelven incapaces de producir el factor intrínseco (necesario para metabolizar la cobalamina) y el ácido clorhídrico (imprescindible para el normal funcionamiento del estómago y para la absorción de la cobalamina). Resultado: déficit de vitamina B_{12}, así como células dañadas que tienden a volverse malignas.

Menos se sabe, sin embargo, acerca de que el déficit de vitamina B_{12} constituya un factor de riesgo en la formación de otros cánceres que no tienen nada que ver con la anemia perniciosa. Así pues, aquellas personas con déficit de vitamina B_{12} debido a cualquier causa —mala alimentación, problemas de absorción, defectos metabólicos, derivaciones gástricas, operaciones gastrointestinales, sobreexposición al óxido nitroso, uso de medicamentos que reducen los niveles de cobalamina, etc.— podrían estar poniéndose inconscientemente en peligro de contraer cáncer.

Uno de los principales vínculos que están identificando los científicos es el que se establece entre el cáncer de mama y el déficit de cobalamina. Investigadores de la Universidad Johns Hopkins analizaron las muestras sanguíneas de mujeres que habían donado sangre, comparando las muestras de 195 mujeres que habían contraído posteriormente cáncer de mama con las de 195 mujeres sanas. Descubrieron que, entre las mujeres menopáusicas, aquellas cuyos niveles de vitamina B_{12} se encontraban en la quinta parte inferior eran entre *dos y cuatro veces* más proclives a contraer cáncer de mama que aquellas de las cuatro quintas partes superiores.[2]

Este descubrimiento es sorprendente porque tomar cada vez más vitamina B_{12} es una forma demasiado fácil de cambiar de estilo de vida. Incluso las mujeres que se niegan a modificar su *modus vivendi* causante de alteraciones potencialmente cancerígenas —haciendo más deporte, bebiendo menos alcohol y comiendo menos grasas—, podrían reducir el riesgo de contraer cáncer de mama tomando simplemente cuantiosos suplementos de vitamina B_{12} (si no tienen problemas para metabolizar la cobalamina) o inyectándose esta vitamina por vía sub-cutánea.*

Aparte del cáncer de mama, otros cánceres tienen una posible relación con el déficit de cobalamina. Entre estos se encuentran el de cuello de útero, el de pulmón y el de boca.

¿Por qué el déficit de vitamina B$_{12}$ parece impeler el desarrollo del cáncer? Una de las razones es que el cuerpo necesita mucha vitamina B$_{12}$ para que el folato desempeñe su función, y una de las tareas básicas del folato consiste en sintetizar los «ladrillos» nucleótidos del ADN. El folato no funciona correctamente cuando queda inutilizado por falta de cobalamina.

Esto lleva a un desequilibrio en el suministro de ladrillos de ADN, lo que obliga al cuerpo a realizar cambios en la estructura de este, que lo hacen más vulnerable a la rotura. Las hebras de ADN rotas producen mutaciones que, a su vez, provocan cáncer. Las investigaciones indican que la rotura cromosómica está muy relacionada con la falta de folato o vitamina B$_{12}$ (o con los niveles altos de homocisteína, vinculados a la carencia de cobalamina) y que los suplementos masivos de vitamina B$_{12}$ minimizan la rotura.[3]

> ¿Por qué el déficit de vitamina B$_{12}$ parece impeler el desarrollo del cáncer?

Por otra parte, el déficit de vitamina B$_{12}$ origina en ocasiones defectos en un proceso biológico denominado metilación, y estos defectos, a su vez, hacen que los genes malos de los cromosomas «se enciendan» o impidan la activación de los genes buenos. Los patrones anómalos de metilación son característicos de las células que están en proceso de volverse cancerosas, y el científico Sang-Woon Choi señala que «la hipometilación del ADN genómico es un fenómeno habitual en cánceres de colon, pulmón, estómago, útero y cuello del

---

* Cuando se produce el «encierro» del ácido fólico, la homocisteína no se convierte en metionina y los niveles de homocisteína empiezan a elevarse. La acumulación de homocisteína en la sangre es tóxica para los vasos sanguíneos; provoca la formación de placas que originan trastornos vasculares oclusivos tales como cardiopatía isquémica, infartos de miocardio, apoplejías, accidentes isquémicos transitorios, tromboembolismos pulmonares, trombosis venosa profunda y estenosis carótida y renal.

¿PODRÍA EL DÉFICIT DE VITAMINA B_{12} AUMENTAR EL RIESGO DE CONTRAER CÁNCER?

¿Corres más peligro de contraer cáncer si tus niveles de vitamina B_{12} son demasiado bajos? Los descubrimientos científicos indican que la respuesta es «sí». Entre diversos informes, encontramos las siguientes conclusiones:

- Investigadores que observaban los niveles de vitamina B_{12} de mujeres con y sin cáncer de cuello de útero descubrieron que tanto el ácido fólico como la vitamina B_{12} parecían obrar un efecto protector.[4]
- Un estudio sobre el virus del papiloma humano (VPH) –una infección estrechamente relacionada con el cáncer de cuello de útero– descubrió que las mujeres con niveles bajos de vitamina B_{12} en la sangre eran propensas a que el VPH se cronificase.[5]
- Un estudio reciente reflejó que el riesgo de contraer cáncer cervical invasivo aumenta considerablemente en el caso de mujeres con niveles altos de homocisteína, un aminoácido que daña el cuerpo cuando se acumula en exceso (véase del capítulo 5). Los niveles altos de homocisteína están a su vez relacionados con los niveles bajos de folato, vitamina B_{12} o vitamina B_6.[6]
- Varios investigadores, al examinar tejidos pulmonares cancerosos y células adyacentes no cancerosas tomadas de pacientes con cáncer de pulmón, descubrieron que los niveles de vitamina B_{12} y folato eran significativamente menores en las células que se habían vuelto cancerosas que en las adyacentes sanas.[7]
- Un grupo de investigadores de Alabama examinó a una serie de mujeres que corrían grave peligro de contraer cáncer de boca por masticar tabaco o buyo. Las que comían menos cantidades de productos animales eran más propensas a padecer lesiones premalignas que aquellas que comían más alimentos de origen animal, y las que ingerían pequeñas cantidades de productos tanto animales como vegetales eran las que corrían más peligro,[8] descubrimiento nada sorprendente, puesto que la vitamina B_{12} de los productos animales y el folato de los vegetales corren parejos.

útero». La hipermetilación también interviene en la formación de algunos cánceres.

¿Qué importancia tiene la correcta metilación, así como una alimentación rica en nutrientes necesarios para este proceso, en la prevención del cáncer? Un estudio demostró que las dietas ricas en folato, necesario para la metilación, están relacionadas con un descenso de casi el 40% en el riesgo de contraer cáncer de colon (recordarás que el folato solo realiza esta tarea en presencia de la cobalamina, de modo que, si tienes déficit de esta vitamina, gran parte del folato resultará inútil). En otro estudio se descubrió que las grandes dosis de ácido fólico y vitamina B$_{12}$ reducen considerablemente el número de células precancerosas en los esputos de los fumadores. Otro estudio más, realizado en Japón, descubrió que los fumadores que toman suplementos de vitamina B$_{12}$ y folato mostraron una espectacular inversión de los cambios celulares relacionados con el desarrollo del cáncer.[9] También hay pruebas que relacionan la escasa metilación, o una dieta baja en los nutrientes que la facilitan, con el cáncer de hígado, los tumores cerebrales infantiles, los linfomas y el cáncer de páncreas.[10]

La hipometilación también origina niveles altos de homocisteína, que pueden ponerte en peligro de padecer no solo cardiopatías (véase el capítulo 5), sino también posiblemente cáncer (y, en concreto, los cánceres «femeninos»). El investigador B. T. Zhu señala que los niveles altos de homocisteína debidos a valores bajos de vitamina B$_{12}$, folato y vitamina B$_6$ hacen que el cuerpo descomponga los estrógenos de manera anómala, reduciendo los niveles de un estrógeno metabólico inhibidor de los tumores y dando lugar a la acumulación de uno diferente que es «muy cancerígeno»: «Esta hipótesis pronostica que la ingesta de folato, vitamina B$_6$ y vitamina B$_{12}$ reduce el riesgo de tener una hiperhomocisteinemia relacionada con el cáncer hormonal».[11]

Por otra parte, el déficit de vitamina B$_{12}$ deteriora el funcionamiento del sistema inmune, y un sistema inmune que no funcione correctamente no te defenderá con tanta precisión contra las células cancerosas. De hecho, los problemas del sistema inmune que se derivan del déficit de vitamina B$_{12}$ están relacionados no solo con el

¿QUÉ ES LA METILACIÓN?

La metilación es el proceso mediante el cual los grupos metilo (moléculas consistentes en un átomo de carbono y tres de hidrógeno) se adhieren a diversas sustancias corporales, modificando su función. Una importante tarea de la metilación es la de prevenir la manifestación de genes potencialmente dañinos.

Paul Frankel, experto en metilación, lo explica en términos sencillos: «Imagínate tu estructura genética como el plano de una casa, y los grupos metilo como tazas de café colocadas sobre el plano. Puesto que solo puedes construir la parte del plano que ves, cuando pones una taza en un sitio distinto, esta solo tapa una parte diferente de la casa y, por consiguiente, esa parte no se construye o, en términos genéticos, "no se manifiesta"».[12]

A medida que envejecemos, el cuerpo tiene más dificultades para metilar correctamente el ADN. Como consecuencia de ello, la acumulación de errores en este conduce finalmente a la manifestación de genes cancerosos. El déficit de vitamina B_{12}, ácido fólico, vitamina B_6 y colina incrementa peligrosamente el riesgo de producir una metilación inadecuada, al igual que el consumo desmedido de alcohol.

Sin duda hay que optimizar la ingestión de nutrientes favorecedores de la metilación antes de que se desarrolle un cáncer. Facilitar la metilación después de la aparición de un tumor maligno mejorará la salud de todas las células, pero, por desgracia, esto incluye tanto a las células cancerosas como a las sanas.

cáncer, sino también con una serie de problemas que analizaremos en el capítulo siguiente.

CUANDO EL DÉFICIT DE VITAMINA B_{12} NOS ASUSTA CON UN FALSO CÁNCER

Además de aumentar el riesgo de padecer cáncer, el déficit de vitamina B_{12} incrementa las probabilidades de que te den un diagnóstico *erróneo* de lesiones precancerosas, sobre todo si eres mujer. Ello se debe a que el déficit de vitamina B_{12} deforma las células que recubren el cuello del útero. Estas células hacen que las citologías parezcan anormales, lo que a menudo lleva a la realización de más análisis o incluso a operaciones innecesarias.

Así pues, la presencia de lo que parecen células premalignas en una citología debería inducir siempre a los médicos a incluir análisis exhaustivos de la cobalamina como parte del proceso diagnóstico. Habría que incluir el tratamiento de la vitamina B$_{12}$ en el suero que se encuentre en la zona gris.

A una mujer de cincuenta y siete años a quien conocemos, el diagnóstico de déficit de vitamina B$_{12}$ le llegó con ocho años de retraso.

Por suerte, el diagnóstico llegó a tiempo de evitarle demencia, parálisis, dolor, sufrimiento y una muerte prematura. Aunque los médicos calificaron el temblor braquial y el entumecimiento como temblor esencial o posiblemente como un síntoma de esclerosis múltiple, su hijo (un médico) pidió los análisis de déficit de vitamina B$_{12}$ que le recomendé y descubrió que el verdadero diagnóstico era «anemia perniciosa autoinmune». Como consecuencia de ello, no experimentará el inexorable declive físico y mental que sufren tantas personas con déficit de vitamina B$_{12}$ sin diagnosticar. Pero no le ahorraron los años de preocupaciones, gastos y debilidades innecesarias que precedieron al diagnóstico.

Evidentemente, los temblores deberían haber instado la realización de análisis conducentes al descubrimiento de un déficit cobalamínico, porque los textos y artículos médicos (véase el capítulo 3) describen las consecuencias neurológicas de esta carencia, consecuencias entre las que se encuentran los temblores y el entumecimiento. Además, esta mujer padecía tiroiditis de Hašimoto, un trastorno autoinmune relacionado con la anemia perniciosa del mismo tipo, y a su madre también le habían diagnosticado anemia perniciosa. El análisis más básico y barato para comprobar la falta de cobalamina, una prueba del nivel de vitamina B$_{12}$ en el suero (pedido posteriormente por su hijo), mostró claramente esa carencia. Otros marcadores del déficit de vitamina B$_{12}$ (ácido metilmalónico y homocisteína) eran también anómalos. Análisis posteriores sacaron a la luz la presencia de esa enfermedad autoinmune.

Pero el problema podrían haberlo detectado antes otros médicos, incluso el ginecólogo. Sus citologías habían sido anómalas durante ocho años, lo cual no es extraño en el caso de mujeres deficitarias de vitamina B_{12} porque —como ya hemos señalado— las células que recubren el cuello del útero no se forman de manera normal en ausencia de las reservas adecuadas de esta vitamina. Pero su ginecólogo no comprobó nunca este déficit. Antes al contrario, cada seis meses pedía una nueva citología (que también resultaba anómala). Además, dadas las citologías anormales de esta mujer, el médico pidió una dilatación y legrado, así como una escisión electroquirúrgica repetitiva, procedimientos ambos bastante desagradables. Estos tratamientos no neutralizaron las atípicas células uterinas, y, por añadidura, la paciente tuvo que afrontar la angustia de los sustos que le daban, así como la tensión de aguardar los resultados de las biopsias. El ginecólogo la instó a someterse a una histerectomía, pero ella se negó y prefirió las citologías bianuales.

A esta mujer le diagnosticaron anemia perniciosa en julio de 2000, empezaron a administrarle inyecciones de vitamina B_{12} y volvió al ginecólogo para repetir una citología en octubre. En esta ocasión, por primera vez en el transcurso de ocho años, los resultados eran normales. Esto no nos sorprende en modo alguno, porque, para empezar, la anemia perniciosa deterioraba las células, y el tratamiento de la enfermedad hacía que estas sanasen de nuevo.

El ginecólogo, dando a entender que los resultados de los análisis «podrían ser un error», le recomendó que siguiera haciéndose citologías bianuales. En cambio, la mujer esperó un año a que le hicieran la siguiente citología, que de nuevo resultó completamente normal. Ahora hace diez años que empezaron a administrarle inyecciones de cobalamina, y las citologías siguen sin mostrar anomalía alguna.

No todas las historias, sin embargo, terminan así de bien. Esta es una de ellas.

En 2010, oímos hablar de una mujer de ahora treinta y nueve años —Jenna— que padecía una lesión grave como consecuencia de un error diagnóstico respecto al déficit de vitamina B$_{12}$ subsiguiente a una derivación gástrica. Ninguno de sus médicos le administró B$_{12}$ ni supervisó el estado de esta vitamina. Jenna tuvo numerosos síntomas e indicios de déficit de vitamina B$_{12}$ durante un período de cuatro años, pero nadie le diagnosticó esa carencia. Asimismo, las citologías mostraban la presencia de células atípicas, lo que indujo al ginecólogo a pedir frotis bianuales y a someterla a un procedimiento de dilatación y legrado, así como a una escisión electroquirúrgica repetitiva.

Las células de Jenna seguían siendo anormales hasta que por fin le diagnosticaron un grave déficit de cobalamina. Si alguno de sus médicos (incluido el ginecólogo) hubiera reconocido los síntomas e indicios del déficit de cobalamina, ahora no estaría discapacitada ni obligada a desplazarse permanentemente en una silla de ruedas.

> El déficit de vitamina B$_{12}$ parece provocar que el cuerpo reaccione a las vacunas de manera extraña.

Jenna tiene una degeneración combinada subaguda de la médula espinal, originada por un diagnóstico tardío del déficit de cobalamina. Ahora no siente las piernas y tiene una disfunción vesical causada por una lesión de nervio resultante de la falta de tratamiento para su déficit de cobalamina. Por consiguiente, sufre retención de orina y frecuentes infecciones del tracto urinario, por lo que necesita que la cateterícen de manera intermitente todos los días.

Si el déficit no se trata a tiempo, es posible que las células uterinas anormales de las mujeres con insuficiencia de vitamina B$_{12}$ se vuelvan cancerosas (la estrecha relación entre el déficit de cobalamina y el cáncer de cuello de útero así lo indica). Por lo tanto, los médicos que tengan en cuenta un posible déficit de vitamina B$_{12}$ en todas las pacientes con citologías anormales no solo les ahorrarán tiempo, dinero y estrés, sino que quizá también les salven la vida.

EFECTOS QUE OBRA LA VITAMINA B_{12} EN LA FUNCIÓN INMUNE

Una de las consecuencias del daño producido al sistema inmunitario por falta de vitamina B_{12} es el cáncer. Pero un sistema inmunitario demasiado bajo en cobalamina puede irse al garete de muchos modos, y los resultados adoptan numerosas formas, casi todas graves y muchas potencialmente letales.

Por ejemplo, el déficit de vitamina B_{12} parece provocar que el cuerpo reaccione a las vacunas de manera extraña. Prueba de ello proviene de un reciente estudio relativo a ancianos hospitalizados a los que se les inoculaba una vacuna contra la neumonía (se trata de las mismas inyecciones que se administran habitualmente a los mayores). La mitad de los participantes en el estudio tenían niveles muy bajos de cobalamina, en tanto que la otra mitad –coincidente en edad y diagnóstico– presentaba niveles más altos.

Antes de vacunarse, ambos grupos de pacientes daban muestras de niveles similares de anticuerpos contra la neumonía. Posteriormente, sin embargo, el grupo con niveles altos de vitamina B_{12} tenía muchos más anticuerpos que el de los niveles bajos. Esto indica, según los investigadores, que, si bien las vacunas inducen la formación de «células de memoria» imprimadas para combatir la enfermedad, la transformación de estas células en una eficaz fuerza defensiva depende en parte del nivel de cobalamina.

Según los investigadores: «Estos descubrimientos quizá sean significativos desde el punto de vista clínico, puesto que la eficacia de la vacuna neumocócica oscila solo entre el 46 y el 70% de los ancianos, y una proporción considerable de pacientes "mayores" tiene déficit subclínico de cobalamina».[13]

Traducción: si eres un anciano interesado en vacunarte contra la neumonía, quizá estés tirando el dinero si careces de cobalamina, porque tal vez la inyección no te proteja en modo alguno. Lo mismo cabe decir si eres más joven y tienes déficit de cobalamina. Consideramos una irresponsabilidad el hecho de inmunizar a pacientes sintomáticos de déficit de vitamina B_{12} sin antes haberlos examinado y tratado.

Por otra parte, puesto que cualquier vacuna puede afectar negativamente a aquellas personas con deterioro del sistema inmunitario, creemos que el déficit de vitamina B$_{12}$ tal vez desempeñe un papel fundamental en algunos de los miles de reacciones adversas a las inmunizaciones que se producen todos los años. Aquellas personas con déficit de vitamina B$_{12}$ son vulnerables a las reacciones incompatibles con las inmunizaciones porque su sistema inmunitario está dañado. Toda esta cuestión requiere estudios más profundos.

Otra cuestión merecedora de estudio es: ¿por qué ataca la gripe con más fuerza en unas partes del mundo que en otras? Por ejemplo,

MALAS PRÁCTICAS: INMUNIZAR A PACIENTES CON DÉFICIT DE COBALAMINA

En junio de 2009, la Organización Mundial de la Salud anunció que se había producido una epidemia de gripe A subtipo H$_1$N$_1$ (fiebre porcina). Esta gripe, así como otras variantes, son especialmente peligrosas para aquellas personas con un sistema inmunitario debilitado. Estas personas tal vez no se hayan inmunizado por completo tras haberse infectado, por lo que son más propensas a que el mismo virus las afecte en más de una ocasión.

En el día de hoy, la gripe porcina no parece ser mucho más peligrosa que la típica gripe estacional. Sin embargo, puede resultar muy debilitante. Por ejemplo, en el otoño de 2009, Suzy, una enfermera de treinta y dos años, fue víctima de la gripe porcina. Estaba muy enferma y faltó al trabajo durante cuatro semanas. ¿Cómo llegó a contraer una gripe tan aguda, si había sido inmunizada tres semanas antes?

Lo que los médicos no sabían es que Suzy tenía déficit de vitamina B$_{12}$ cuando la vacunaron. Tres años antes se había sometido a una derivación gástrica para perder peso. Los médicos no supervisaron sus niveles de cobalamina, no le administraron tratamiento profiláctico alguno y nunca la informaron de que contraería un déficit de vitamina B$_{12}$ y de que iba a necesitar una terapia de por vida. Suponemos que Suzy –al igual que los pacientes ancianos mencionados anteriormente– no pudo defenderse de manera efectiva contra el virus de la gripe, aun habiéndose vacunado, porque su sistema inmunitario estaba dañado por el déficit de cobalamina.

hace poco se comunicó que los mexicanos tenían un índice de mortalidad más alto —como consecuencia de la gripe porcina durante el apogeo de la epidemia— que los habitantes de otros países. Otros factores, incluidos la mala alimentación y la falta de asistencia médica, probablemente influyeron en este aumento del riesgo. Sin embargo, resulta interesante el hecho de que el déficit de vitamina B_{12} sea más frecuente en aquellos países donde la dieta es baja en productos de origen animal. Un estudio llevado a cabo con niños mexicanos en edad escolar descubrió que el 22% de los participantes tenía un grave déficit de cobalamina (vitamina B_{12} en el suero < 140 pg/ml) debido a la falta de esta vitamina y a problemas de absorción causados por un sobrecrecimiento bacteriano del intestino delgado y por giardiasis.[14, 15] Estas pruebas indican que el nivel de vitamina B_{12} es un factor que los epidemiólogos deberían tener en cuenta a la hora de rastrear los efectos de la gripe en todo el planeta.

VIH, SIDA Y VITAMINA B_{12}

El sida (síndrome de inmunodeficiencia adquirida), una enfermedad que daña el sistema inmunitario y deja a sus víctimas indefensas frente a muchas infecciones y cánceres, se debe al virus de la inmunodeficiencia humana o VIH. Cada vez hay más constancia de que el déficit de vitamina B_{12} es muy frecuente entre los enfermos de sida y de que este déficit desempeña un papel importante en el progreso de la enfermedad.

> El déficit de vitamina B_{12} es muy frecuente entre los enfermos de sida.

Un descubrimiento notable es que el déficit de vitamina B_{12} está relacionado con una aparición más rápida de los síntomas del sida en aquellas personas infectadas por el VIH. Investigadores de la Universidad Johns Hopkins descubrieron que, tanto si los pacientes estaban tomando algún tratamiento farmacológico como si no, el desarrollo del déficit de las vitaminas A o B_{12} estaba vinculado a un descenso del recuento de células CD4 (cúmulo de diferenciación 4), mientras que la normalización de las vitaminas A y B_{12}, así como del zinc, estaba relacionada con recuentos más altos de células CD4. Los investigadores llegaron a la siguiente conclusión: «Estos datos indican que las carencias de micronutrientes están vinculadas al progreso del VIH-1 y aumentan las posibilidades de que la normalización intensifique la supervivencia asintomática».[16] Un estudio similar, realizado por otros investigadores, descubrió que los hombres infectados por el VIH y con niveles bajos de vitamina B$_{12}$ en el suero «se libraban durante bastante menos tiempo de padecer el sida» que aquellos con niveles adecuados de cobalamina.[17]

En investigaciones similares, otros especialistas descubrieron que, en situaciones experimentales, varias formas de la vitamina B$_{12}$ (incluidas la metilcobalamina y la hidroxocobalamina) inhiben la infección de los glóbulos por el VIH. Los investigadores sugieren que «estos agentes u otros similares podrían resultar útiles como tratamientos antivirales» contra el VIH.[18]

Los niveles bajos de vitamina B$_{12}$ son muy frecuentes entre los portadores del VIH, la tercera parte de los cuales muestra signos de déficit y casi la mitad, falta de cobalamina,[19] pese a presentar niveles normales de vitamina B$_{12}$ en el suero. Una de las razones de este déficit es que los pacientes con diarrea asociada al sida absorben mal la cobalamina.[20] Otra razón es que los pacientes de sida presentan disminuciones del jugo gástrico, el factor intrínseco y la holotranscobalamina II (sustancias necesarias para descomponer la cobalamina, transportarla hasta el intestino y llevarla a las células de todo el cuerpo).[21]

Es posible que la vitamina B$_{12}$ desempeñe un papel significativo en los síntomas neurológicos relacionados con el sida. Casi la tercera parte de los pacientes de sida padecen neuropatía periférica, un doloroso hormigueo o entumecimiento de los pies, las piernas, los brazos o las manos. Esta neuropatía es muy similar a la que se observa en pacientes con un diagnóstico principal de déficit de vitamina B$_{12}$ (véase el capítulo 3). La neuropatía asociada al VIH puede deberse a distintas causas, incluido el uso de fármacos tales como Hivid (zalcitabine), Videx (didanosina), Zerit (estavudina), Epivir (lamivudina), dapsona, Myambutol (clorhidrato de etambutol), isoniazida, Flagyl (metronidazol), Taxol (paclitaxel), Thalomid (talidomida) u Oncovin (vincristina sulfato), algunos de los cuales, por cierto, también reducen los niveles de cobalamina. Sin embargo, dada la gran incidencia del déficit de vitamina B_{12} en pacientes de sida, el agotamiento de las reservas de esta vitamina interviene fácilmente en bastantes casos de neuropatías asociadas al VIH.

Incluso en aquellos pacientes cuyos niveles de vitamina B_{12} parecen normales, las vías de la cobalamina pueden cortarse hasta el punto de causar problemas neurológicos. Un grupo de científicos examinó recientemente a pacientes con sida y mielopatía (una afección del sistema nervioso), pacientes con sida pero sin mielopatía y grupos de control no infectados por el VIH. Los pacientes de sida con mielopatía, pero no los asintomáticos, presentaron defectos en una vía fundamental de la cobalamina. Estos indicios adicionales constituyen una prueba evidente de que los problemas relativos a la vitamina B_{12} «oculta» son frecuentes en el sida y que pueden causar o intensificar los síntomas neurológicos de quienes sufren esta enfermedad.

Otro síntoma terrible del sida es la demencia, que suele producirse en las últimas fases de la enfermedad. Una vez más, el déficit de vitamina B_{12} forma parte del cuadro. Como explicamos en el capítulo 2, el déficit de cobalamina es una posible causa de demencia en los ancianos, de modo que cobra sentido que el creciente déficit de vitamina B_{12} en pacientes de sida propicie la demencia también en este grupo.

Las investigaciones futuras nos permitirán comprender mejor la relación entre los síntomas del sida y el déficit de cobalamina. Entretanto, puesto que las vías de la vitamina B_{12} pueden quebrarse en tantas fases del sida, recomendamos encarecidamente que se examine el nivel de esta vitamina en el caso de cualquier portador del VIH o enfermo de sida, sobre todo cuando es sintomático. También conviene aplicar una terapia profiláctica a base de grandes dosis de vitamina B_{12} a los pacientes de sida.

George, un paciente de sida de treinta y ocho años, acudió a nuestra sala de urgencias tres veces en el transcurso de dos meses, quejándose de una dolorosa neuropatía periférica. Al revisar sus análisis de sangre, observé que ningún médico había pedido un reconocimiento de los niveles de vitamina B$_{12}$ en el suero, y mucho menos del ácido metilmalónico. Antes al contrario, los facultativos habían tratado la dolorosa neuropatía con Neurontin (gabapentina), que resultó ineficaz, asegurándole que no se podía hacer nada más.

Le dije que le comprobaran los niveles de ácido metilmalónico y cobalamina, pero los médicos no siguieron el consejo. Hace poco encontré su gráfico y descubrí que había vuelto a urgencias dos años después de haberlo explorado yo. En la última consulta estaba anémico, el frotis de sangre mostraba indicios de déficit de cobalamina y el gastroenterólogo registró que, según una endoscopia estomacal, presentaba atrofia gástrica (inflamación y desgaste del revestimiento interno de la pared del estómago que hace disminuir espectacularmente la cantidad de jugo gástrico, dificultando de ese modo la capacidad de separar la vitamina B$_{12}$ de las proteínas a fin de poder absorber aquella).

George sigue tomando Neurontin, que apenas le sirve para atenuar el dolor. Los médicos le recetaron Prevacid (lansoprazol), lo que reducirá aún más el jugo gástrico y agudizará su ya grave falta de cobalamina. Dado su evidente déficit de vitamina B$_{12}$, es probable que este tratamiento lo ponga en peligro de que aumenten los problemas motores y el dolor, así como de que se vuelva demente.

Otro paciente, Sam —un hombre de treinta y tres años con diagnóstico de sida— acudió a urgencias quejándose de debilidad en la pierna izquierda, entumecimiento, convulsiones y un dolor incontrolable. Tomaba Zerit contra la neuropatía y estaba delgado, débil y pálido. Durante su último ingreso (seis meses antes), un psiquiatra lo examinó para tratarlo de depresión. Las notas del médico revelaron que le costaba trabajo concentrarse y le fallaba la memoria.

Sam se encontraba en un grupo de alto riesgo de padecer déficit cobalamínico, del que tenía síntomas evidentes. El nivel de cobalamina en el suero era solo de 132 pg/ml, y la homocisteína ascendía a 36 μmol/l, lo que lo ponía en grave peligro vascular. Era anémico, pero no macrocítico. Un TAC del cerebro reveló una atrofia, que según el radiólogo

EL SIDA EN ÁFRICA: ¿ALGUNA RELACIÓN CON LA VITAMINA B$_{12}$?

El sida es un problema mundial, pero afecta sobre todo a los países africanos. Ello se debe a numerosos factores, entre los que se encuentran la pobreza y la falta de educación sanitaria. Sin embargo, consideramos que el déficit de vitamina B$_{12}$ tiene quizá al menos algo que ver con el sida en África.

Muchos africanos siguen una dieta básicamente vegetariana, pobre en vitamina B$_{12}$.[22] Por otra parte, la mayoría de las africanas les dan el pecho a sus hijos, lo cual es aconsejable si las dietas maternas son adecuadas, pero puede dar lugar a niveles bajísimos de cobalamina en los niños cuando sus madres tienen déficit de esta vitamina. La desnutrición crece sin control en muchas partes de África; de hecho, un estudio refleja que los niños de una comunidad rural sudafricana toman raciones un 50% menores de la cantidad diaria recomendada de vitamina B$_{12}$ y de muchos otros nutrientes.[23]

Puesto que el déficit de vitamina B$_{12}$ deteriora la capacidad del sistema inmunitario para combatir las infecciones, llegando a acelerar el desarrollo del sida en personas con el VIH, es lógico suponer que la falta de cobalamina en el caso de millones de africanos podría estar relacionada con esta terrible epidemia. Convendría que las autoridades sanitarias encargadas de combatir esta crisis adoptasen, como parte de su estrategia preventiva, determinadas medidas para supervisar los niveles de vitamina B$_{12}$ de todos los africanos.

resultaba muy infrecuente en una persona de su edad; pero la atrofia cerebral está bien documentada en la bibliografía sobre el déficit de cobalamina, especialmente en el caso de niños.

DÉFICIT DE COBALAMINA Y TRASTORNOS AUTOINMUNES

Resulta extraño que el déficit de vitamina B$_{12}$ intervenga tanto en la hipoactividad como en la hiperactividad del sistema inmunitario. Sin embargo, tal afirmación es cierta, porque una de las causas del déficit de cobalamina es la anemia perniciosa, un trastorno autoinmune mediante el cual el cuerpo ataca a sus propias células.

La mayoría de los médicos usa mal el término *anemia perniciosa*. Este diagnóstico se reserva propiamente para el fenómeno autoinmune que da lugar a enfermedades y disfunciones estomacales (atrofia gástrica, escasa producción de jugo gástrico, déficit del factor intrínseco y anticuerpos gástricos dirigidos contra el factor intrínseco o las células parietales). Por consiguiente, una persona que tenga déficit de vitamina B$_{12}$ como consecuencia de la enfermedad de Crohn, de una derivación gástrica, de celiaquía o de causas dietéticas no padece «anemia perniciosa». (Sin embargo, tanto los pacientes como los médicos deben comprender que, con independencia del origen del déficit de cobalamina, este resulta igual de letal o «pernicioso» si no se diagnostica y trata debidamente. El déficit de cobalamina es lo que es, por lo que hay que tratar todas sus formas e identificar las causas subyacentes.)

La anemia perniciosa autoinmune es una enfermedad que destruye el revestimiento de las paredes estomacales que contiene las células parietales mediante un mecanismo autoinmune. Las células parietales secretan el factor intrínseco, que resulta necesario para la absorción de la cobalamina. Sin él, sobreviene el déficit de vitamina B$_{12}$. Se cree que esta irregularidad en la secreción del factor intrínseco se debe a una atrofia de la mucosa gástrica (desgaste del revestimiento estomacal). La gastritis atrófica se debe a una destrucción inmune de las porciones secretoras de ácido y pepsina correspondientes al revestimiento del estómago.

Los pacientes de anemia perniciosa producen escasos jugos gástricos y suelen quejarse de tumefacción y hartazgo después de las comidas. La destrucción progresiva de las células parietales disminuye la secreción del ácido clorhídrico y de las enzimas necesarias para liberar la vitamina B$_{12}$ vinculada a la alimentación. Con el paso del tiempo, ello conduce al desgaste e inflamación del revestimiento estomacal y a la aclorhidria (ausencia de jugos gástricos). Se cree que la destrucción del revestimiento estomacal constituye la fase final del proceso autoinmune. Habitualmente, los pacientes de anemia perniciosa (AP) presentan anticuerpos parietales o intrínsecos.

Las nuevas investigaciones ponen en duda si la anemia perniciosa es un trastorno autoinmune o si se debe a una infección por

Helicobacter pylori. Los especialistas están investigando la posibilidad de que la prolongación en el tiempo de esta bacteria produzca gastritis atrófica y sirva de catalizador para inducir la autoinmunidad gástrica. Esta nueva teoría sigue estando sometida a debate.[24] Con independencia de la causa, los pacientes de anemia perniciosa autoinmune deben ser supervisados mediante esofagogastroduodenoscopias (EGD) a causa de su mayor riesgo de contraer cáncer de estómago y carcinoides (un tipo de tumor neuroendocrino). La elevación crónica de la hormona gastrina (que se da en pacientes de anemia perniciosa) puede originar tumores denominados gastrinomas.

Aproximadamente 1 de cada 25 pacientes con anemia perniciosa contrae carcinoides gástricos.[25] Unos investigadores que hicieron el seguimiento de enfermos de AP durante seis años y siete meses descubrieron que aquellos que padecían atrofia gástrica crónica tenían una incidencia anual del 0,14% en cuanto al riesgo de contraer cáncer de estómago.[26]

Los especialistas recomiendan que los pacientes de AP se sometan a supervisión endoscópica cada entre dos y cinco años, pero

DIAGNÓSTICO DE LA ANEMIA PERNICIOSA: NOTA PARA MÉDICOS

Entre los criterios para el diagnóstico de la anemia perniciosa autoinmune, se encuentran los siguientes:

- Presencia de atrofia restringida, con o sin enfermedad de Ménétrier, según muestra la esofagogastroduodenoscopia.
- Presencia de hiperplasia de las células similares a las enterocromafines.
- Hipoclorhidria o aclorhidria (falta o ausencia de jugos gástricos).
- Elevación de la gastrina serosa en ayunas.
- Niveles bajos del pepsinógeno I.
- Anticuerpos anticélulas parietales (se encuentran en el 90% de los enfermos de anemia perniciosa, pero su especificidad es solo del 50%).
- Anticuerpos antifactor intrínseco (son muy específicos con relación a la anemia perniciosa, pero tienen poca sensibilidad [50%]).

aquellos que refieren pérdida de peso, disfagia, dolor abdominal, síntomas dispépticos o falta de hierro requieren una EGD inmediata. Los enfermos de anemia perniciosa deben ser supervisados al menos una vez al año mediante entrevistas clínicas y exploraciones físicas para identificar cualesquiera nuevos síntomas que certifiquen un EGD anterior.

Puesto que la AP es una enfermedad autoinmune, quienes padezcan esta afección corren más peligro de contraer otras enfermedades autoinmunes, tales como trastornos tiroideos autoinmunes (hasta el 32%), diabetes tipo 1 (3-4%) y vitíligo (2-8%). Por consiguiente, los pacientes con trastornos autoinmunes (y los trastornos tiroideos en particular) deberían ser explorados siempre en busca de anemia perniciosa/déficit de cobalamina y los que sufren una verdadera AP autoinmune deben ser examinados todos los años (o con más frecuencia si son sintomáticos) en busca de trastornos tiroideos debidos a esta creciente vinculación. Entre otros trastornos autoinmunes relacionados con la anemia perniciosa se encuentran la enfermedad de Addison, el fallo ovárico prematuro, la artritis reumatoide, el lupus, el hipoparatiroidismo, la hipogammaglobulinemia, la agammaglobulinemia, la colitis ulcerosa y la insuficiencia suprarrenocortical idiopática.

¿LA ESCASEZ DE COBALAMINA TE PONE EN PELIGRO DE PADECER CÁNCER U OTROS PROBLEMAS INMUNITARIOS?

Los investigadores sugieren que el déficit de vitamina B$_{12}$ incrementa el riesgo personal de contraer cáncer o una disfunción del sistema inmunitario, pero eres especialmente vulnerable si:

- Tienes un trastorno autoinmune.
- Presentas un historial familiar de trastornos autoinmunes o de deterioro del sistema inmunitario.
- Tienes un historial familiar de cáncer, y en concreto de cánceres gastrointestinales o «femeninos».
- Tienes un historial de citologías anormales.
- Eres portador del VIH o padeces sida.

8

METER EL BISTURÍ: POR QUÉ LA FALTA DE COBALAMINA COMPROMETE LA CIRUGÍA

Imagínate cómo te sentirías si te dijeran que hay que operar a tu adorable bebé de cuatro meses. Por suerte, te aseguran los médicos, el problema es corregible: los huesos del cráneo se fusionaron demasiado pronto, por lo que el cirujano debe extirpar un poco de tejido a fin de que el cerebro tenga espacio para crecer.

El día de la operación, besas a tu hija, que parece diminuta y desvalida mientras la llevan al quirófano. Deseas que el reloj vaya más deprisa a medida que pasan los minutos, diciéndote a ti misma que nada saldrá mal, que tu pequeña se curará. Por fin, suspiras de alivio cuando el cirujano sale del quirófano y te dice que todo ha ido bien.

Pero, un poco después, descubres que no ha sido así. Tu hija, sana y feliz antes de la operación, deja de sonreír y pierde la chispa y las ganas de jugar. Asimismo, deja de comer, se «ablanda» e insensibiliza y se deshidrata tanto que necesita un tratamiento de urgencia. En el hospital, las resonancias magnéticas muestran una atrofia cerebral. Los análisis indican que sus reservas de vitamina B_{12} han descendido a niveles alarmantes porque la anestesia (óxido nitroso) utilizada en la operación ha empeorado considerablemente el déficit de vitamina B_{12} sin diagnosticar. Ahora está gravemente enferma, y es posible que nunca llegue a recuperarse del todo.

Ninguna operación quirúrgica –mayor o menor– carece de riesgo. Aunque estés en manos de los mejores médicos en los mejores hospitales, siempre cabe la posibilidad de que se produzca una crisis imprevisible que te deje impedido o te mate. Es un riesgo que estás dispuesto a afrontar si la operación pudiera mejorar tu vida o incluso salvarla.

No obstante, la cirugía llega a ser muchísimo más peligrosa si eres uno de los millones de personas que tienen déficit de vitamina B_{12} sin diagnosticar. De hecho, si el nivel de cobalamina es muy bajo, hasta la más sencilla operación se torna peligrosa o incluso letal; y no es probable que tu médico (incluido tu dentista) reconozca que estás en peligro hasta que sea demasiado tarde.

> Si el nivel de cobalamina es muy bajo, hasta la más sencilla operación se torna peligrosa o incluso letal.

En el peligro a que se exponen los pacientes con déficit de vitamina B_{12} interviene un anestésico muy habitual –el óxido nitroso (N_2O)– que se usa millones de veces al año para aliviar el dolor y sedar a los pacientes durante operaciones quirúrgicas y dentales. Quizá conozcas este anestésico con el nombre de «gas de la risa» por su famosa capacidad de hacerte reír a lo tonto, efecto este que lo convierte en una droga recreativa muy popular. Para quienes tienen déficit de vitamina B_{12} sin diagnosticar, no obstante, los efectos del N_2O son muy poco divertidos. Ello se debe a que este óxido posee una propiedad poco frecuente: inutiliza la vitamina B_{12} que hay en el cuerpo.

La cobalamina existe en tres estados oxidantes (denominados +1, +2 y +3). Cuando comemos alimentos ricos en esta vitamina, tomamos suplementos o incluso nos la inyectamos, el cuerpo debe transformarla en coenzimas activas (metilcobalamina y adenosilcobalamina), que son las únicas formas aprovechables.

Estas coenzimas se encuentran en el estado +1. La vitamina B_{12} debe estar en esta forma +1 para ejercer una actividad biológica. El óxido nitroso produce sus efectos nocivos oxidando de manera irreversible el ion de cobalto de la vitamina B_{12} procedente del estado activo +1 hasta llevarlo a los estados inactivos +2 y +3.

$$N_2O \rightarrow Co+ \rightarrow Co++ \text{ y } Co+++$$

Por consiguiente, si una persona ya presenta déficit de cobalamina, la administración de óxido nitroso crea de inmediato un déficit crítico que resulta peligroso para su vida.

Si tienes déficit de cobalamina, los efectos del N_2O no suelen ser peligrosos porque el cuerpo rellena las reservas de vitamina B_{12} al cabo de unos pocos días. Pero si los niveles de B_{12} son demasiado bajos, si tienes un déficit manifiesto o si no te han detectado un problema de absorción, la exposición al óxido nitroso durante una operación puede tener consecuencias devastadoras, aunque seas joven o de mediana edad, y aunque aparentes estar en perfecto estado de salud antes de entrar en el quirófano.

La historia que da comienzo a este capítulo, basada en un caso real,[1] es un buen ejemplo. Aquella bebé de cuatro meses parecía sana y normal antes de la operación, pese al déficit cobalamínico sin diagnosticar. Ahora, como el daño neurológico sufrido al exponerse al N_2O vació las ya escasas reservas de cobalamina, quizá permanezca discapacitada mentalmente de por vida. Otros pacientes con déficit de vitamina B_{12} pierden la capacidad de andar, tienen dolores insoportables, se quedan paralíticos, padecen de incontinencia o incluso enloquecen tras la exposición al N_2O.

La capacidad del óxido nitroso de causar estragos en la mente y el cuerpo de un paciente con déficit de vitamina B_{12} no es nada nuevo. Los médicos informaron de este fenómeno hace más de treinta años, y la bibliografía médica recoge muchos ejemplos. Por otra parte, no se trata solo de un puñado de pacientes en peligro. Los neurocirujanos Kathryn Holloway y Anthony Alberico dicen: «El N_2O es muy peligroso para quienes tienen déficit de cobalamina. Dado que este déficit vitamínico no es infrecuente y que el óxido nitroso se usa en todo el mundo, cabe la posibilidad de que se produzca esta complicación en todas las operaciones [quirúrgicas]». Así pues, subrayan: «El cirujano debería [...] buscar indicios del déficit en todos y cada uno de los pacientes».[2]

Por desgracia, casi ningún cirujano los busca, y las consecuencias de semejante negligencia pueden ser abrumadoras.

Un carnicero retirado, de sesenta y seis años, se somete a una operación rutinaria para solucionar un problema prostático benigno. Al cabo de dos semanas, le cuesta caminar y se le entumecen las piernas. Muy poco después, el enfermo presenta complicaciones vesiculobiliares, por lo que los médicos le «permiten» otra operación. Pese a las negativas reacciones previas –indicio probable de escasas reservas cobalamínicas–, vuelven a utilizar N_2O. Después de la operación, empieza a sentir confusión y empeora el entumecimiento de las piernas. Al cabo de cuatro meses, se queda paralizado de cintura para abajo y apenas puede usar los brazos. Se vuelve incontinente y padece falta de memoria, desorientación y otros síntomas similares a los de la demencia senil.

El médico tarda tres meses en diagnosticar la causa de la parálisis y el deterioro mental: déficit grave de vitamina B_{12}, exacerbado por el uso del N_2O. Se somete a una terapia a base de cobalamina, pero ya es demasiado tarde para revertir los síntomas por completo, e incluso tras un año entero de tratamiento y terapia física, solo puede recorrer sin ayuda cortas distancias.[3]

Este paciente sufrió mucho cuando los médicos lo expusieron al N_2O sin haber descubierto el déficit cobalamínico preexistente. Pero los facultativos siguieron todos los procedimientos «de manual», porque el «manual» no dice nada acerca de comprobar los niveles de vitamina B_{12} antes de operar a alguien.

Quizá esto te sorprenda si te han operado alguna vez, porque el médico te habrá mostrado sin duda una impresionante sopa de letras con todos los análisis realizados antes de la operación: RSC (recuento sanguíneo completo), EL (electrolitos), BUN (siglas en inglés de nitrógeno ureico en la sangre), CR (creatina), TP (tiempo de protrombina), TPP (tiempo de protoplastina parcial), etc. Pero si miras la lista, probablemente observes que el nivel de vitamina B_{12} en el suero —la forma básica para medir los índices de cobalamina— no figura en ella. Previsiblemente, tampoco figurará el ácido metilmalónico urinario, que suele servir para identificar a los pacientes de la «zona gris».

Un pequeño número de anestesistas administran a los pacientes una inyección de vitamina B_{12} antes de realizar cualquier procedimiento en el que intervenga el N_2O, a fin de reducir el riesgo de una reacción peligrosa para cualquiera que tenga pocas reservas de cobalamina. Sin embargo, este enfoque de «una sola inyección» no prevendrá complicaciones en aquellos pacientes deficitarios que estén expuestos al N_2O durante varias horas. Tampoco sirve para identificar las carencias vitamínicas, que seguirán causando un daño insidioso y que quizá hayan repercutido en los trastornos que hicieron necesaria la intervención quirúrgica (por ejemplo, el déficit de vitamina B_{12} llega a producir dolores en el cuello y la espalda con parestesias, que conducen a una operación quirúrgica). Además, administrar una sola inyección de vitamina B_{12} a un paciente sin diagnosticar puede desvirtuar los resultados de futuros análisis de laboratorio, imposibilitando a otros médicos la identificación de un déficit, si lo hubiere.

¿Por qué los médicos no analizan el déficit de vitamina B_{12} antes de una operación? Una razón es el precio, pues la exploración costaría unos 90 dólares a la compañía de seguros. Otra es que muchos médicos suponen, erróneamente, que el habitual recuento sanguíneo completo preoperatorio descubrirá cualquier problema vitamínico. La razón principal, sin embargo, es que muchos médicos sencillamente desconocen los riesgos que implica la administración de N_2O a pacientes con déficit de B_{12} y no saben que aquel neutraliza a esta vitamina. Por otra parte, aquellos médicos que ignoran los potenciales efectos negativos del N_2O en pacientes con falta de cobalamina suelen pensar que las reacciones adversas, así como el déficit en sí mismo, son extremadamente raras. Pero, en esta cuestión, los médicos se equivocan de cabo a rabo. Esta ignorancia puede producir lesiones, discapacidades y terribles consecuencias a millones de pacientes vulnerables.

¿LA PUNTA DEL ICEBERG?

En cierto sentido, los pacientes que reaccionan mal al N_2O tienen suerte: puesto que sus síntomas son tan drásticos, a muchos les dan finalmente un diagnóstico que determina los niveles de cobalamina, si bien en algunos casos transcurren varios meses, por lo que el diagnóstico suele llegar demasiado tarde para que recuperen por completo la salud.

Pero ¿qué ocurre con los pacientes que tienen efectos secundarios que se desestiman por «típicos» o «no inesperados» tras una intervención quirúrgica? Millones de pacientes desmejoran tras someterse a una operación de *bypass* coronario, de cáncer, de cuello y espalda, de cerebro, etc. Los problemas más habituales que observamos en pacientes posoperatorios son los siguientes:

- Depresión.
- Derrames.
- Pérdida de memoria.
- Cansancio.
- Dificultad para caminar.
- Caídas.
- Neuropatías o dolores inexplicables.
- Confusión.
- Debilidad.
- Accidentes isquémicos transitorios.
- Falta de equilibrio.
- Mareos.
- Incontinencia.

EL N_2O: UN «RÉCORD» PELIGROSO

No todos los casos de déficit de vitamina B_{12} asociado al N_2O se deben a intervenciones quirúrgicas. En muchas ocasiones el daño se lo infligen a sí mismas aquellas personas que usan el óxido nitroso como droga.

Un caso ocurrido en 2006 implicaba a un hombre de treinta y seis años que presentaba delirios y conductas extravagantes. Aquel hombre creía formar parte de un experimento para la NASA y se describía como una «conexión» entre los seres humanos y las máquinas. Rompió una ventana de su casa, destrozó el mobiliario, se estrelló con la bicicleta contra un coche en marcha y le dijo a todo el mundo que lo estaban vigilando. Afirmó que sus actos formaban parte del «entrenamiento», pero fue incapaz de explicar al personal de urgencias cuál era el objetivo de aquel entrenamiento. El hombre aseguraba haber recibido información de que tenía otra mujer y que por tanto debía matar a la actual. Su mujer le dijo al personal de urgencias que no tenía un historial de delirios ni enfermedades mentales y que había trabajado anteriormente de experto en tecnología médica. Los análisis de sangre resultaron «normales» y la prueba de drogas dio negativo. Cuando el personal de urgencias le preguntó por el consumo de drogas, el paciente refirió inhalar óxido nitroso. Había comprado varios envases de «gas de la risa» en un supermercado, se había puesto una mascarilla y había inhalado el N_2O hasta sentirse eufórico. Al parecer inhaló el óxido nitroso todos los días durante cuatro semanas antes de ingresar en urgencias.

El recuento sanguíneo completo era normal, y los niveles de cobalamina también eran «normales» (202 pg/ml), pero el paciente tenía un déficit manifiesto de esta vitamina, que había descendido hasta la «zona gris». Para aquel laboratorio, el rango normal en cuanto a la cobalamina en el suero era de 180-900 pg/ml. Puesto que los niveles se encontraban en la zona baja, los médicos pidieron análisis de ácido metilmalónico y homocisteína, los cuales reflejaron elevaciones extremas. Emplearon un tratamiento invasivo a base de inyecciones de cobalamina. Al cabo de dos semanas había mejorado notablemente y los delirios empezaron a desaparecer.[4]

El «gas de la risa» es una droga recreativa bastante habitual, por lo que hay que sospechar que lo puede estar usando cualquier niño, adolescente o joven adulto que manifieste alteraciones psiquiátricas o neurológicas. El hecho de comprobar los niveles de vitamina B_{12}, ácido metilmalónico y homocisteína puede salvar más de una vida.

La profesión médica tiende a suponer que la cirugía acarrea riesgos lamentables pero habituales e inevitables, sobre todo en ancianos que se someten a operaciones neurológicas o de espalda. Pero lo curioso es que todos estos síntomas también se dan en presencia del déficit de cobalamina. Como es lógico, los pacientes plantean problemas posoperatorios de diversa etiología, y el déficit de vitamina B_{12} es solo uno de ellos. Pero hay que tener en cuenta que una tercera parte de todos los adultos presentan un déficit marginal, y cuando menos el 15% de los ancianos (y hasta un 40% de los «mayores» con graves problemas de salud, que son los principales candidatos a pasar por el quirófano) tienen un déficit grave. Esto se suma a los millones de pacientes que corren peligro.

Ahora bien, tengamos en cuenta que los hospitales estadounidenses realizan más de cincuenta y tres millones de operaciones quirúrgicas al año, en muchas de las cuales se utiliza el óxido nitroso; sin embargo, estos hospitales solo exploran a un puñado de pacientes para comprobar el déficit de cobalamina. Los dentistas también realizan todos los años innumerables operaciones quirúrgicas, pero pocos son los que se molestan en comprobar el historial de los pacientes en cuanto a los niveles de cobalamina, desestimando cualquier síntoma, indicio o posible riesgo. Algunos dentistas llegan incluso a administrar óxido nitroso para una simple limpieza dental.

> El óxido nitroso, un anestésico común, inactiva la vitamina B_{12} del cuerpo.

Todo ello —millones de pacientes en peligro, millones de intervenciones quirúrgicas en las que se usa el óxido nitroso y una falta casi absoluta de los análisis correspondientes— multiplica exponencialmente las posibilidades de que surjan peligrosísimos efectos secundarios. El anestesiólogo Johnny Hobbhahn señala que, cuando a esta ecuación se le añade el hecho de que los síntomas suelen tardar varias semanas en manifestarse, cabe colegir que las «incidencias de fallos neurológicos sobrepasan de largo las que reflejan los casos publicados en revistas especializadas».[5]

Los doctores Holloway y Alberico coinciden en lo siguiente: «Resulta tentador hacer conjeturas sobre cuántos casos de alteraciones neurológicas posoperatorias se deben en verdad al déficit de vitamina B_{12} y a la administración de óxido nitroso».[6]

Pero la única solución que nos queda es hacer cábalas, porque la cuestión nunca ha sido objeto de una investigación epidemiológica en profundidad. La lógica nos indica, sin embargo, que por cada paciente con síntomas manifiestos de ausencia de vitamina B_{12} por causa del óxido nitroso, muchos más son los que tienen síntomas que se descartan por «coincidentes». Para un paciente con déficit extremo de vitamina B_{12} que se someta a una operación quirúrgica menor, estas complicaciones se manifestarían como un leve entumecimiento u hormigueo en las piernas (si bien estos síntomas avanzarán a lo largo de semanas o meses, produciendo lesiones más graves si no se diagnostican y tratan a tiempo). Pero un paciente gravemente enfermo que se somete a una intervención quirúrgica de varias horas de duración —por ejemplo, a un *bypass* coronario— es probable que presente abstrusos problemas inmediatamente después de la operación. Puede quedarse paralítico, aparentar una apoplejía o sufrir un derrame cerebral o un ataque al corazón real como consecuencia de los elevadísimos niveles de homocisteína debidos a un déficit agudo de vitamina B_{12} que bloquea la vía encargada de controlar los niveles de aquel aminoácido (véase el capítulo 5). Puesto que los médicos suelen obviar la cobalamina antes de una operación, lo más probable es que un diagnóstico certero después de una intervención quirúrgica resulte risible, sobre todo si las catastróficas consecuencias se achacan simplemente a la ancianidad o a la debilidad.

Una conclusión que no se reduce a una simple conjetura es que la mayoría de las tragedias debidas a la utilización del óxido nitroso podrían haberse evitado. La mayoría de los casos críticos que se describen en la bibliografía médica incluían a pacientes con factores de riesgo conocidos o con síntomas clínicos de falta de cobalamina. A estos pacientes se les habría podido ahorrar el sufrimiento si unos médicos cuidadosos hubieran reconocido las señales de advertencia

—análisis de sangre ligeramente anómalos, problemas neurológicos o gastrointestinales preexistentes u otros síntomas o indicios de déficit de cobalamina— y hubieran pedido un par de sencillos análisis.

Una mujer de cincuenta y ocho años —sana y activa— se sometió a una intervención quirúrgica por causa de un bulto abdominal benigno. Al cabo de un mes empezó a sentir hormigueos en los pies y a arrastrar la pierna derecha al caminar. Cuando se le infectó la protuberancia, volvieron a operarla usando de nuevo óxido nitroso, pese a los síntomas de falta de vitamina B_{12} subsiguientes a la primera operación, los cuales deberían haber hecho saltar las alarmas.

«En el espacio de dos semanas —informó el médico que relató el caso—, se volvió tan inestable que se caía de espaldas si cerraba los ojos». Al cabo de poco tiempo, ya no podía estar de pie sin ayuda, ni abrocharse la camisa, ni escribir nada legible.[7]

¿Cómo puedes protegerte del dolor, la parálisis o la demencia provocadas por el óxido nitroso? La respuesta es sencilla. Si ya sabes que tienes un historial de déficit vitamínico, *niégate a que ningún anestesista o dentista utilice óxido nitroso, porque hay sustitutivos más seguros e igualmente eficaces.* De otro modo, calcula el peligro que corres de tener déficit cobalamínico (véase el capítulo 10). Si eres de alto riesgo o tienes síntomas de falta de cobalamina, insiste en que te hagan análisis antes de someterte a una operación programada en la que intervenga el óxido nitroso. Si no corres un peligro superior a la media, conviene que te hagan pruebas, sobre todo si eres de mediana edad o mayor.

Asegúrate de que el médico compruebe el nivel de vitamina B_{12} en el suero y de que comprenda que un valor situado en la «zona gris» constituye un motivo de preocupación. También es necesario comprobar el ácido metilmalónico y la homocisteína si has tenido algún síntoma neurológico posoperatorio. Juntos, estos tres análisis descartarán con seguridad el déficit de cobalamina. Más precaución hay que tener en las operaciones practicadas a pacientes con diagnóstico de esclerosis múltiple, disfunciones evolutivas o trastornos neurológicos.

Si corres un riesgo alto, insiste en que te hagan pruebas aunque un médico te diga que la operación va a ser demasiado breve para causar problemas. Es cierto que cuanto más tiempo estés expuesto al óxido nitroso, tanto mayor será el peligro, pero la neuróloga Rose-Marie Marié advierte: «En pacientes con reservas muy bajas de cobalamina, incluso las exposiciones breves al N_2O bastan para precipitar un síndrome de déficit cobalamínico».[8] Por otra parte, hay que tener en cuenta que las operaciones sucesivas, aunque duren poco tiempo, aumentan el peligro de desarrollar problemas neurológicos causados por el óxido nitroso.

Que no te extrañe, sin embargo, que tu médico se muestre reacio a pedir análisis preoperatorios para comprobar el déficit de cobalamina, o incluso a evaluarte al respecto si presentas síntomas tras una operación en que se haya usado el óxido nitroso. Hace poco, un conocido nuestro quedó tetrapléjico tras una intervención de hernia discal que duró siete horas. Cuando su hijo pidió análisis para descartar el déficit de vitamina B_{12} como causa posible de la parálisis, el neurocirujano se negó a ello, aun cuando la mujer del paciente, enfermera diplomada, le mostró una serie de artículos publicados en revistas especializadas que describían casos de parálisis en pacientes con déficit de cobalamina sobreexpuestos al óxido nitroso. Semejante egotismo y oposición resultan especialmente perturbadores porque, a diferencia de muchas complicaciones posoperatorias, los síntomas del déficit de vitamina B_{12} causados por el N_2O son reversibles parcial o totalmente, pero solo si se abordan a tiempo. Estos son algunos ejemplos extraídos de la bibliografía médica:

- Una exbailarina de ballet se sometió, a los cuarenta y siete años, a una operación de cirugía estética que duró ocho horas. La recuperación fue bien durante seis semanas, pero luego empezó a tener problemas de equilibrio, sensaciones extrañas en los brazos y las piernas, entumecimiento y debilidad. Se caía de vez en cuando y caminaba con paso inciero. Los médicos identificaron el déficit de vitamina B_{12} causado por el óxido

nitroso y le administraron de inmediato inyecciones de cobalamina. Al cabo de dieciséis semanas, había vuelto a la normalidad, salvo por una ligera fatiga.[9]

- Un hombre de cincuenta y nueve años pasó por el quirófano a
causa de un cáncer de piel, y pronto empezó a sentirse confuso
e incapaz de mantenerse en pie sin tambalearse. Un neurólogo
avispado determinó la causa de los problemas y le aplicó una
terapia invasiva a base de cobalamina. Al cabo de cuatro semanas, el paciente volvió a caminar y a mantenerse en pie sin tambalearse, y tras otras cuatro semanas la memoria y las funciones
mentales habían vuelto a la normalidad.[10]

- Un hombre de cuarenta y seis años, para que le extirparan un
quiste, se sometió a una intervención de cirugía menor en la
que usó óxido nitroso. Los médicos dieron el visto bueno a la
anestesia, pese a que las pruebas preoperatorias mostraban
que tenía macrocitosis (agrandamiento anormal de los glóbulos rojos e indicio de déficit cobalamínico). Al cabo de dos
días, el paciente empezó a sentir entumecimiento y hormigueo en los dedos. Poco después, notó sensaciones extrañas
en los pies, que enseguida se extendieron al tronco, y empezó
a tener dificultades para caminar y mantener el equilibrio. Un
examen neurológico, unas pruebas de conducción nerviosa y
un electromiograma revelaron ciertas anomalías, y los sucesi-
vos análisis de sangre reflejaron anemia extrema, macrocitosis,
un déficit grave de vitamina B_{12} (118 pg/ml) y un nivel elevado
de homocisteína (87 μmol/l). Una resonancia magnética de la
médula espinal mostró alteraciones mielínicas acordes con el
déficit de cobalamina, por lo que los médicos le diagnosticaron
degeneración combinada subaguda de la médula espinal debida a la exposición al óxido nitroso. Durante los meses siguientes, el enfermo fue mejorando poco a poco. Sin embargo, seis
meses después de la aparición de los síntomas, los problemas
sensoriales en las piernas persistían, así como la anomalía de
los reflejos tendinosos profundos.[11]

■ Un hombre de sesenta y cinco años sin historial alguno de problemas médicos significativos se sometió a un reemplazo de cadera, para lo que se le administró óxido nitroso como anestesia. Dieciséis días después de la operación, empezó a tener dificultades para caminar y pérdida de memoria. Una exploración reveló paraplejia y degeneración combinada subaguda de la médula espinal. La miniprueba del estado mental dio un resultado de 18/30 —indicio de deterioro cognitivo o demencia— y una resonancia magnética del cerebro reflejó una atrofia cerebral moderada. Los análisis revelaron un déficit grave de cobalamina. Después de la terapia a base de esta vitamina, la memoria del paciente mejoró y la miniprueba mental ascendió a 25/30, una puntuación considerada normal. Los médicos declararon: «Nuestro paciente tenía una demencia diagnosticada sobre la base de los criterios del IV Manual Diagnóstico y Estadístico de los Trastornos Mentales (DSM IV, por sus siglas en inglés), entre los que se encuentran las lagunas de memoria, la alteración de la función ejecutiva y un notable deterioro de las habilidades sociales y ocupacionales, vinculados a la degeneración combinada de la médula espinal, frecuente en el déficit de cobalamina».[12] Antes de la operación de cadera, los análisis de laboratorio reflejaron una anemia macrocítica. Este indicio de un déficit de vitamina B_{12} antes de la operación fue desestimado, y los médicos no evaluaron el estado de la cobalamina hasta más tarde, cuando aparecieron los graves síntomas neurológicos.

A diferencia del médico que mencionamos antes, quien se negó a evaluar a nuestro amigo incluso después de comprender los efectos del óxido nitroso, la mayoría de los facultativos son demasiado éticos para poner en peligro a sabiendas la vida de sus pacientes. Desde el punto de vista de estos, sin embargo, no importa que una negligencia diagnóstica se deba a arrogancia o a ignorancia, porque el resultado es el mismo: dolor, debilidad, parálisis, demencia o incluso muerte.

EL ÓXIDO NITROSO Y LOS NIÑOS

El óxido nitroso se usa cada vez más para una serie de procedimientos diagnósticos, sobre todo en niños. El siguiente es un anuncio de un hospital que usa dicho óxido. Observarás que no se menciona la exploración del déficit de vitamina B_{12} ni los daños potenciales que implica el uso de aquella sustancia anestésica: «El grupo introdujo el óxido nitroso en *Children's* en 2004. Esta innovación convierte a *Children's* en el único programa de óxido nitroso administrado por enfermeras en Estados Unidos. El óxido nitroso se usa ahora en algunos procedimientos en los hospitales de St. Paul y Minneapolis, así como en el *Children's West* de Minnetonka. A muchos niños se les administra cuando se someten a un análisis del aparato urinario. Para esta prueba, se introduce un catéter en la vejiga del niño, esta se llena y el niño orina en almohadillas situadas sobre la mesa de rayos X mientras se toman imágenes. A otros niños se les administra óxido nitroso cuando hay que usar una aguja para una línea intravenosa o para procedimientos clínicos nucleares en los que intervengan catéteres y fluidos»[13] (véase más sobre esta cuestión en el capítulo 12).

LOS PELIGROS DE LA CIRUGÍA GASTROINTESTINAL

Hemos visto que las operaciones en las que se usa N_2O pueden empeorar un déficit de vitamina B_{12} ya existente. De hecho, algunas operaciones *crean* un déficit permanente. Esto no tiene nada que ver con la anestesia; antes bien, es así porque algunas intervenciones quirúrgicas deterioran la capacidad del aparato digestivo para absorber la cobalamina. Entre ellas se encuentran aquellas en que se extirpa parte del estómago o del intestino delgado (y en especial un segmento del intestino que se denomina íleon terminal), así como las derivaciones gástricas para perder peso.

Si te sometes a una operación gastrointestinal, no debes preocuparte, siempre y cuando el médico mida regularmente los niveles de vitamina B_{12} y ácido metilmalónico y se asegure de administrarte inyecciones de cobalamina o grandes dosis orales/sublinguales de esta vitamina de por vida. Pero los médicos no suelen actuar así, incluso

¿UN GRITO DE AYUDA QUE NADIE OYE?

¿Cuántos pacientes tienen síntomas devastadores de déficit cobalamínico tras una operación porque los médicos los exponen al óxido nitroso cuando ya tienen déficit de B_{12} o son incapaces de reconocer y tratar los síntomas de la carencia de esta vitamina como consecuencia de operaciones gastrointestinales? Nadie lo sabe. Sin embargo, a modo de experimento informal, le pedimos a una amiga aficionada a realizar investigaciones *online* que echase un vistazo a los foros de Internet para ver si surgían algunos casos. Al cabo de quince minutos, halló una docena de casos que parecían claramente sospechosos. Entre los comentarios desesperados de estos pacientes se encuentran los siguientes:

- «El médico no me administró vitamina B_{12} tras la operación [de derivación gástrica]. Al final, tras ponerme tan enfermo que ya no podía caminar (y tras haberlo llamado varias veces pidiéndole ayuda, solo para que me dijese que "se me pasaría" y que "es normal encontrarse así"), me ingresaron en el hospital, donde me administraron una dosis de cobalamina que el médico calificó de "tres veces superior a la normal"». Por desgracia, a este paciente no le administraron más dosis de vitamina B_{12} tras aquella dosificación única, por lo que sus síntomas siguen empeorando. Y añade: «Ahora, con una mezcla de Neurontin y Lortab (acetaminofén con hidrocodona) recetada por un neurólogo, según el cual tengo dañados los nervios, apenas soy capaz de ir al trabajo si no es para quedarme allí sentado llorando».
- «Me pusieron anestesia general para una operación de cataratas. [...] Tras la intervención en el segundo ojo, me vi completamente incapaz de meterme en la cama y levantarme de ella sin ayuda. Me dijeron que era un efecto de la anestesia general y que se me pasaría al cabo de unos días. [Pero meses después no se ha producido] cambio alguno, salvo quizá un empeoramiento».
- «Mi marido ha tenido una ileostomía durante doce años. Desde hace tres experimenta algunos problemas graves relacionados con el sistema nervioso. Ahora padece una enfermedad llamada neuralgia trigeminal, que es una disfunción del nervio craneal, lo que le produce un dolor insoportable en la cara. Durante los últimos meses, le cuesta agarrar objetos con las manos y tiene dificultades para hablar. Dadas las limitaciones de nuestro seguro médico, solo ha podido consultar a algunos facultativos que en realidad no saben demasiado acerca

de esta enfermedad, por lo que se limitan a medicarlo y a decirle que tendrá que aprender a convivir con esa dolencia».

- «Hace ocho semanas tuve un ataque vesicular y, unos días después, me hicieron una laparoscopia [...] al día siguiente de la intervención, empecé a tener mareos constantes. [...] También he tenido visión borrosa, hormigueos en las extremidades, dolor de pecho [...] una sensación de fatiga suprarrenal. [...] Me hicieron una resonancia magnética, que resultó normal. El hemograma no mostró indicio alguno de anemia» [Como explicamos anteriormente, un simple recuento sanguíneo no sirve para diagnosticar un déficit de cobalamina, y la prueba de vitamina B_{12} en el suero no se incluye en los hemogramas rutinarios. La resonancia magnética no detectará el daño precoz]. [...] Muchos amigos me han dicho que la culpa podría recaer en la anestesia empleada en la operación. Pero tanto mi médico como el cirujano descartan esa idea».

- «He tenido la enfermedad de Crohn [una afección intestinal inflamatoria] durante más de veinticinco años; durante los últimos cuatro, los síntomas han empeorado primero en los pies y ahora también en las manos. Me operaron en dos ocasiones por estenosis de las vértebras lumbares, y luego volvieron a diagnosticarme neuropatía periférica. La cirugía para la enfermedad de Crohn acarreó la extirpación del íleon terminal. Los diversos análisis para determinar la presencia de un déficit de cobalamina siempre son normales. Tomo pastillas de vitamina B_{12} sin receta, aunque sé que resulta prácticamente inútil. Mi neurólogo quiere hacerme pruebas diagnósticas para determinar de qué tipo de neuropatía se trata, pues quizá sea curable, pero el médico de familia no contesta siquiera a mis llamadas, dado que está demasiado ocupado en defender la contabilidad de la aseguradora».

¿Alguno de estos pacientes tiene déficit de vitamina B_{12} como consecuencia de las intervenciones quirúrgicas? Dada la sintomatología, es muy probable que sí. Todos necesitan análisis urgentes, y sus casos sugieren que las víctimas de déficit de cobalamina posoperatorio no son pocas, sino que escasas veces se las identifica.

cuando se trata de pacientes de alto riesgo. Y muchos otros sí hacen las pruebas, pero siguen cometiendo el error de definir el déficit de vitamina B_{12} como un nivel de cobalamina en el suero inferior a 200 pg/ml o incluso menor de 180 pg/ml. Otros médicos hacen las pruebas solo en ausencia de anemia o macrocitosis.

Así pues, si te has sometido a alguna operación gastrointestinal, tendrás que tomar la iniciativa para proteger tu salud. Si no te están haciendo revisiones por problemas relativos a la cobalamina, exige que te hagan análisis, aunque no tengas síntomas. Si los médicos te dicen que ya te los han hecho, pregunta cuáles. Averigua el nivel de vitamina B_{12} en el suero y comprueba si ha descendido hasta la «zona gris».

Si los análisis son normales, haz que te los repitan todos los años para asegurarte de no desarrollar un déficit de vitamina B_{12} a lo largo del tiempo e insiste siempre en que te examinen si se manifiesta algún síntoma. Si la prueba de la cobalamina en el suero es normal (y no está en la «zona gris») pero tienes síntomas, habría que incluir análisis del ácido metilmalónico y la homocisteína. No supongas que el médico está velando por ti, pues no siempre sucede así (véase el recuadro de la página 237). Recomendamos encarecidamente la realización de un ensayo terapéutico a base de grandes dosis de vitamina B_{12} en pacientes sintomáticos, aunque los resultados de los análisis sean normales (véase el capítulo 11).

A todos los pacientes con derivación gástrica o enfermedad de Crohn, aunque no hayan sido operados, deberían administrarles grandes dosis profilácticas de vitamina B_{12} antes de que se vuelvan sintomáticos, porque, con el tiempo, acabarán teniendo un déficit de cobalamina.

9

¿NO PUEDES CONCEBIR? ¿HASTA QUÉ PUNTO REPERCUTE EL DÉFICIT DE B$_{12}$ EN LA ESTERILIDAD?

El déficit de vitamina B$_{12}$ se relaciona con la esterilidad. La gestación puede desarrollarse en presencia del déficit de cobalamina, pero este también puede estar vinculado a los abortos cíclicos prematuros.[1]

MICHAEL BENNETT, HEMATÓLOGO.

Un déficit de vitamina B$_{12}$ reduce en ocasiones la motilidad y el recuento espermáticos.[2]

JOSEPH PIZZORNO Y MICHAEL MURRAY.

Millones de parejas se sienten entusiasmadas todos los años al comprobar que se está cumpliendo su sueño de crear una familia. Sin embargo, para 1 de cada 8 familias que quieren tener hijos, el sueño se convierte en una pesadilla de tristeza y frustración a medida que pasan los meses e incluso los años y las pruebas de embarazo siguen dando «negativo». Otras tienen la terrible desventura de sufrir un aborto, o la aún más angustiosa desgracia de los abortos recurrentes.

Para las parejas estériles, la vida suele convertirse en un ciclo interminable de costosos (y a menudo infructuosos) tratamientos de fertilidad. Para aquellas parejas que conciben bebés pero estos se les malogran, los repetidos intentos de lograr un embarazo se vuelven aterradores, convirtiendo lo que debería ser una feliz experiencia vital en un suplicio angustioso que suele acabar, nuevamente, en fracaso.

Hay numerosas causas frecuentes que explican la esterilidad masculina y femenina, desde la endometriosis, la enfermedad pélvica inflamatoria y el síndrome del ovario poliquístico, en el caso de las mujeres, hasta problemas estructurales u hormonales en el de los hombres, así como los anticuerpos antiespermáticos en cualquiera de los miembros de la pareja. Pero hay otro factor de riesgo, tanto para el hombre como para la mujer, que se les suele pasar por alto hasta a los especialistas en esterilidad. Ese problema es el déficit de cobalamina.

> Un factor de riesgo, tanto para el hombre como para la mujer, que se les suele pasar por alto hasta a los especialistas en esterilidad es el déficit de cobalamina.

Un aborto es ya de por sí bastante triste, pero a la mujer que describió el doctor Michael Bennett se le habían malogrado siete bebés. Tras años de sufrimiento, tuvo la suerte de dar con el doctor Bennett, un hematólogo que identificó el grave déficit de cobalamina que sufría. La trató con inyecciones de esta vitamina hidrosoluble y, al cabo de nueve meses, la mujer dio a luz un bebé sano. Desde entonces ha tenido dos hijos más.[3]

La mujer cuyo caso relató el doctor Bennett es una de las 14 mujeres estériles o que tenían abortos recurrentes por falta de cobalamina que este médico examinó a lo largo de once años. De estas mujeres, 10 concibieron con éxito tras someterse al tratamiento vitamínico, casi todas en cuestión de semanas (hay que señalar que 3 de ellas ya no intentaban quedarse embarazadas cuando les diagnosticaron el déficit).

Bennett señala que muchas de estas mujeres habían sido examinadas por ginecólogos y se habían sometido a tratamientos hormonales, «pero no se identificó el déficit de cobalamina, y hasta mucho después no recibieron asesoramiento hematológico».

Casada desde hacía siete años, aquella mujer de treinta y tres seguía deseando un hijo y no comprendía por qué no se quedaba embarazada. También sentía una debilidad creciente, le costaba caminar y empezaba a tener lagunas de memoria.

Los médicos no sabía qué hacer, hasta que uno de ellos observó indicios de anemia macrocítica y la derivó a una clínica hematológica, donde otros médicos le diagnosticaron déficit de cobalamina y empezaron a administrarle inyecciones de esta vitamina.

Al cabo de tres meses, la mujer empezó a sentirse muchísimo mejor mentalmente y volvió a caminar con normalidad. Al cabo de seis meses, se quedó embarazada. Los largos años de espera llegaron a su fin cuando dio a luz a una niña sana.[4]

Otros médicos también han narrado casos de embarazos fructíferos en mujeres antes estériles, tras someterse a terapias contra el déficit de cobalamina. Sin embargo, triste y frecuentemente, incluso los especialistas en esterilidad pasan por alto esta deficiencia hasta que las mujeres se someten a inútiles tratamientos durante meses o incluso años. Como consecuencia de ello, muchas parejas malgastan miles de dólares, llevándose desilusión tras desilusión, cuando en realidad la vitamina B$_{12}$ habría podido solucionar su problema.

Un equipo de médicos londinenses, por ejemplo, relató el caso de una mujer de treinta años con un historial de esterilidad debida en parte a una obstrucción tubárica. Intentó en dos ocasiones —fallidas— la fertilización in vitro, una costosa e interminable intervención que produjo muchos más oocitos en el segundo intento que en el primero. En una cita posterior con el médico, durante la cual la paciente se quejó de sensaciones extrañas en las manos, el facultativo pidió un análisis de sangre que reveló falta de cobalamina. El diagnóstico fue «anemia perniciosa». Después del tratamiento con cobalamina inyectable, la mujer se sometió a otra fertilización in vitro, que en esta ocasión produjo once oocitos sanos. Sin embargo, no se quedó embarazada, por lo que los médicos dijeron: «A posteriori, habría sido más prudente retrasar el tratamiento para restaurar la función endométrica antes de iniciar un nuevo ciclo de fertilización in vitro».

Los médicos que relataron este caso señalan que la anovulación (incapacidad de generar un óvulo durante el ciclo mensual) se da en algunas mujeres con déficit de vitamina B_{12} originado por una anemia perniciosa y que la falta de cobalamina también causa anomalías en las células del aparato reproductor (véase el capítulo 7), que pueden extenderse al revestimiento del útero. Por otra parte, afirman, la falta de cobalamina está relacionada con los niveles anormales de estrógenos, que interfieren en la implantación del óvulo fertilizado.

Curiosamente, concluyen los médicos: «Creemos que hay que estudiar más a fondo la relación entre la falta de vitamina B_{12} y la esterilidad antes de convertir las mediciones de cobalamina serosa en un procedimiento habitual en la exploración de todas las mujeres estériles para detectar casos precoces de déficit de cobalamina».[5] Nosotros discrepamos porque un análisis para medir los niveles de vitamina B_{12} en el suero cuesta unos 90 dólares y una prueba del ácido metilmalónico urinario (si fuera necesaria), 150. Cualquiera de los dos importes palidece en comparación con los miles de dólares que se gastan las parejas en los intentos de fertilización in vitro, procedimiento este que suele fracasar en presencia del déficit cobalamínico y que sería incluso innecesario si se tratase adecuadamente a las pacientes con dicho déficit.

Otra mujer de treinta y dos años, cuyo caso figura en la bibliografía médica, se sometió cuatro veces, sin éxito, a la inseminación artificial antes de que los médicos detectasen falta tanto de hierro como de cobalamina. Iniciaron un tratamiento a base de hierro por vía oral y vitamina B_{12} por vía subcutánea, y al cabo de dos meses la mujer se quedó embarazada. Ahora tiene dos hijos sanos, el segundo de los cuales fue concebido sin necesidad de ningún tratamiento de fertilidad.[6]

Los investigadores aún no están seguros de por qué la falta de vitamina B_{12} constituye un obstáculo para concebir un hijo o para llevar a término el embarazo. El doctor Bennett y sus colegas médicos sugieren que los niveles bajos de cobalamina interfieren en la ovulación o en la división normal de las células en el óvulo fertilizado, y que los cambios en el endometrio, debidos a la falta de cobalamina, impiden la implantación. Los niveles altos de homocisteína que redundarían en un déficit cobalamínico —aseveran— causarían la muerte fetal por trombosis (coágulo sanguíneo), escaso suministro de sangre a la placenta, preeclampsia (que da lugar a convulsiones), separación prematura de la placenta o retraso del crecimiento fetal.

Sean cuales fueren las causas de la relación entre la vitamina B_{12} y la esterilidad o los abortos, el doctor Bennett afirma que la cantidad de casos que ha identificado en su propia consulta «ilustra la importancia de medir los niveles de cobalamina [...] en todos los casos de esterilidad o abortos recurrentes». Esto tiene una importancia especial —asegura— ahora que las mujeres en edad fértil toman grandes cantidades de ácido fólico por medio de suplementos vitamínicos o alimentos enriquecidos, pues los niveles altos de vitamina B_6 enmascaran la falta de cobalamina.

EL DÉFICIT DE COBALAMINA Y LOS ABORTOS: UNA RELACIÓN MUCHO MÁS ESTRECHA DE LO QUE CREEN LOS MÉDICOS

Una cuestión que se repite con insistencia en la bibliografía médica es que la falta de vitamina B_{12} rarísimas veces da lugar a abortos o al parto de mortinatos. Las pruebas, no obstante, indican lo contrario.

Un estudio reciente comparó a 36 mujeres que habían tenido varios abortos con otras 40 que habían llevado el embarazo a término sin ningún tipo de complicación. Los investigadores descubrieron que el 31% de las mujeres que habían abortado tenían niveles altos de homocisteína (la homocisteína alta, como señalamos en el capítulo 5, se debe a la falta de ácido fólico, B_{12} o B_6, por lo que se baja fácilmente con estas vitaminas). El 16% de las que habían abortado en varias ocasiones portaban dos copias del gen de la homocistinuria, lo cual da lugar a niveles elevadísimos de homocisteína, y 3 de esas mujeres tenían un déficit manifiesto de cobalamina.[7]

Tales análisis ayudarían a muchas mujeres a quedarse embarazadas y, por otra parte, protegerían a muchos niños contra los devastadores efectos del déficit de vitamina B_{12} en el útero. Como ya hemos señalado anteriormente, la insuficiencia de cobalamina en el feto en desarrollo está relacionada con diversos problemas graves y potencialmente fatales, incluidos los defectos del tubo neural (véase el capítulo 6) y ciertas anomalías neurológicas que degeneran en retraso mental o autismo (véanse los capítulos 6 y 12).

En 2010 nos enteramos del caso de una mujer que se había sometido a una derivación gástrica en marzo de 2003. Se quedó embarazada en julio de 2004, pero abortó. Tenía síntomas de falta de vitamina B_{12} y estaba en peligro por causa de la derivación gástrica. A lo largo de los dos años siguientes, los síntomas e indicios de déficit de cobalamina empeoraron, pero los médicos fueron incapaces de establecer relación alguna entre ambas patologías.

Al cabo de dos años, esta mujer sigue sufriendo una lesión neurológica permanente. El diagnóstico es «degeneración combinada subaguda de la médula espinal, como consecuencia de un déficit grave de cobalamina». La terapia a base de vitamina B_{12} subsiguiente a la operación de derivación gástrica habría evitado esta tragedia, y tal vez habría salvado también la vida del bebé.

ESTERILIDAD MASCULINA Y DÉFICIT DE B_{12}

En aproximadamente el 40% de los casos, la incapacidad de concebir se debe a la esterilidad masculina. La vitamina B_{12} sigue desempeñando un papel significativo, pero, de nuevo, los médicos se obstinan en pasar por alto esa evidencia.

La relación entre la esterilidad masculina y la falta de vitamina B_{12} empezó a conocerse de manera generalizada en la década de los ochenta, cuando unos investigadores publicaron un estudio según el cual el 27% de los hombres con recuentos espermáticos inferiores a veinte millones alcanzaron los cien millones tras habérseles administrado 1.000 mcg diarios de cobalamina.[8] Esta investigación la llevaron a cabo científicos japoneses, quienes publicaron una serie de estudios clínicos y químicos que demostraron los efectos beneficiosos de la vitamina B_{12} en lo que a los recuentos espermáticos se refiere. Esto es lo que descubrieron:

- Un grupo de investigadores administró grandes dosis de vitamina B_{12} a unos ratones a los que previamente se les había inyectado un fármaco que reducía el recuento espermático. Al cabo de diez semanas, afirman los científicos, el recuento y la motilidad espermáticos, los espermiogramas y el porcentaje de semen «bueno» habían aumentado en los ratones sometidos a tratamiento cobalamínico, con respecto a los del grupo de control. «Estos resultados sugieren que [la cobalamina] reforzaba la función testicular —concluyeron—, dando lugar a una mayor producción de espermatozoides maduros».[9]

- Según otro estudio, el 57% de los hombres con recuento espermático bajo mostró un aumento del número de espermatozoides tras administrárseles 6.000 mcg de vitamina B_{12} al día.[10]

- Otro grupo de investigadores comprobó los efectos de la cobalamina, el Clomid (clomifeno, un fármaco usado para tratar la esterilidad femenina, pero también la masculina), y vitamina B_{12} más Clomid en los hombres estériles. Los científicos descubrieron que, en los hombres estériles con recuentos espermáticos superiores a 10 millones/ml, la combinación de la vitamina B_{12} y el Clomid acrecentaba los recuentos en el 80% de los casos (y la vitamina B_{12} sola los incrementaba en más de un 60%).[11] En otro estudio, este grupo de investigadores refirió que, después de tratar a 26 hombres estériles con vitamina B_{12} en una clínica de fertilidad, la concentración de esperma aumentó en el 38% de ellos, los recuentos espermáticos totales en casi un 54%, la motilidad espermática en un 50% y el recuento espermático móvil total en otro 50%.[12]

Un estudio más reciente arroja luz sobre la relación entre la vitamina B_{12} y la fertilidad masculina mostrando que los niveles bajos de cobalamina afectan a la salud de las gónadas y del semen. Los investigadores que privaron de vitamina B_{12} a unas ratas descubrieron que estas presentaban atrofia de los túbulos seminíferos (donde se produce el esperma), así como deterioro del desarrollo del semen.[13]

También hay muestras de que los suplementos de vitamina B_{12} sirven de ayuda a aquellos hombres cuya esterilidad tiene causas distintas del déficit de cobalamina. Diversos estudios de roedores con disfunción testicular inducida por exposición a rayos X revelan que las grandes dosis de vitamina B_{12} aumentan el diámetro de los túbulos seminíferos e incrementan los recuentos espermáticos.[14]

TRATAMIENTOS DE FERTILIDAD: LO PRIMERO ES LO PRIMERO

Los estadounidenses gastan millones de dólares anuales en fármacos contra la esterilidad, en inseminaciones artificiales y en fertilizaciones in vitro. Hay lugar para estos medicamentos e intervenciones, pero solo cuando se agotan todos los métodos sencillos, seguros y baratos.

A la cabeza de la lista de tales métodos se encuentra la comprobación de los niveles de cobalamina. Estas pruebas deben incluir una medición del nivel de vitamina B_{12}, un test del ácido metilmalónico urinario y una prueba de homocisteína (véanse los capítulos 1, 10 y 11). Estas sencillas pruebas, si se les hiciesen con asiduidad a las parejas estériles, evitarían a miles de hombres y mujeres el sufrimiento causado por la esterilidad, los abortos y los partos de mortinatos.

El profesor Ralph Gräsbeck y Olga Imerslund (prestigiosos descubridores de la relación entre el fallo hereditario de cubilina y el déficit de vitamina B_{12}) han escrito acerca de la esterilidad producida por la falta de vitamina B_{12} y de folato. Gräsbeck afirma: «Todos los casos de esterilidad que se observan en los centros de atención primaria deberían tratarse inicialmente a base de micronutrientes, antes de consultar a los especialistas en reproducción».[15]

PROBLEMAS DE VEJIGA Y SEXUALIDAD MASCULINA

¿Siempre te preocupa si llegarás a tiempo al cuarto de baño? ¿Eres un hombre que toma Viagra o Cialis? En caso afirmativo, los médicos habrán de comprobar la presencia de un déficit de cobalamina. ¿Por qué? Porque el déficit de vitamina B_{12} afecta a una parte del sistema nervioso llamado *sistema nervioso autónomo*. Si no se trata, el daño que causa la falta de vitamina B_{12} a este sistema produce impotencia en los hombres, hiperactividad vesicular en hombres y mujeres e incontinencia urinaria o fecal en ambos sexos.

Los nervios del sistema nervioso autónomo están fuera de control. Estos nervios se encuentran en el estómago, la vejiga, el aparato digestivo y los genitales, y el déficit de vitamina B_{12} afecta a cualquiera de estas partes del cuerpo.

Por ejemplo, el déficit de vitamina B_{12} produce un trastorno de los nervios estomacales denominado *gastroparesis*. Este trastorno impide que el estómago evacue normalmente, lo que produce síntomas tales como distensión abdominal, ardor de estómago, reflujo gastroesofágico, náuseas, vómitos y estreñimiento.

> El déficit de cobalamina también causa impotencia en los hombres.

El déficit de vitamina B_{12} sin tratar también produce problemas de vejiga si los nervios de esta resultan dañados. Como consecuencia de ello, las personas no perciben si tienen la vejiga llena o no. Esto origina frecuentes infecciones vesiculares y una constante acumulación de orina sin evacuar, trastorno este conocido como *retención urinaria*.

Por otra parte, el déficit de cobalamina también causa impotencia en los hombres. Este déficit llega a producir disfunción eréctil (DE) porque los nervios del pene resultan dañados, lo que dificulta o imposibilita el hecho de alcanzar o mantener una erección.

Habitualmente vemos que los médicos de cabecera, los internistas y los urólogos recetan medicamentos a pacientes con disfunción eréctil. También observamos que achacan la DE, la impotencia o la incontinencia a otros procesos patológicos como la diabetes. Por lo general no tienen en cuenta que la vitamina B_{12} puede estar causando esos problemas o propiciándolos. Este grave error resulta cruel, pues el déficit de vitamina B_{12} es más frecuente a medida que envejecemos, sobre todo en los adultos que tienen DE.

Los diabéticos son víctimas habituales de estos errores diagnósticos, porque los médicos suponen de manera automática que la disfunción eréctil se debe a la neuropatía periférica causada por su enfermedad. (La neuropatía periférica, un trastorno frecuente entre los diabéticos, es consecuencia de las alteraciones de los nervios que envían información hasta y desde el cerebro y la médula espinal. Entre los síntomas de la neuropatía periférica se encuentran el dolor, la pérdida de sensibilidad y la incapacidad para controlar los músculos.)

Los médicos que descartan la neuropatía periférica de los diabéticos por considerarla un efecto secundario de la diabetes, sin investigar otras causas potenciales, no recuerdan que el déficit de vitamina B_{12} es una causa habitual del mal funcionamiento del sistema nervioso autónomo. Realmente, solo pueden saber si el daño nervioso causante de disfunción eréctil se debe a la diabetes o a la falta de cobalamina explorando a sus pacientes. Dicho de otro modo, la neuropatía diabética imita a la neuropatía por déficit de cobalamina.

Lo mismo cabe decir de los enfermos de alcoholismo, sida, cáncer y otros trastornos que dañan el sistema nervioso autónomo. Achacar la neuropatía periférica a estas enfermedades, sin investigar la posible existencia de un déficit de cobalamina, es una negligencia.

Cuando síntomas tales como la disfunción eréctil o la incontinencia implican un déficit de cobalamina, el tratamiento precoz resulta fundamental. Cuanto más se alargue el problema, tanto más dificultoso será el tratamiento, y, al final, el daño será irreversible. Sin embargo, incluso en las últimas fases de la enfermedad, el tratamiento puede producir resultados notables.

Como vimos en el capítulo 3, el déficit de vitamina B_{12} sin tratar produce degeneración combinada subaguda de la médula espinal (DCSME). En 2008, un grupo de científicos investigó los problemas urinarios

ALGUNOS DATOS BÁSICOS SOBRE LA NEUROPATÍA PERIFÉRICA

La neuropatía periférica es muy frecuente, y hay muchos tipos diferentes que tienen causas distintas. Este trastorno afecta a unos 20 millones de estadounidenses, y el 60% de los diabéticos lo padecen. Los síntomas de la neuropatía periférica dependen del tipo de nervio que resulte afectado.

Los tres tipos principales de nervios son los sensoriales (aquellos que envían estímulos), los motores (aquellos que controlan los músculos) y los autónomos (aquellos que envían información a los órganos y glándulas). La neuropatía afecta a cualquiera de esos nervios o a una combinación de ellos. Los síntomas también dependen de si la enfermedad afecta a todo el cuerpo o solo a un nervio (como consecuencia de una lesión, por ejemplo).

Los nervios autónomos controlan funciones involuntarias o semivoluntarias, tales como la regulación de los órganos internos y de la presión arterial. El deterioro de los nervios autónomos afecta a los órganos urinarios y reproductores, provocando una amplia gama de alteraciones, entre las que se encuentran las siguientes:

- Dificultad para empezar a orinar (disuria inicial).
- Sensación de evacuación incompleta de la vejiga.
- Impotencia.
- Incontinencia urinaria.
- Incontinencia fecal.
- Evacuación retardada del estómago, causante de náuseas, tumefacción, vómitos y estreñimiento.

de 8 pacientes –6 hombres y 2 mujeres– con DCSME. Todos tenían dificultades para caminar, 2 de ellos iban en silla de ruedas y 4 estaban postrados en la cama. Los investigadores declararon: «Los síntomas urinarios incluían retención en 4 pacientes, disuria inicial, en 2, urgencia miccional en 2, frecuencia urinaria en 3, oliguria en 4 y sensación de evacuación incompleta en 3 [...]. 2 pacientes tenían incontinencia tanto urinaria como fecal, 5 de ellos estreñimiento, 6 disfunción eréctil y 1 atrofia en las piernas».

Se trató a los pacientes con inyecciones intramusculares diarias de vitamina B_{12} durante seis meses. Al cabo de este tiempo, los problemas urinarios de 3 se habían resuelto, 4 se habían recuperado parcialmente y solo 1 mostraba una mejoría mínima.

Los investigadores llegaron a la conclusión de que la degeneración combinada subaguda de la médula espinal está relacionada con la disfunción vesicular en aproximadamente una tercera parte de los pacientes con síntomas clínicos entre moderados y graves, y de que aquella mejora con la terapia a base de cobalamina.[16]

Evidentemente, no todas las personas con disfunción eréctil o trastornos vesiculares e intestinales tienen déficit de cobalamina. Sin embargo, desconocemos la verdadera incidencia del déficit de vitamina B_{12} en estas enfermedades, por lo que es necesario seguir investigando urgentemente.

Lo que sí sabemos es que la falta de vitamina B_{12} constituye una causa habitual, y fácilmente tratable, de estos trastornos. La comprobación de los niveles de vitamina B_{12} ahorraría a decenas de miles de pacientes las incomodidades de la debilidad y la mala calidad de vida. También evitaría a muchas personas los habituales y a menudo graves efectos secundarios que provocan ciertos fármacos como Viagra y Cialis.

Por otra parte, la identificación y el tratamiento de la neuropatía periférica debida a la falta de vitamina B_{12} ahorraría enormes cantidades de dinero a las aseguradoras, a los gobiernos y a los consumidores. En 2010, por ejemplo, la administración mensual de Cialis (5 mg diarios) costaba 137 dólares al mes o, lo que es lo mismo, 1.644 dólares al año, y una sola pastilla de Viagra ascendía a 20,92 dólares. Los médicos que recetan este tipo de fármacos sin descartar antes el déficit de vitamina B_{12} no solo perjudican a muchos pacientes, sino que también contribuyen a que se disparen los gastos de atención médica.

10

PROTEGERSE A UNO MISMO: ¿CORRES PELIGRO DE TENER DÉFICIT DE VITAMINA B$_{12}$?

Siempre he estado convencido de que un paciente informado es el mejor paciente. El consejo que les doy a todos es: «Hazte cargo de tu salud». Ahora es más importante que nunca, porque, con la atención sanitaria integrada, nadie más se preocupa de ella.[1]

C. Everett Koop,

EXDIRECTOR GENERAL DE SALUD PÚBLICA

Si has leído hasta aquí, quizá te preguntes: «¿Debería preocuparme?». Es una pregunta inteligente, porque millones de personas tienen déficit de cobalamina, y a muy pocas se les diagnostica con acierto. Por eso debes arreglártelas solo, a fin de proteger tu salud y tu vida. En las páginas que siguen te diremos cómo determinar si eres víctima de esta epidemia silenciosa y, en caso afirmativo, qué deberías hacer.

Recuerda, según vas leyendo este capítulo, que el déficit de vitamina B$_{12}$ puede ser un diagnóstico «bueno». Ello se debe a que es fácil de tratar y, si se coge a tiempo, los síntomas desaparecen. Además, el tratamiento para este trastorno suele costar menos de 50 dólares anuales, lo que no hace daño al bolsillo. Y ¿qué sucede si te lo diagnostican tarde, cuando ya sufres un deterioro neurológico? Entonces es aún más importante que te sometas a una terapia invasiva a base de

253

metilcobalamina inyectable (véase el capítulo 11). Algunos pacientes en las últimas fases de la enfermedad mejoran al cabo de pocas semanas o meses, y en el caso de otros, las manifestaciones neurológicas graves desaparecen por completo.

Por ejemplo, John, un ingeniero de cuarenta y siete años, tenía un déficit grave de vitamina B_{12} mal diagnosticado, el cual pasó desapercibido durante años hasta que empezó a manifestarse lentamente. Cuando por fin le hicieron un diagnóstico correcto y su neurólogo decidió tratarlo con cianocobalamina inyectable, John mejoró un poco, aunque seguía teniendo problemas de movilidad. Tras leer la primera edición de este libro, le preguntó al neurólogo si el médico de cabecera estaría dispuesto a prescribirle inyecciones de metilcobalamina en lugar de cianocobalamina. El neurólogo desconocía la diferencia entre ambas, por lo que le dijo que investigaría la cuestión. La investigó, y estuvo de acuerdo en intentarlo.

Decidieron administrarle inyecciones diarias de metilcobalamina, y al cabo de cinco días de iniciado el tratamiento, empezó a notar una mejoría considerable. Siguió mejorando a lo largo de las tres semanas siguientes, y después de tres meses de tratamiento, los síntomas neurológicos se habían esfumado por completo.

Como es lógico, cuanto antes se diagnostique el déficit de cobalamina, tantas más probabilidades habrá de una recuperación total. Algunos casos de déficit de vitamina B_{12} se diagnostican demasiado tarde, por lo que no tienen un final feliz. De modo que si sospechas, tras leer este capítulo, que la falta de vitamina B_{12} podría estar agravando tus problemas de salud, no lo dudes: ¡averígualo!

CALCULAR LAS PROBABILIDADES

El déficit de vitamina B_{12} no es como el sarampión o un esguince de tobillo. No hay un síntoma evidente, como un sarpullido o una articulación inflamada, que te permita a ti (o a tu médico) hacer un diagnóstico inmediato. Por el contrario, hay síntomas e indicios que convierten el déficit de vitamina B_{12} en culpable, y hay factores de riesgo que propician un déficit. Para saber si corres peligro de padecer déficit de cobalamina, tienes que identificar esos síntomas, indicios y factores de riesgo. Si los descubres, lo primero que debes hacer es llamar al médico.

¿Cómo saber si corres peligro? En las páginas siguientes encontrarás una lista de los síntomas y factores de riesgo más frecuentemente relacionados con el déficit de cobalamina, junto con una puntuación para asignar a cada uno de ellos. Hemos dividido la lista en categorías para que sea más fácil de usar. A fin de determinar el riesgo, suma la puntuación de todas las categorías y compárala con la tabla del final. Si estás rellenando el cuestionario para otra persona, responde simplemente lo que respondería esta.

> Cuanto antes se diagnostique el déficit de cobalamina, tantas más probabilidades de una recuperación total.

¿ESTÁS EN UNA SITUACIÓN DE RIESGO?
1. Síntomas neurológicos

Si tienes alguno de los síntomas que se enumeran a continuación, anótate dos puntos. Si tienes más de uno, anótate otro punto por cada síntoma adicional.

❏ ¿Sientes hormigueos, entumecimiento o escozor en los pies, las manos, las piernas o los brazos?

❏ ¿Te han diagnosticado neuropatía periférica o diabética?

❏ ¿Notas debilidad en los brazos o las piernas?

❏ ¿Estás confuso o mareado?

❏ ¿Eres propenso a las caídas o te caes con frecuencia?

❏ ¿Has notado cambios extraños en tu capacidad de movimiento? Por ejemplo, ¿caminas torpemente o con los pies separados, o tienes dificultades para escribir de manera legible?

❏ ¿Has tenido problemas de memoria o razonamiento, por ejemplo, dificultad creciente para recordar nombres o fechas, sumar números, hacer apuntes en el talonario o dar el cambio?

En ocasiones, ¿te sientes confuso o desorientado? ¿Tienes problemas de memoria u otros síntomas de demencia?

❏ ¿No sabes dónde están algunas partes del cuerpo, a menos que estés mirando? Por ejemplo, ¿te cuesta caminar en la oscuridad, cuando no te ves los pies?

❏ ¿Adviertes alguna distorsión en el sentido del tacto o en la percepción del dolor?

❏ ¿Te ha dicho alguna vez tu médico que tienes espasticidad muscular (falta de coordinación y excesiva contracción de los músculos)?

❏ ¿Tienes temblores?

❏ ¿Padeces incontinencia urinaria o fecal?

❏ ¿Sufres impotencia?

❏ ¿Te falla la vista o tienes pérdida de visión?

2. Síntomas psiquiátricos

Si tienes alguno de los síntomas que se relacionan a continuación, anótate dos puntos. Si tienes más de uno, anótate otro punto por cada síntoma adicional.

❏ ¿Has tenido algún extraño cambio de personalidad? Por ejemplo, ¿dicen tus amigos que «no te comportas como tú mismo», o te sientes más irritable que de costumbre?

❏ ¿Estás especialmente apático o deprimido, o te han diagnosticado depresión alguna vez (incluida la depresión posparto)? ¿Has tenido en alguna ocasión pensamientos suicidas?

❏ ¿A veces experimentas alucinaciones o delirios?

❏ ¿Presentas comportamientos violentos?

❏ ¿Te han diagnosticado cualquier otra forma de psicosis o enfermedad mental, incluida la esquizofrenia o el trastorno bipolar?

❏ ¿Te parece que te estás volviendo paranoico con respecto a las acciones o intenciones de los demás?

3. Signos hematológicos (anomalías de los glóbulos)

Si tienes alguno de los síntomas que se relacionan a continuación, anótate dos puntos. Si tienes más de uno, anótate otro punto por cada síntoma adicional.

- ❏ ¿Te ha dicho alguna vez el médico que tus glóbulos rojos son excesivamente grandes (macrocitosis)?
- ❏ ¿Te ha dicho alguna vez el médico que tienes microcitosis (glóbulos rojos demasiado pequeños), déficit de hierro o anemia ferropénica?
- ❏ ¿Te ha dicho alguna vez el médico que eres anémico (concentración baja de hemoglobina en la sangre)? ¿Tienes un bajo número de plaquetas o de glóbulos blancos?

4. Factores de riesgo gastrointestinales

Si tienes alguno de los síntomas que se relacionan a continuación, anótate dos puntos. Si tienes más de uno, anótate otro punto por cada síntoma adicional.

- ❏ ¿Te han diagnosticado inflamación o desgaste del revestimiento estomacal (atrofia gástrica)?
- ❏ ¿Te han diagnosticado escasez de jugos gástricos?
- ❏ ¿Padeces gastritis?
- ❏ ¿Tienes úlceras?
- ❏ ¿Te han diagnosticado la enfermedad por reflujo gastroesofágico?
- ❏ ¿Tienes diverticulosis?
- ❏ ¿Te han diagnosticado tumores gastrointestinales precancerosos o cáncer gastrointestinal?
- ❏ ¿Te has sometido a una resección gastrointestinal (gastrectomía parcial o completa), a una derivación gástrica para perder peso o a una extirpación parcial o completa del íleon (el último tramo del intestino delgado)?

❏ ¿Te han diagnosticado un síndrome de malabsorción (enfermedad de Crohn, enfermedad inflamatoria intestinal, síndrome del intestino irritable o celiaquía, es decir, enteropatía sensible al gluten)?

❏ ¿Tienes un historial familiar de anemia perniciosa (una enfermedad autoinmune)?

❏ ¿Te han diagnosticado crecimiento excesivo del intestino delgado?

❏ ¿Te han diagnosticado una tenia u otro parásito gastrointestinal?

5. Factores de riesgo generales

Si tienes alguno de los factores de riesgo que se relacionan a continuación, anótate un punto.

❏ ¿Eres mayor de sesenta años?

❏ ¿Sufres algún trastorno tiroideo o autoinmune, como por ejemplo, lupus, diabetes mellitus tipo 2, artritis reumatoide, tiroiditis de Hašimoto, enfermedad de Graves, enfermedad de Addison, vitíligo, hipogammaglobulinemia o agammaglobulinemia?

❏ ¿Has tenido alguna vez cáncer? ¿Te has sometido a quimioterapia o radioterapia?

❏ ¿Te has sometido a alguna operación (incluidas las dentales) en la que se utilizase óxido nitroso?

❏ ¿Abusas del óxido nitroso (gas de la risa) como droga recreativa?

❏ ¿Eres vegano o vegetariano, o sigues alguna dieta macrobiótica?

❏ ¿Eres alcohólico?

❏ ¿Estás tomando alguno de los siguientes medicamentos: inhibidores de la bomba de protones (Omeprazol, Esomeprazol, Prevacid [lansoprazol], Pantoprazol), antagonistas H_2 (Zantac [ranitidina], Pepcid [famotidina], Tagamet [cimetidina], metformina), antiespasmódicos (fenitoína, fenobarbital), suplementos de potasio, píldoras anticonceptivas, colchicina, neomicina, metotrexato, colestiramina (Efensol), colestipol o ácido aminosalicílico?

6. Otros síntomas e indicios que suelen relacionarse con el déficit de cobalamina

Si tienes alguno de los síntomas o indicios relacionados a continuación, anótate un punto.

- ❏ ¿Sientes fatiga, falta de energía o debilidad?
- ❏ ¿Padeces debilidad generalizada?
- ❏ ¿Has adelgazado o tienes falta de apetito?
- ❏ ¿Te duele el pecho o te quedas sin aliento al hacer algún esfuerzo (como, por ejemplo, ir desde el dormitorio hasta el cuarto de baño o la cocina)?
- ❏ ¿Estás pálido, o tienes la piel grisácea o amarillenta?
- ❏ ¿Tienes la lengua irritada, inflamada o enrojecida?
- ❏ ¿Te zumban los oídos?
- ❏ Si eres mujer, ¿te ha dicho alguna vez el médico que la citología mostraba células anormales (displasia de cuello uterino)?
- ❏ ¿Eres estéril?

CÓMO CALCULAR LA PUNTUACIÓN

Suma los puntos de cada categoría. Tu puntuación es:

Bajo riesgo: Menos de 3 puntos
Riesgo moderado: Entre 3 y 6 puntos
Alto riesgo: Más de 6 puntos

¿QUÉ DEBERÍAS HACER?

- ▪ **SI LA PUNTUACIÓN ES DE BAJO RIESGO,** y no tienes ninguna de las enfermedades enumeradas a continuación, es probable que los niveles de vitamina B_{12} estén bien. Recuerda, sin embargo, que, a medida que envejeces, los niveles de cobalamina descienden —lo que significa que un valor saludable hoy no garantiza la salud futura—, de modo que deberías vigilar los síntomas y los factores de riesgo que hemos descrito y exigir que comprueben tus niveles de cobalamina todos los años o incluso con más frecuencia si se manifiestan.

- SI TE ENCUENTRAS EN LA ZONA DE RIESGO MODERADO, los facultativos deben hacerte análisis. Pide cita con tu médico de cabecera, y exígeselo. Si la causa manifiesta del problema es el déficit cobalamínico, la detección precoz del trastorno hará que los síntomas remitan por completo.

- SI TE ENCUENTRAS EN LA ZONA DE ALTO RIESGO, no hay tiempo que perder: llama a tu médico de familia para que te hagan análisis de inmediato. Si tu médico duda, imponte, y si es necesario, busca otro. El «experto» también debería descartar otros procesos patológicos que imitan el déficit de cobalamina, como, por ejemplo, el hipotiroidismo.

¿HAY ENFERMEDADES ESPECÍFICAS QUE TE PONEN EN PELIGRO?

Con independencia de la puntuación del cuestionario, consideramos que si padeces o has padecido alguna de las siguientes enfermedades, es imprescindible que te chequeen lo antes posible:

- Demencia o alzheimer.
- Esclerosis múltiple.
- Autismo.
- Cualquier trastorno neurológico.
- Cualquier trastorno psiquiátrico.
- Neuropatía periférica (relacionada con la diabetes, la polineuropatía desmielinizante inflamatoria crónica u otros trastornos).
- Cualquier tipo de anemia.
- Sida.

- Neuropatía óptica.
- Degeneración macular.
- Insuficiencia cardíaca.
- Hiperhomocisteinemia.
- Diabetes tipo 1.
- Vértigo.
- Fibromialgia.
- Síndrome de fatiga crónica.
- Espondilosis cervical.
- Impotencia.

> Si tu médico duda, imponte, y si es necesario, busca otro.

También deben explorarte si padeces dolor crónico, si tienes un trastorno vascular oclusivo (accidente isquémico transitorio) o un historial de accidentes cerebrovasculares, embolia pulmonar (coágulos en los pulmones), infarto de miocardio, cardiopatía isquémica o trombosis venosa profunda. Las personas que padecen anemia ferropénica, radiculopatía (pérdida o disminución de la función sensitiva o motora de una raíz nerviosa), alcoholismo, policitemia o trombocitopenia (trastornos sanguíneos) también deberían ser examinadas. El déficit de vitamina B_{12} origina síntomas e indicios que imitan u ocultan muchas de estas enfermedades. A quienes tienen problemas renales, están sometidos a diálisis o padecen trastornos hepáticos (por ejemplo, hepatitis o cirrosis) hay que hacerles las pruebas del ácido metilmalónico y la cobalamina serosa, pues estas dolencias suelen desvirtuar los resultados de los análisis.

¿QUÉ SUCEDE CON EL TRATAMIENTO?

En nuestra opinión, las inyecciones de vitamina B_{12} son preferibles a las pastillas en la mayoría de los casos, y *resultan absolutamente necesarias en presencia de síntomas neurológicos.* Esta cuestión suscita cierta controversia, pero personalmente hemos visto casos en los que las pastillas no funcionaron, y esos casos figuran también en la bibliografía médica.

¡NO TE MEDIQUES A TI MISMO!

Te pedimos tajantemente que no caigas en la tentación de automedicarte. Tomar vitamina B_{12} antes de que te hagan análisis desvirtuará el resultado de estos, dificultando así tanto el diagnóstico como el tratamiento. Por consiguiente, si tienes síntomas e indicios de déficit de cobalamina, hazte pruebas antes de comprar suplementos vitamínicos sin receta (pastillas, grageas, aerosoles, inhaladores o cremas). Después de la exploración, el médico determinará si tienes déficit de cobalamina, y si es así iniciará el tratamiento.

La gente suele pensar que puede tomar grandes dosis de vitamina B_{12} durante unos días o semanas y luego dejar de tomarla durante un mes para que le hagan los análisis correspondientes. Este proceder alterará los resultados de los análisis y confundirá a los médicos, pues parecerá que los pacientes no han tenido nunca un déficit de cobalamina. Cuando te hayan hecho los análisis, podrás tomar suplementos vitamínicos hasta que lleguen los resultados, pero ¡no antes! En función de los síntomas y los resultados, el médico te recetará pastillas o inyecciones.

A pesar de ello, si tienes síntomas y ya has estado tomando suplementos multivitamínicos o cualquier otro producto que contenga cobalamina, seguirá siendo necesario que te hagan análisis. No empieces a tomar ningún suplemento antes de que te realicen las pruebas, y si lo has tomado, díselo a tu médico.

Si ya estás ingiriendo grandes dosis de vitamina B_{12} y has notado una mejoría, sigue adelante. El médico querrá hacer más pruebas o modificar el tratamiento (por ejemplo, recetándote inyecciones), en función de los síntomas y de la exploración física.

Muchos médicos aducen que la bibliografía clínica —aunque no lo demuestre— indica que la vitamina B_{12} por vía oral resulta adecuada en la mayoría de los casos (véase el capítulo 11 para un examen más en profundidad sobre esta cuestión). Algunos médicos también consideran que la elevación de los niveles de cobalamina en el suero o la normalización de los glóbulos sanguíneos son una prueba evidente de la eficacia del tratamiento oral, sin tener en cuenta el examen físico o la sensación subjetiva del paciente. Nuestra hipótesis es la siguiente: dado que los pinchazos bimensuales de vitamina B_{12} son

¿QUE PRUEBAS DEBERÍAN HACERTE?

Tu médico habitual puede elegir uno de los cinco métodos siguientes para determinar si tienes déficit de cobalamina. En los capítulos 1 y 11, explicamos en qué consisten estas pruebas. En el capítulo 11, aconsejamos a los médicos sobre cómo proceder con los análisis y el tratamiento.

1. B_{12} (usando el rango actualizado B_{12} > 450 pg/ml o 332 pmol/l).
2. B_{12} y ácido metilmalónico urinario (véase el capítulo 11 para un análisis más a fondo).
3. B_{12} y holotranscobalamina (véanse los capítulos 1 y 11).
4. B_{12}, MMA y homocisteína (véase el capítulo 11).
5. B_{12}, MMA, holo-TC y homocisteína (véase el capítulo 11).

prácticamente indoloros gracias a las agujas microfinas, y dadas las distintas formas (véase el capítulo 1) en que puede deteriorarse la vía que sigue la cobalamina entre la boca y el torrente sanguíneo, ¿por qué arriesgarse? La ventaja es que la terapia a base de vitamina B_{12} inyectable resulta barata.

Además, si bien la cobalamina se vende en pastillas, comprimidos, gotas, geles nasales, parches, chicles y bebidas, no es posible determinar la eficacia de cada uno de estos productos ni prever la reacción de cada individuo. ¿Qué estudios se hicieron para probarlos y cuántas personas participaron en ellos? ¿Se realizó la investigación con personas sanas o con pacientes deficitarios de cobalamina? ¿Cuál fue la causa del déficit de los pacientes? ¿Hubo entre estos alguno con síntomas neurológicos graves? Hay que tener en cuenta todos estos factores —así como la forma del producto y su vida útil— a la hora de elegir una terapia.

Por lo tanto, aconsejamos precaución. Si un paciente responde bien a las pastillas de cobalamina, ¡fantástico! Pero, de no ser así, hay que probar con las inyecciones.

Un buen ejemplo: una mujer de cuarenta y ocho años, a la que le habían diagnosticado anemia perniciosa diez años antes, pasó de las inyecciones a las pastillas durante veinticuatro meses. Tomaba 2.000 mcg diarios de cianocobalamina. Durante los últimos seis meses de este período, empezó a quejarse de confusión, parestesias, depresión y fatiga crónica. Esto nos llevó a volver a comprobar los niveles de vitamina B_{12} en el suero, que dieron un resultado de 216 pg/ml. Al inyectarle de nuevo la vitamina B_{12} (hidroxocobalamina), los síntomas remitieron.

Y hay otra buena razón para optar por las inyecciones: son más baratas que las pastillas si te las pones tú mismo o algún familiar. Los pinchazos son también la vía más segura en el caso de un paciente olvidadizo o reacio a la medicación; así se evita que «se salte» las dosis orales. Cientos de miles de diabéticos pueden certificar –así como Sally, la coautora de este libro, quien se autoinyecta vitamina B_{12} dos veces al mes– que solo se tarda un par de segundos en preparar las inyecciones y que son muy fáciles de administrar después de la primera o segunda vez.

Si no estás seguro de poder administrarte tú solo las inyecciones mensuales, pídele a tu médico que te enseñe e inténtalo durante un par de meses. Te aseguramos que ponerse las inyecciones es bien sencillo, pero si no eres capaz, haz que te las ponga un sanitario o un pariente con práctica.

¡NO TIRES LA TOALLA!

Unas pocas causas del déficit de vitamina B_{12} son temporales. Muchas, sin embargo, son permanentes, por lo que tomar cobalamina extra solo durante unas cuantas semanas o meses no resolverá el problema. Si tienes alguna de estas enfermedades, habrás de tomar suplementos de vitamina B_{12} durante toda la vida, y es responsabilidad tanto tuya como del médico el hecho de asegurarse que no se interrumpa el tratamiento.

En ocasiones los médicos piden pruebas de vitamina B_{12} en el suero para pacientes que se han sometido a un tratamiento a largo plazo, a fin de demostrarles que no tienen ningún déficit o incluso para convencerlos de que no lo han tenido nunca. Esto es un error, porque

UN ÚLTIMO COMENTARIO SOBRE LA VITAMINA B$_{12}$ POR VÍA ORAL

No descartamos por completo el uso de suplementos de cobalamina por vía oral. Si el médico y tú optáis por las pastillas, te recomendamos una dosis grande (2.000 mcg diarios) en grageas o pastillas sublinguales, preferiblemente de metilcobalamina. No deberías cambiar a una fórmula oral hasta que te hayan administrado inyecciones para normalizar las reservas de cobalamina, y tendrías que hacerte análisis anuales a fin de comprobar que la fórmula oral está funcionando correctamente. En el capítulo 11 revisaremos las diversas formas y vías.

las personas que han sido medicadas adecuadamente presentarán niveles correctos de cobalamina en el suero y estos niveles seguirán siendo correctos durante meses o años, hasta que se interrumpa el tratamiento. Al final, sin embargo, el déficit reaparecerá, con el peligro de presentar síntomas debilitantes o de producir incluso la muerte.

En otros casos, los problemas surgen cuando los pacientes cambian de médico y este no tiene conocimientos sobre el déficit de vitamina B$_{12}$. Recomendamos a los pacientes con déficit de cobalamina que obtengan los resultados de los análisis, así como los informes clínicos, y que le entreguen una copia de estos documentos a cualquier médico nuevo. Un facultativo que dude de tus palabras será más comprensivo si tienes la documentación necesaria para demostrar lo que dices. Hay que ser contundente. Si sabes que tienes el déficit y un médico te dice: «Ya no necesitas más tratamientos para eso», no tengas miedo de defender tu opinión. Insiste en seguir con el tratamiento y, si no te lo administran, busca a otro médico con más conocimientos.

Por supuesto, como profesionales de la medicina, sabemos que esto es más fácil de decir que de hacer. Como señala el doctor Charles Inlander en *Medicine on Trial*:

Las últimas generaciones de médicos han establecido las bases de la relación de los pacientes con ellos (y de sus críticas). A muchos de nosotros nos enseñan (o intuimos) que no conviene desempeñar un papel demasiado activo, aunque se trate de cuestiones muy discutibles. Las preguntas que se hacen a los médicos deberían ser amables y respetuosas, reconociendo sus mayores conocimientos y la sabiduría que confiere la experiencia. Si nos disgusta la actitud del médico o no estamos satisfechos con la atención recibida, deberíamos guardar las quejas para nuestros pacientes y amigos.

Por desgracia, cuando se trata del déficit de cobalamina, tanta cortesía puede resultar fatal. En nuestra consulta, hemos visto a docenas de pacientes con diagnóstico de déficit cobalamínico en algún momento de su vida que luego le permitieron al médico suspender el tratamiento. Algunos pagaron un alto precio por esta falta de asertividad, pues ahora padecen demencia o daños neurológicos permanentes.

Por el contrario, conocemos a pacientes con déficit de vitamina B_{12} que están ahora vivitos y coleando porque ellos o algún miembro perseverante de su familia insistieron —a veces frente a una obstinada oposición— en que se realizara el diagnóstico y el tratamiento adecuados.

¿UN MILAGRO MÉDICO U OTRO CASO MÁS DE DÉFICIT DE COBALAMINA SIN DIAGNOSTICAR NI TRATAR?

Bill, un ingeniero retirado de setenta y siete años, tenía un historial de anemia perniciosa, que le habían diagnosticado quince años antes. No hace mucho, sufrió un ataque al corazón, y los análisis indicaron que necesitaba el reemplazo de una válvula cardíaca. En aquel momento también padecía una grave anemia ferropénica. Los médicos sospecharon que la anemia se debía a una hemorragia gastrointestinal oculta, pero no encontraron pruebas de ello, por lo que se limitaron a hacerle dos transfusiones de sangre a fin de que mejorase la anemia. Al cabo de unos meses, Bill se sometió con éxito a una intervención quirúrgica. Tras la operación, sin embargo, empezó a experimentar temblores en las manos, delirios, debilidad extrema y fatiga. A medida que pasaban las semanas, se fue debilitando cada vez más, hasta que al final ya no podía caminar. Volvió a padecer anemia, por lo que le hicieron más transfusiones. Su cirujano, tras diagnosticarle ferropenia porque los glóbulos eran muy pequeños, le recomendó que tomase suplementos de hierro.

Estos suplementos no sirvieron de nada, por lo que la enfermedad siguió empeorando. El cardiólogo informó del deterioro de su paciente, hizo que lo ingresaran en urgencias, y el sobrino del enfermo, Michael, quien es enfermero en el mismo hospital, lo acompañó en todo momento. Michael informó al médico de urgencias de que Bill tenía anemia perniciosa y que llevaba al menos cuatro meses sin que le administrasen inyecciones de cobalamina (el médico de cabecera de Bill le había dicho, antes de la operación, que no necesitaba las inyecciones de vitamina B_{12} porque interferirían en la acción de los nuevos medicamentos para el corazón; ambas afirmaciones son falsas).

Pese a los comentarios de Michael, el médico de urgencias y los otros facultativos que atendieron a Bill durante su estancia en el hospital no pidieron ningún tipo de análisis ni trataron sus síntomas. Michael llamó al cardiólogo, al cirujano cardiovascular, al internista y al médico de cabecera de Bill, pero ninguno de ellos quiso investigar el déficit de cobalamina. Durante estas conversaciones, Michael se enteró de que el médico de familia que trataba la anemia perniciosa de su tío había estado administrándole inyecciones de vitamina B_{12} solo cada tres o cuatro meses, en vez de mensualmente, abonando así el terreno para la crisis posoperatoria del paciente.

Como las transfusiones resultaban inútiles, el cirujano cardiotorácico –persuadido en gran medida por la determinación de Michael– pidió consejo a un hematólogo. Aunque las últimas transfusiones habían desvirtuado los análisis, al igual que las que le habían hecho antes de la operación, el hematólogo identificó los síntomas evidentes que presentaba Bill, por lo que empezó a administrarle de inmediato inyecciones de cobalamina. A partir de la tercera inyección, el paciente había mejorado considerablemente, y pronto pudo volver a casa. Recuperó la capacidad de mantenerse en pie, y los temblores, la debilidad, el cansancio y la inestabilidad disminuyeron de manera espectacular. Ya no necesitaba la costosa silla de ruedas ni el equipamiento médico.

Hicieron falta varias semanas, y una serie de inyecciones, para que recobrara la fuerza casi por completo, pero por suerte su historia tiene un final feliz: ahora se ha recuperado por completo y vuelve a disfrutar de la vida. El éxito de su recuperación se debe en gran medida a su sobrino, quien se informó sobre el déficit de vitamina B_{12} y se negó a aceptar un «no» por respuesta cuando exigió un tratamiento adecuado para su tío.

Bill, que tiene ahora ochenta y cinco años, es un anciano activo que vive la mitad del año en Florida y la otra mitad en Michigan. Conduce, juega al golf y pesca. Su estilo de vida no tiene nada que ver con el lúgubre pronóstico, incluida la sentencia a pasarse el resto de la vida en una residencia, que le habían hecho los médicos ocho años antes.

¡DIFUNDE LA PALABRA!

No es infrecuente que el déficit de vitamina B_{12} sea una enfermedad familiar, de modo que si te diagnostican este trastorno, házselo saber a tus parientes. Nosotros mismos, cuando instamos a otros miembros de la familia a que se hicieran un chequeo, descubrimos varios casos de déficit de cobalamina que estaban causando síntomas tales como mareos, temblores y conductas autistas.

Al principio, es probable que tus familiares se burlen de tu «exceso de celo» por intentar mostrarles los peligros que acarrea este déficit (lo comprendemos, ¡porque nos ha pasado a nosotros!). Pero si tu generosidad por compartir esos conocimientos conduce a un diagnóstico adecuado, las bromas se convertirán de inmediato en gratitud. Esta actitud también puede conducir a la curación de síntomas preocupantes, y ese es uno de los mejores regalos que podrías hacerles a tus seres queridos.

11

INFORMACIÓN PARA MÉDICOS

El déficit de vitamina B$_{12}$ (cobalamina) debería estar en la pantalla del radar por varias razones. La prevención, la detección precoz y el tratamiento de este déficit constituyen importantes cuestiones de salud pública, porque resultan esenciales para prevenir el desarrollo de daños neurológicos irreversibles que afectan gravemente a la calidad de vida.[1]

CENTROS PARA EL CONTROL Y LA PREVENCIÓN DE ENFERMEDADES,
29 DE JUNIO DE **2009**

El déficit de cobalamina afecta aproximadamente a una cuarta parte de la población estadounidense y es más frecuente entre los ancianos y los adultos con diversas enfermedades que contribuyen a la predisposición. Los profesionales de la salud deben reconocer que este déficit suele pasar desapercibido, generando a veces devastadoras e irreversibles complicaciones. El tratamiento precoz resulta efectivo y previene la aparición de problemas tanto hematológicos como neuropsiquiátricos.[2]

T. S. DHARMARAJAN Y EDWARD P. NORKUS,
POSTGRADUATE MEDICINE

En la sala de urgencias, nunca sabemos quién será el siguiente en entrar por la puerta. Durante un turno normal, la diversidad de pacientes es muy amplia: una anciana desorientada, un hombre con dolores en el pecho, una joven con desconcertantes síntomas neurológicos, un anciano con una fractura de cadera, una embarazada que ha tenido un aborto, un joven atenazado por un episodio grave de paranoia, un hombre deprimido y suicida, una víctima de apoplejía, un individuo debilitado por una derivación gástrica, un enfermo de sida, una diabético incapacitado por una neuropatía o un niño con «trastorno del espectro autista».

Al echar un vistazo a los informes de estos pacientes, observamos la típica batería de pruebas: rayos X, análisis de sangre, exploraciones psiquiátricas, electrocardiogramas, resonancias magnéticas, TAC, etc. Lo que no vemos, sin embargo, es el hecho frecuente de que a aquellos con síntomas e indicios de déficit de vitamina B$_{12}$ –incluidos todos los enfermos que acabamos de describir– se les hayan hecho pruebas para solucionar este problema tan habitual y fácil de tratar como potencialmente letal.

> Según nuestra experiencia, hay ocho razones por las que los médicos suelen errar en el diagnóstico del déficit de vitamina B$_{12}$.

En urgencias, tenemos la oportunidad de atestiguar el diagnóstico erróneo del déficit de cobalamina, porque atendemos a los pacientes de muchos otros médicos. Vemos a más pacientes que otros facultativos y enfermeras. No nos limitamos a un grupo específico en función de la enfermedad, el somatotipo, la edad o el sexo, como les sucede a otros sanitarios. Asistimos a quienquiera que entre por la puerta, desde bebés hasta ancianos, tengan seguro médico o no. Ayudamos a pacientes psiquiátricos, a vagabundos, a drogadictos y a personas con dolores crónicos. A menudo identificamos el déficit porque conocemos los síntomas, indicios y factores de riesgo, y los buscamos activamente, mientras que otros médicos no.

Evidentemente, solo una parte de los pacientes a los que atendemos presentan síntomas de déficit cobalamínico. Este problema, sin embargo, afecta al 25% de la población,[3] originando una cantidad considerable de peligrosas y debilitantes complicaciones médicas. A pesar de ello, muchos médicos, incluidos aquellos que suelen tratar a ancianos, rara vez, o nunca, diagnostican un déficit de cobalamina.

¿Por qué? Según nuestra experiencia, hay ocho razones por las que los médicos suelen errar en el diagnóstico del déficit de vitamina B$_{12}$:

Problema 1: incapacidad de identificar los síntomas
neurológicos y psiquiátricos del déficit de cobalamina

La razón principal para explicar el alto índice de errores diagnósticos es que los médicos son incapaces de identificar los síntomas e indicios del déficit. Es sabido, y está bien documentado, que el déficit de vitamina B_{12} daña el cerebro, la médula espinal, los nervios periféricos y los nervios oculares, a menudo antes de que aparezcan anomalías sanguíneas. De este modo, aquellos médicos que consideren el déficit de vitamina B_{12} solo en el contexto de la anemia errarán en la mayoría de los casos que pasen por su consulta u hospital. Los facultativos deben comprender que *la anemia macrocítica es un indicio tardío del déficit de cobalamina, que suele presentarse mucho después de que se hayan producido daños neurológicos potencialmente irreversibles.*

Las habituales y sorprendentes manifestaciones del déficit de cobalamina, entre las que se encuentran la depresión, la alteración del estado mental, la demencia, la psicosis, el vértigo, los temblores, la neuropatía, los problemas visuales, la debilidad en las extremidades, los mareos, la falta de equilibrio y la dificultad para caminar, hace tiempo que han caído en el olvido para los médicos. Esto resulta cuando menos llamativo, porque algunos facultativos, algunos hace ya casi doscientos años –Combes (1820), Addison (1855) y Biermer (1872)– documentaron que la «anemia perniciosa» causaba graves complicaciones neurológicas. Posteriormente, los doctores Osler (1877), Lichtheim (1887) y Cabot (1908) informaron de que las autopsias de pacientes con anemia perniciosa reflejaban la presencia de una degeneración combinada subaguda de la médula espinal. Hay toda una serie de artículos médicos que describen la sintomatología neurológica previa a los típicos indicios sanguíneos, pero los especialistas pasan por alto o han olvidado este hecho y, en vez de investigar el déficit de cobalamina, se limitan a prescribir otros medicamentos, en un intento de aliviar los síntomas de sus pacientes.

En 1988, Lindenbaum y sus colegas publicaron en el *New England Journal of Medicine* que las manifestaciones neurológicas relacionadas con el déficit de vitamina B_{12} se producían en ausencia de anemia o macrocitosis. Este artículo generó mucho interés y fue interpretado como un descubrimiento nuevo, aunque de nuevo realmente no tenía nada. Es evidente que se ha olvidado el conocimiento ya existente de que el déficit de vitamina B_{12} origina enfermedades neurológicas o psiquiátricas.

CÓMO IDENTIFICAR LOS SÍNTOMAS DEL DÉFICIT DE COBALAMINA

El déficit de vitamina B_{12} afecta a todos los sistemas corporales, es un maestro de la imitación y se oculta bajo la forma de una amplia variedad de problemas médicos. Aparte de los signos neuropsiquiátricos, produce dificultad para respirar, fatiga, debilidad general, anemia, indigestión, síntomas de reflujo gastroesofágico, estreñimiento, diarrea, pérdida de peso, abortos recurrentes, citologías anormales, esterilidad, osteoporosis, mala cicatrización y falta de reacción inmune. Los pacientes con déficit de vitamina B_{12} pueden mostrar indicios escasos o sutiles, o bien presentar una amplia gama de síntomas e indicios manifiestos y fáciles de achacar a otros trastornos, a patologías ya existentes o a enfermedades comórbidas.

Problema 2: la expresión «anemia perniciosa»

Muchos médicos no identifican el déficit de vitamina B_{12} porque el nombre *anemia perniciosa*» resulta engañoso. Los facultativos creen que, para tener déficit de cobalamina, el paciente debería padecer anemia macrocítica. La denominación *anemia perniciosa* la acuñó en 1872 el médico alemán Anton Biermer, más de cincuenta años antes de que se descubriese la cobalamina. La comunidad médica conservó el nombre por razones históricas, incrementando la confusión de los médicos actuales.

Problema 3: errores del pasado

Hay también otras razones históricas que explican la incapacidad de los médicos para diagnosticar el déficit de cobalamina. Muchos facultativos recuerdan los días en que se inyectaba vitamina B_{12} a los pacientes, tanto si la necesitaban como si no. El justificado desprecio de esta costumbre los lleva ahora a cometer el error contrario: no percatarse de que el déficit de cobalamina es, de hecho, un trastorno grave y habitual.

Cuando, a principios de la década de los ochenta, se formaron los grupos de diagnósticos homogéneos, los médicos que cobraban por las inyecciones de vitamina B_{12} debían demostrar que sus pacientes tenían «anemia perniciosa» u otra razón médica que explicase el síndrome de malabsorción, pues de lo contrario podrían acusarlos de fraude. Puesto que muchos facultativos ni siquiera investigaban el déficit de cobalamina, dejaron de administrar las inyecciones por temor a las consecuencias legales.

Algunos de estos médicos habían aumentado sus ingresos administrando inyecciones baratas de vitamina B_{12} y luego cargándoselas al seguro. Muchos de ellos interrumpían el tratamiento porque equiparaban la cobalamina con un placebo, y solo habían utilizado las inyecciones para ganar dinero. Sin saberlo, estos facultativos habían hecho cierto bien a muchos pacientes (a aquellos que tenían un verdadero déficit de cobalamina), en tanto que al resto de los enfermos no les causaban daño alguno. Pero, por desgracia, aquella costumbre le ha dado una mala reputación a la vitamina B_{12} en los círculos médicos.

Problema 4: valores peligrosamente bajos de cobalamina en el suero

Otro problema es la propia cobalamina en el suero. Los médicos, incluso cuando consideran el déficit de vitamina B_{12} como una posibilidad diagnóstica, tienden a tratar a los pacientes solo si el suero está por debajo de 200 pg/ml, y a veces esperan a que descienda hasta 180 pg/ml, el límite inferior según algunos ensayos.

Muchos expertos consideran que estos niveles inferiores «normales» son en realidad bajísimos. Establecer el límite «normal» en menos de 200 pg/ml deteriora la salud del paciente, llegando a producir cambios neurológicos, lesiones o incapacidades. Esta delimitación incrementa también los costes sanitarios, pues obliga a los médicos a pedir pruebas más caras a fin de «demostrar» el déficit de los pacientes. Estos análisis adicionales (ácido metilmalónico, homocisteína, holotranscobalamina), sin embargo, no constituyen una «regla áurea». Lo que observamos en nuestras propias consultas, y lo que señala la bibliografía médica, es que el ácido metilmalónico, la homocisteína e incluso la holotranscobalamina tienen sus limitaciones. No solo incrementan los costes, sino que también dificultan el diagnóstico, retrasando el tratamiento y haciendo que algunos médicos lo suspendan una vez iniciado.

INTERPRETACIÓN DE LOS VALORES DE COBALAMINA

Los médicos deben tener en cuenta que algunos estudios de investigación miden los valores de vitamina B_{12} en picomoles por litro (pmol/l),* en tanto que los laboratorios clínicos expresan los niveles en picogramos por mililitro (pg/ml) o en nanogramos por litro (ng/l). La conversión es como sigue:

$$pmol/l = pg/ml \times 0{,}738 \rightarrow 200\ pg/ml = 148\ pmol/l$$
$$pg/ml = pmol/l \div 0{,}738 \rightarrow 450\ pg/ml = 332\ pmol/l$$
$$ng/l = pg/ml = 200\ ng/l \rightarrow 200\ pg/ml$$

*Algunos países usan los pmol/l en lugar de los pg/ml para la medición de la vitamina B_{12} en el suero, en función de los distintos ensayos.

Problema 5: confusión del déficit clínico con el subclínico

Al repasar la bibliografía médica, observamos que algunos «expertos» en el déficit de cobalamina, así como algunos funcionarios de los CDC, diferencian entre un déficit de vitamina B_{12} *clínico* y otro *subclínico*. El problema es que estos «expertos»[4] no emplean la definición exacta de *clínico* y *subclínico*, lo cual crea confusión y conduce a diagnósticos tardíos o erróneos.

La definición de enfermedad subclínica es: «Dícese de la enfermedad, trastorno o alteración que carece de manifestaciones clínicas evidentes».[5] El informe de los CDC crea confusión, pues dice:

«Aunque la mayoría de los sanitarios identifican a los pacientes esporádicos que presentan síntomas e indicios evidentes, aquellos son mucho menos proclives a explorar y diagnosticar a los enfermos que tienen un déficit de cobalamina subclínico o ligeramente sintomático».[6]

Esto contiene varios errores. En primer lugar, el déficit manifiesto de vitamina B_{12} no es un problema «esporádico». En segundo lugar, vemos con frecuencia el caso de médicos que no lo diagnostican a pacientes con síntomas e indicios clínicos evidentes. Y los CDC hablan de «déficit subclínico o ligeramente sintomático», pero no puede ser ambas cosas: lo subclínico *carece* de síntomas. Por consiguiente, los pacientes ligeramente sintomáticos tienen una enfermedad clínica, por mucho que la comunidad médica intente minimizar los síntomas.

En urgencias, exploramos a los pacientes sintomáticos. Así actúan la mayoría de los médicos. Como es lógico, habrá que explorar a los pacientes si estos corren peligro (debido a una derivación gástrica, a la enfermedad de Crohn o a una dieta vegetariana, por ejemplo), pero a menudo incluso estos pacientes «de riesgo» presentan síntomas e indicios cuando se obtiene un historial completo y se hace un reconocimiento médico. Yerran los médicos que no identifican los síntomas e indicios neuropsiquiátricos del déficit de cobalamina, y luego califican de *subclínicos* a los pacientes y deniegan el tratamiento si la cobalamina en el suero resulta baja o se encuentra en la «zona gris». Dicho de otro modo, si los pacientes presentan síntomas e indicios de déficit cobalamínico, es un indicio de que sufren una enfermedad clínica, no subclínica.

El hematólogo Asok Antony, toda una autoridad en este déficit, señala:

Lo que se ha dado en llamar estado subclínico del déficit debería revisarse a la luz de la disponibilidad de cuestionarios, instrumentos y métodos mucho más sofisticados para comprobar el funcionamiento del cerebro. Los investigadores han descubierto anomalías sistemáticas en los electroencefalogramas, los potenciales evocados y las ondas P300 (señales eléctricas del cerebro que se observan durante la ejecución de

diversas tareas cognitivas y se miden como un marcador electrofisio-
lógico de la capacidad cognitiva) en más de la mitad de los pacientes
con un déficit de cobalamina calificado de moderadamente preclínico
desde el punto de vista metabólico. En la mayoría de los casos estas
anomalías desaparecieron mediante una terapia a base de cobalamina,
lo cual refuerza la hipótesis de una relación causal.[7]

Problema 6: directrices potencialmente peligrosas que han establecido las principales autoridades sanitarias

El informe de los CDC sobre la vitamina B_{12} contiene algunos
errores adicionales que pueden desorientar fácilmente a los médicos.
El dosier afirma: «[...] Todos los pacientes con síntomas e indicios
hematológicos o neurológicos *inexplicables* deberían ser examinados
para comprobar la existencia de un déficit de cobalamina». Muchos
médicos interpretarán esta afirmación como que los pacientes con
síntomas e indicios «explicables» –neuropatía debida a la diabetes,
anemia ferropénica o demencia debida al alzheimer, por ejemplo– no
necesitan exploración alguna. Es este un consejo peligroso porque no
tiene en cuenta el hecho de que el déficit de vitamina B_{12} es a veces
la causa de los síntomas e indicios, pero también puede coexistir con
otras enfermedades, por lo que seguirá agravándose si no se detecta.

El informe de los CDC también afirma: «La homocisteína y el
ácido metilmalónico se usan a veces para confirmar el déficit de vitamina B_{12} en casos con resultados iniciales ambiguos, porque los cambios metabólicos suelen preceder a los niveles bajos de cobalamina».
Nuevamente, basándose en esta afirmación, muchos médicos dan por
sentado que los pacientes no necesitan ningún tratamiento si los resultados de estos análisis son normales. El ácido metilmalónico y la
homocisteína, sin embargo, no son pruebas infalibles (véase la página
288). Los pacientes sintomáticos y con niveles bajos, o en la «zona
gris», de cobalamina en el suero deben recibir tratamiento, con independencia de los resultados de las pruebas de ácido metilmalónico y
homocisteína.[8,9,10]

El informe de los CDC continúa diciendo: «El déficit de vitamina B_{12} es fácil de prevenir y tratar, pero el diagnóstico suele fallar y a menudo se pasa por alto en el ámbito de los pacientes externos».[11] Esto es cierto, pero nosotros replicaríamos que el déficit de cobalamina es fácil de identificar cuando los médicos conocen sus síntomas e indicios. Por otra parte, los CDC olvidaron señalar el hecho de que también se desestima en el entorno de los pacientes internos.

Por último, el informe proclama: «El déficit clínico de vitamina B_{12} es relativamente raro».[12] No podríamos estar más en desacuerdo con esta afirmación. Lo que nos preguntamos es si los CDC, junto con muchos expertos en cobalamina y médicos de cabecera, piensan en el «déficit clínico de cobalamina» solo en términos de degeneración combinada subaguda de la médula espinal o anemia macrocítica grave, que requiere transfusiones de sangre —complicaciones ambas debidas a errores diagnósticos sistemáticos—, en vez de pensar en las primeras fases del déficit, cuando los síntomas son potencialmente reversibles.

Problema 7: falta de un protocolo de exploración aceptado universalmente

¿Te imaginas que no tuviéramos un protocolo internacional para la pericarditis (dolor torácico)? ¿Que los médicos solo les dieran importancia a las dolencias cardíacas de aquellos hombres con un «insoportable» dolor de pecho que se extendiera por el brazo izquierdo? Muchos pacientes con indigestión o mujeres con un ligero dolor en el área superior del abdomen serían descartados.

> ¿Te imaginas que no tuviéramos un protocolo internacional para el dolor torácico? Lo que debería haberse adoptado mucho antes es un protocolo similar para la identificación y tratamiento del déficit de cobalamina.

Hoy en día, el tratamiento para el dolor torácico ha evolucionado hasta el punto de poder distinguir una amplia gama de síntomas que conlleva el síndrome coronario agudo y el infarto agudo de miocardio.

Lo que debería haberse adoptado mucho antes es un protocolo similar para la identificación y tratamiento del déficit de cobalamina.

Los médicos y otros profesionales de la salud no abordan el déficit de cobalamina, sino que pasan por alto los síntomas y les dan el alta a los enfermos sin diagnosticar previamente la causa de esos síntomas. Esto resulta peligroso, sobre todo para los pacientes ancianos, que corren mucho peligro de caerse si los devuelven a casa con déficit de cobalamina.

Por ejemplo, a una anciana que se rompió una pierna la enviaron a rehabilitación. Se presentó en urgencias dos semanas después de sufrir otra caída y romperse la otra pierna. Fue entonces cuando se descubrió que tenía un déficit grave de cobalamina. Evidentemente, aquella mujer no había desarrollado el déficit de repente. Antes al contrario, la enfermedad había ido empeorando a lo largo de un prolongado período de tiempo. Si su internista u otros especialistas le hubieran hecho análisis como paciente externa (o incluso durante su última estancia en el hospital), las lesiones habrían podido evitarse.

Los ortopedas también deben involucrarse, puesto que el déficit de vitamina B_{12} no solo provoca caídas, sino que además los huesos fracturados no se sueldan adecuadamente en presencia del déficit (véase el capítulo 2). En ocasiones los médicos suponen que los achaques de sus pacientes —como la incapacidad de estar de pie, mantener el equilibrio o caminar— se deben a la edad, el debilitamiento u otras dolencias. Muchas veces, sin embargo, se derivan simplemente de una falta sistemática de tratamiento para el déficit de cobalamina. Los sanitarios debemos abordar este déficit actuando en equipo.

Problema 8: protocolos desfasados

El último problema que debemos abordar es que el tratamiento a base de vitamina B_{12} ha sido mezquino. Los protocolos de tratamiento se desarrollaron hace más de cincuenta años, estableciendo qué forma de cobalamina usar, la frecuencia del tratamiento y la vía elegida. Sin embargo, los investigadores de entonces estaban más centrados en resolver el problema hematológico que en supervisar los síntomas neuropsiquiátricos. Por eso el tratamiento con inyecciones se realiza una vez al mes.

Los pacientes suelen quejarse de que las inyecciones mensuales no son suficientes, pero los médicos desestiman con frecuencia sus informes y dolencias, pensando que «todo está en su cabeza». Por el contrario, debemos abordar el tratamiento adoptando un enfoque colaborador con los enfermos. Esto no es muy distinto de recetar fármacos psicotrópicos a un paciente. A este se le administra la dosis más baja, que se va valorando con el tiempo en función del progreso de la enfermedad. La valoración y frecuencia de la dosis sigue aplicándose hasta alcanzar un nivel óptimo.

La terapia a base de vitamina B_{12} debería abordarse de la misma manera. Algunos pacientes requerirán dosis más frecuentes, en tanto que a otros les irá bien con los pinchazos mensuales. A menudo observamos que las inyecciones subcutáneas bimensuales o incluso las semanales se toleran mejor como terapia de mantenimiento. Estas inyecciones puede ponérselas el propio paciente o algún miembro de su familia.

Por desgracia, muchos médicos prescriben vitamina B_{12} incluso con más cautela que narcóticos o sustancias controladas, dudando en administrar más de la dosis mínima de cobalamina. Curiosamente, sabemos que algunos prescriben narcóticos sin dudarlo a enfermos con síntomas evidentes de déficit cobalamínico. A diferencia de los narcóticos, la vitamina B_{12} no es adictiva, no interfiere negativamente a la hora de conducir, trabajar o manejar maquinaria y no causa problemas sociales ni de salud.

El resultado conjunto de los ocho factores que hemos analizado aquí es que millones de pacientes, tanto jóvenes como ancianos, sufren porque sus médicos yerran en un fácil diagnóstico o aplican un tratamiento inadecuado. Los pacientes que presentan síntomas, por muy leves que sean, deben ser examinados. El tratamiento precoz e invasivo es fundamental para prevenir devastadoras lesiones neurológicas. Animamos a los médicos a que estudien más a fondo el aspecto neurológico del déficit de vitamina B_{12} y a que utilicen activamente la lista del grado de riesgo de déficit de cobalamina (véase el Apéndice M) para examinar a los pacientes.

FUNCIONES CRUCIALES DE LA COBALAMINA

Muy pocos médicos son conscientes de toda la gama de problemas que se derivan del déficit de cobalamina, por lo que con frecuencia nos enfrentamos a su escepticismo cuando les decimos que los niveles bajos de vitamina B_{12} podrían ser los causantes de síntomas tan diversos como demencia, cardiopatía, debilidad muscular, radiculopatía y esterilidad. Pero los niveles bajos de cobalamina afectan de hecho a casi todos los sistemas corporales, porque esta vitamina desempeña un papel esencial en una amplia gama de funciones neurológicas, hematológicas, inmunitarias, metabólicas, vasculares y reproductoras, entre las que se encuentran las siguientes:

- La división de todas las células.
- Numerosas reacciones enzimáticas.
- La síntesis de los ácidos nucleicos, la transmetilación de los aminoácidos y el metabolismo de los carbohidratos y los ácidos grasos.
- La salud del sistema nervioso (nervios periféricos, médula espinal y cerebro).
- La salud del sistema inmunitario.
- El correcto funcionamiento del ácido fólico, porque la vitamina B_{12} permite que este transforme la homocisteína en metionina. La elevación de este último aminoácido es tanto vasculotóxica como neurotóxica.

Ya que el déficit de vitamina B_{12} deteriora gravemente muchos sistemas, y ya que es tan fácil de curar, los médicos deberían proponerse identificar y tratar a las víctimas de esta enfermedad. Ello resulta especialmente importante ahora que la generación del *baby boom* está envejeciendo y por tanto llegando a la edad de mayor riesgo.

EL METABOLISMO DE LA COBALAMINA: UNA RUTA COMPLEJA

En su estado natural, la cobalamina está presente solo en productos animales. A diferencia de otras vitaminas, esta gran molécula tiene que dar varios pasos importantes en el proceso digestivo a fin de ser absorbida correctamente, pudiendo producirse un fallo en cualquiera de las siguientes fases:

- En el estómago, la pepsina hidroliza las proteínas de la vitamina B_{12}. Este paso requiere el entorno acídico de un estómago sano que produzca ácido clorhídrico.
- Las células parietales del estómago también secretan factor intrínseco, que es necesario para la absorción de la cobalamina.
- La cobalamina, una vez liberada de las proteínas, se une a los receptores salivales de esta vitamina, llamados cobalofilinas o aglutinantes R.
- Las proteasas pancreáticas siguen descomponiendo estos complejos en el duodeno, permitiendo que la cobalamina liberada se adhiera al factor intrínseco.
- El complejo «cobalamina-factor intrínseco» es transportado hasta el íleon (para lo que se necesita la participación de calcio libre). Este complejo se adhiere a los receptores de las células ilíacas y penetra en la pared mucosa.
- La cobalamina libre se adhiere a una proteína plasmática llamada transcobalamina II, que luego es capaz de transportar la vitamina B_{12} hasta el torrente sanguíneo, donde es absorbido por varios órganos, el tuétano de los huesos y numerosas células. Cualquier excedente va a parar al hígado para su almacenamiento.

El metabolismo de la vitamina B_{12} es un proceso complejo y fácil de desequilibrar, y hay una serie de problemas –genéticos, digestivos, metabólicos, quirúrgicos, dietéticos, farmacológicos y autoinmunes– capaces de frenarlo en seco. Esto explica por qué está tan extendido el déficit de cobalamina, pese a la disponibilidad de esta vitamina en una dieta típica.

¿ES MUY FRECUENTE EL DÉFICIT DE COBALAMINA?

En 2000, Jeffrey, coautor de este libro, dirigió un estudio retrospectivo de todos los pacientes de urgencias para los que había pedido personalmente análisis de vitamina B_{12} tras observar posibles factores de riesgo de déficit cobalamínico (véanse los apéndices O y P).

Para ello, calculó el número de pacientes que tenían déficit de vitamina B_{12} (cbl < 180 pg/ml), el de los que tenían niveles situados entre 180 y 211 pg/ml y el de los que se hallaban en el denominado «rango indeterminado» de 212-350 pg/ml (incluyó este último rango porque los hematólogos señalan que una cantidad considerable de pacientes situados en esta zona son deficitarios.[13] Algunos expertos incluso recomiendan examinar a los pacientes con niveles de cobalamina inferiores a 400 pg/ml).[14] En el estudio participaron 302 pacientes. De estos, 24 (el 7,9%) tenían un déficit manifiesto, con niveles inferiores a 180 pg/ml. Otros 16 (el 5,3%) se encontraban en el rango de los 180-211 pg/ml y por tanto también tenían déficit. Por último, en el rango de los 212-350 pg/ml se encontraban 91 pacientes (el 30,1%), que justificaban el tratamiento. Así pues, un total de 131 pacientes (el 43%) presentaba niveles de vitamina B_{12} inferiores a 350 pg/ml. Significativamente, el 30% de este grupo aún no había cumplido los sesenta años.

Estos descubrimientos coinciden con otros estudios que muestran que entre el 15 y el 20% de las personas de edad avanzada, y hasta el 40% de los ancianos hospitalizados, tienen niveles bajos o extremos de vitamina B_{12} en el suero.[15] Por otra parte, como señalamos en el capítulo 1, más del 80% de los veganos que no complementan la dieta adecuadamente y más del 50% de los vegetarianos de la misma índole, muestran signos evidentes de déficit de cobalamina.[16,17] Testimonios adicionales los aporta el Estudio Framingham a gran escala, en el que se descubrió que casi el 40% de los participantes de entre veintiséis y ochenta y tres años de edad tenía niveles de vitamina B_{12} en el plasma situados en el rango normal-bajo, un valor en el que algunas personas empiezan a presentar síntomas neurológicos.[18]

Según el estudio de Jeffrey, el 13% de los pacientes sintomáticos tenía niveles inferiores a 200 pg/ml, lo que los CDC definen ahora como déficit de cobalamina. Aún más preocupante es que más del 43% de los pacientes sintomáticos que se presentaron en urgencias tenía niveles inferiores a 350 pg/ml, lo cual, en nuestra opinión (así como en la de muchos otros expertos), constituye un déficit de vitamina B_{12} que justifica el tratamiento subsiguiente.

¿QUIÉN CORRE MÁS PELIGRO?

Si eres un médico que trata a pacientes adultos –con independencia de tu especialidad–, lo más probable es que al menos uno de los que acudan a tu consulta esta semana tendrá déficit, cuando menos moderado (y posiblemente grave), de cobalamina. Incluso aunque trates a niños o adolescentes, entre tus pacientes habrá casi seguro alguna persona en peligro de padecer déficit de cobalamina.

El déficit de vitamina B_{12} puede afectar a cualquiera a cualquier edad, pero algunos pacientes corren mucho más peligro que otros. La mayoría de los casos de déficit de vitamina B_{12} se deben a trastornos de absorción (véase el capítulo 2), y los ancianos corren más peligro porque entre el 30 y el 40% de ellos padecen atrofia gástrica. Esta enfermedad (así como el uso continuo de inhibidores de la bomba de protones) reduce considerablemente los niveles de jugos gástricos necesarios para que la cobalamina se libere de las proteínas animales.

Por otra parte, los ancianos suelen tener, aunque sus médicos no lo sepan, sobrecrecimiento bacteriano del intestino delgado (SBID), que produce malabsorción y el consiguiente déficit de cobalamina. El SBID afecta a entre el 15 y el 50% de los mayores. En este trastorno, el déficit de vitamina B_{12} lo provoca la captación de cobalamina por parte de ciertos microorganismos presentes en el intestino delgado.[19]

Sin embargo, los problemas de malabsorción también son frecuentes en personas de cualquier edad que padezcan alguna de las siguientes enfermedades o situaciones (véase el Apéndice A para disponer de una lista más completa):

- Enfermedad de Crohn, síndrome de asa ciega, celiaquía, *Helicobacter pylori* u otros trastornos digestivos.
- Un historial de operaciones gastrointestinales, incluidas las intervenciones para perder peso, tales como las derivaciones gástricas (véase el capítulo 10).
- Un historial de radioterapia para el tratamiento de cánceres de pecho, gastrointestinales o pelvianos.

> Si eres un médico que trata a pacientes adultos, lo más probable es que al menos uno de los que acudan a tu consulta esta semana tendrá déficit de cobalamina.

Otra causa del déficit de vitamina B_{12} es la anemia perniciosa, debido a la cual el proceso autoinmune destruye las células que producen factor intrínseco. La anemia perniciosa puede surgir en cualquier etapa de la vida (Sally, coautora de este libro, tenía veintipocos años cuando se la diagnosticaron), pero se suele pensar que se desarrolla durante la mediana edad o más tarde. Aunque muchos médicos consideran la anemia perniciosa como una «enfermedad noreuropea», estudios recientes demuestran que afecta a todos los grupos étnicos. Los genes influyen considerablemente en la anemia perniciosa y, entre los parientes próximos de quienes padecen anemia perniciosa, el peligro de contraer la enfermedad se multiplica casi por veinte.[20]

Una dieta baja en vitamina B_{12} también provoca déficit cobalamínico, habitualmente en personas sin otros factores de riesgo. De hecho, un grupo de riesgo que se les suele pasar por alto a los médicos es el que forman los veganos, vegetarianos y macrobióticos («conscientes» estos de los beneficios de su dieta para la salud). Muchas de estas personas no toman la cantidad adecuada de suplementos vitamínicos; otros toman espirulina o tempeh, suplementos que se publicitan como ricos en B_{12} pero que en realidad contienen sucedáneos de esta vitamina que bloquean la absorción de cobalamina y dan lugar a falsos positivos. A menos que tengan conocimientos exhaustivos de nutrición, los veganos y vegetarianos suelen desarrollar fácilmente un déficit de cobalamina, al igual que los bebés amamantados por madres vegetarianas o veganas. En estos bebés, el déficit de vitamina B_{12} se manifiesta en forma de trastorno del desarrollo, síntomas pseudoautistas, problemas motores, pérdida de las habilidades lingüísticas y sociales o dificultades para prosperar.

Los bebés también llegan a desarrollar el déficit de vitamina B_{12} si sus madres padecen anemia perniciosa sin diagnosticar, sobre todo si les dan el pecho. Los hijos de mujeres que se hayan sometido a una derivación gástrica también corren peligro de padecer este déficit. Pero es importante señalar que las madres que tengan déficit de cobalamina por *cualquier* razón pueden transmitírselo a sus hijos.

Por otra parte, algunos niños padecen formas congénitas del déficit de cobalamina, que suelen manifestarse durante los primeros años de vida y llegar a ser fatales (véase el capítulo 12). En estos casos, es importante determinar qué error genético está presente a fin de tratar a los pacientes de manera precisa (por ejemplo, la aciduria orótica es un trastorno del metabolismo de la pirimidina, por lo que los pacientes presentan anemia megaloblástica. Este trastorno no responde al tratamiento con vitamina B_{12} o ácido fólico, y por ese motivo se trata con uridina por vía oral). Hay que iniciar de inmediato un tratamiento para corregir cualquier error congénito a fin de evitar el retraso mental o la muerte.

Los defectos congénitos suelen ser evidentes, aunque no siempre, durante la primera infancia. Algunos no son obvios hasta la niñez, cuando a veces adoptan la forma de trastornos del desarrollo y se confunden con el autismo (véase el capítulo 12).

Los pacientes quirúrgicos forman otro grupo que corre gran peligro de padecer debilidad por causa del déficit de cobalamina. El óxido nitroso, un anestésico de uso habitual, neutraliza la metilcobalamina al inducir la oxidación irreversible del átomo de cobalto de la vitamina B_{12}. Esto puede dañar o incluso matar a aquellos pacientes que pasan por el quirófano con pocas reservas de cobalamina, sobre todo si se someten a intervenciones quirúrgicas que requieran varias horas de exposición al óxido nitroso. Según cierto informe, unos investigadores descubrieron que el ácido metilmalónico urinario de un paciente había ascendido hasta 314 mcg/ml de creatinina (lo normal es menos de 3,8) tras exponerse al óxido nitroso durante ochenta minutos.[21]

Debido a la ausencia de pruebas preoperatorias y a la gran prevalencia del déficit de cobalamina, este problema es mucho más frecuente de lo que los médicos creen. Los facultativos no diagnostican el déficit posoperatorio, dando por sentado que la debilidad, la parálisis u otros síntomas neuropsiquiátricos son desgraciados pero inevitables efectos secundarios de la operación quirúrgica. Cuando los pacientes son ancianos, los cirujanos tienden a achacar los síntomas a la edad en vez de tener en cuenta el déficit de cobalamina. Unos pocos médicos, conscientes de los efectos nocivos del óxido nitroso, han publicado sus experiencias en revistas médicas y han propuesto la administración de inyecciones de cobalamina antes de las operaciones. A corto plazo, quizá esta decisión proteja a los pacientes, pero no protege adecuadamente a aquellos «de alto riesgo», los cuales deberían ser examinados antes de la operación para que se les dedique la atención adecuada si resulta que les falta cobalamina.

Quienes acuden al dentista también llegan a padecer déficit de vitamina B_{12} tras largas intervenciones en las que se use óxido nitroso, y la bibliografía médica recoge varios casos de dentistas, y sus ayudantes, afectados por la exposición al N_2O.[22] Los médicos suelen olvidarse de preguntar a sus pacientes acerca de intervenciones dentales (limpiezas u endodoncias) en las que pudiera habérseles administrado N_2O, causante de los síntomas o coadyuvante a ellos. Los consumidores «recreativos» de óxido nitroso, una famosa droga conocida como *whip-it*, en ocasiones experimentan problemas neurológicos y llamativos síntomas mentales debidos a la falta de cobalamina, por lo que los médicos deberían intuir la existencia de este problema en el caso de cualquier adolescente o adulto joven que presente síntomas similares a los de la esclerosis múltiple o muestre entumecimiento, debilidad, trastornos visuales, depresión, psicosis u otras complicaciones mentales o neurológicas. Los médicos deben cerciorarse del uso o abuso del óxido nitroso como parte de su trabajo cotidiano, sobre todo cuando los pacientes muestran nuevos síntomas psiquiátricos.

También hay una serie de fármacos legales que agotan las reservas de cobalamina, sobre todo en el caso de pacientes ancianos. Entre los más habituales se encuentran los inhibidores de la bomba de protones, la metformina (Glucophage), los antagonistas H_2, los antiácidos, los antiepilépticos, algunos antibióticos y la colchicina. El óxido

EL DÉFICIT DE COBALAMINA Y LOS PROBLEMAS DE VISIÓN

Hay que seguir investigando para poder documentar de inmediato la incidencia del déficit de vitamina B_{12} en los pacientes con defectos de la visión. La pérdida de campo visual es la primera manifestación de trastornos en los que interviene el quiasma óptico. Hay diversas etiologías de las lesiones quiasmáticas (traumáticas, congénitas, iatrogénicas, intrínsecas y extrínsecas), pero algunas revistas médicas han publicado casos que documentan el déficit de vitamina B_{12} como causa de algunos defectos quiasmáticos del campo de visión (hemianopsia bitemporal o escotoma cruzado).[23]

A modo de ejemplo, una mujer de veintinueve años mostró hemianopsia bitemporal. Los escáneres eran normales, así como los potenciales evocados visuales. El déficit de vitamina B_{12} fue la causa del deterioro visual.[24]

Algunos pacientes experimentaron mejoría y recuperación parcial de la visión tras la terapia a base de cobalamina. A John, un hombre de cincuenta y cuatro años, le diagnosticaron degeneración córtico-basal ganglionar y había perdido campo de visión. Después del tratamiento con cobalamina, la agudeza visual mejoró en un 80%.

En otro caso, Mary, una mujer de ochenta y cinco años con degeneración macular, estaba siendo supervisada debido al empeoramiento del ojo izquierdo. Le programaron una intervención quirúrgica y le revisaron la vista antes de la operación. Su médico estaba asombrado. Al examinar el ojo izquierdo, este había mejorado de manera espectacular. ¿Qué había modificado la situación de la paciente? Cuatro meses antes, le habían diagnosticado y tratado el déficit subyacente de cobalamina que sufría. La causa del problema no era la diabetes ni la senectud, sino un déficit de vitamina B_{12} sin identificar. ¿Cuántas más personas como Mary hay por ahí?

La mayoría de los suplementos que se recetan para tratar o prevenir la degeneración macular no contienen cobalamina, que muchos pacientes de esa enfermedad probablemente necesiten. Las típicas vitaminas y otros nutrientes que se encuentran en los suplementos retinales son las vitaminas A, C y E, así como el zinc, el cobre y la luteína.

nítrico y otros nitratos (nitroprusiato) oxidan la cobalamina, llegando a inducir el déficit. En mujeres jóvenes y de mediana edad, la «píldora» suele ser la culpable (véase el Apéndice A para obtener una lista más completa).

PRUEBAS SENSITIVAS COMPLEMENTARIAS
QUE FACILITAN EL DIAGNÓSTICO

Como señalamos antes, la prueba habitual para medir el nivel de vitamina B_{12} en el suero no sirve, en ocasiones, para identificar los niveles bajos de cobalamina. Por ejemplo, los pacientes de hepatitis subyacente, alcoholismo, trastornos mieloproliferativos, linfomas o sobrecrecimiento bacteriano del intestino suelen mostrar niveles falsamente elevados de vitamina B_{12} en el suero. Además, como ya hemos indicado, el límite inferior para este análisis es hoy en día demasiado bajo.

Hay análisis complementarios que facilitan el diagnóstico del déficit cobalamínico, entre los que se encuentran los relativos al ácido metilmalónico urinario en el suero y a la homocisteína plasmática, dos metabolitos que son marcadores de la actividad enzimática dependiente de la cobalamina. Puesto que los niveles altos de ácido metilmalónico y homocisteína indican en ocasiones un déficit de cobalamina, estos análisis sirven para identificar a los pacientes deficitarios cuando los niveles de vitamina B_{12} en el suero descienden hasta el rango «normal». Otro análisis, el de la holotranscobalamina en el suero, mide una de las proteínas aglutinantes que se usan para llevar la cobalamina a todo el cuerpo (véase el capítulo 1, donde se detallan las ventajas e inconvenientes de cada prueba).

En 2005 empezaron a salir a la luz algunas investigaciones que ponían en duda la fiabilidad de los ensayos relativos al ácido metilmalónico seroso y a la homocisteína plasmática. En un artículo, el doctor Ralph Green afirmó:

Los sorprendentes e inquietantes descubrimientos de este estudio consisten en que todos los ensayos mostraban una considerable variabilidad antes de iniciar cualquier tratamiento y en que los resultados de los ensayos, tomados individualmente o en conjunto, no predecían o descartaban una reacción a ningún tratamiento específico a base de cobalamina. Interpretados en sentido estricto y dada la confianza que se suele depositar en la fiabilidad clínica de estos análisis para la identificación del déficit de cobalamina, estos descubrimientos resultan perturbadores.

El sobrediagnóstico del déficit de vitamina B_{12} es básicamente inocuo; pero, como señala este artículo: «El error diagnóstico es claramente una cuestión digna de tener en cuenta, sobre todo porque los devastadores daños neurológicos debidos al déficit de cobalamina son evitables».[25] Green continuó diciendo:

Muchos han aceptado al pie de la letra los simplistas mensajes y mantras enviados por los fabricantes de equipos de ensayos y los dogmas consagrados que impregnan la teoría de que la identificación analítica del déficit de cobalamina es «pan comido». De hecho, tal vez haya llegado el momento de reconsiderar un campo de estudio en posible estado de confusión y desorden no muy diferente del que había cuando se introdujeron los radioensayos en sustitución de los ensayos microbiológicos para medir los niveles de cobalamina.[26]

Por tanto, propuso lo siguiente: «En esta fase, sería prudente concluir que los ensayos ahora disponibles para identificar o excluir el déficit de cobalamina, si bien útiles en potencia, deberían usarse con plena conciencia de sus posibles limitaciones, al menos hasta que se resuelvan ciertas cuestiones».[27] No podríamos estar más de acuerdo, y por eso justamente los historiales detallados, los exámenes clínicos y la investigación constante sobre el déficit de vitamina B_{12} son absolutamente imprescindibles.

El problema es que hay poca información sobre pacientes con déficit clínico de cobalamina pero niveles normales de metabolitos y vitamina B_{12}. El doctor Lawrence Solomon, de los Servicios de Salud de la Universidad de Yale, examinó a 37 pacientes que reaccionaron positivamente a la terapia cobalamínica y descubrió que los valores (previos al tratamiento) de cobalamina en el suero y homocisteína eran normales en el 50% de los casos y los de ácido metilmalónico en el 25%.[28] Durante los últimos años, hemos visto a pacientes de este tipo y hemos hablado con colegas médicos que tienen las mismas preocupaciones.

Solomon señaló: «Además, ya que los estudios procedentes de centros académicos utilizaban laboratorios especiales, quizá sus descubrimientos no coincidan con los que se hacen en otras policlínicas».[29] Realizó una revisión retrospectiva de pacientes examinados por déficit de vitamina B_{12} durante un período de diez años en la Organización para el Mantenimiento de la Salud utilizando un laboratorio nacional comercial. Al principio, solo se sometieron a ensayos terapéuticos aquellos pacientes con niveles bajos de vitamina B_{12} en el suero o niveles altos de ácido metilmalónico/homocisteína. «Sin embargo —refirió Solomon—, durante el séptimo año del período de estudio, un paciente con ausencia total de sensación vibratoria en la cresta ilíaca, las rodillas y los tobillos se recuperó por completo tras dos meses de terapia cobalamínica, pese a los niveles normales de cobalamina, ácido metilmalónico y homocisteína. Posteriormente se ofreció tratamiento terapéutico a todos los pacientes con anomalías hematológicas o neurológicas coincidentes con el déficit de cobalamina, con independencia de los resultados de los estudios clínicos».[30]

Los resultados de este nuevo enfoque clínico fueron reveladores:

Si la terapia se hubiera restringido *tanto* a los pacientes sintomáticos de niveles bajos o intermedios de cobalamina *como* a aquellos con elevados niveles metabólicos, el 63% de los implicados no habría recibido tratamiento alguno. Veinticinco pacientes no respondieron al tratamiento, incluidos 5 de 11 (el 45%) con escasez de cobalamina, 22 de 49 (el 45%) con exceso de ácido metilmalónico y 13 de 30 (el 43%) con valores altos de homocisteína. Se llega así a la conclusión de que los niveles de cobalamina, ácido metilmalónico y homocisteína fluctúan con el tiempo y por ello ni predicen ni excluyen la presencia de trastornos hematológicos o neurológicos sensibles a la cobalamina.[31]

Este estudio explica por qué los médicos deben tener en cuenta los síntomas subjetivos de los pacientes, así como los indicios clínicos, a la hora de programar un tratamiento. Llegados a este punto, consideramos que el primer paso que hay que dar para diagnosticar el déficit de vitamina B_{12} consiste en hacerse con un historial completo, realizar un exhaustivo examen neurológico y averiguar los niveles exactos de cobalamina en el suero. El médico debería tener en cuenta la «zona gris» al interpretar los resultados de los análisis. Si los pacientes son sintomáticos y su nivel de cobalamina en el suero es < 200 pg/ml o cae en la «zona gris» (200-450 pg/ml), hay que iniciar el tratamiento de inmediato.

Debemos señalar que en el estudio del doctor Solomon se usó el ácido metilmalónico en lugar del ácido metilmalónico urinario. Este último es preferible, pero sigue teniendo sus limitaciones. Hemos visto casos de pacientes con un valor normal de ácido metilmalónico urinario que, no obstante, respondieron de manera increíble a la terapia a base de vitamina B_{12} inyectable (curiosamente, los niveles de cobalamina en el suero de estos pacientes adultos eran bajos o «grises»). También hemos visto casos de niños sintomáticos con niveles elevados de ácido metilmalónico urinario, o incluso valores altos de cobalamina en el suero, que respondieron de manera sorprendente a la terapia cobalamínica. Esto implica que la cantidad «normal» de vitamina B_{12} en el suero debería ser mayor para los niños que para los adultos a causa del crecimiento y desarrollo del cerebro. Van Tiggelen descubrió que los niveles de cobalamina en el suero (en adultos) inferiores a 550 pg/ml estaban relacionados con la falta de vitamina B_{12} en el líquido cerebroespinal (LCE). Hay que hacer estudios más exhaustivos que comparen la cobalamina en el suero con el valor de LCE para determinar el rango óptimo de vitamina B_{12} en el suero.[32] Tras una exhaustiva revisión de la bibliografía médica relativa al ácido metilmalónico en el suero y a los análisis proporcionales de «ácido metilmalónico/creatinina», y después de utilizar ambas pruebas durante más de diez años, estamos seguros de que el ácido metilmalónico urinario es preferible, sobre todo en el caso de pacientes ancianos o de quienes padecen insuficiencia renal. El ácido metilmalónico urinario, a diferencia del ácido metilmalónico en el suero, es válido para examinar a los ancianos, por lo que los médicos pueden confiar en que los resultados no estarán sesgados a causa de la hidratación o el estado de los riñones.

Llegados a este punto, dado que el límite inferior para la cobalamina en el suero es demasiado bajo, recomendamos dos opciones para los médicos: examen clínico y utilización de la vitamina B_{12} en el suero (tratando a los pacientes sintomáticos de la «zona gris»: cobalamina $<$ 450 pg/ml) o examen clínico y utilización tanto de la vitamina B_{12} en el suero como del ácido metilmalónico urinario en el caso de aquellos pacientes que muestren síntomas de déficit cobalamínico. Si cualquiera de las dos pruebas resulta anómala (o si la cobalamina en el suero se encuentra en la «zona gris»), es necesario iniciar el tratamiento. Hay que seguir investigando para determinar si la elevación del límite inferior de la prueba de cobalamina en el suero hasta 450 pg/ml, o incluso hasta 550 pg/ml en el caso de los adultos, eliminaría la necesidad de realizar estos análisis complementarios.

¿Es la prueba de la holotranscobalamina (holo-TC) mejor que la de la vitamina B_{12} en el suero? Un estudio realizado en 2006 llegó a la conclusión de que «la holotranscobalamina y la cobalamina total tienen la misma precisión diagnóstica a la hora de medir la vitamina B_{12} metabólica. La medición conjunta de la holo-TC y la cobalamina total facilita la exploración de este déficit vitamínico».[33] Esto es similar a lo que hemos descubierto con respecto al ácido metilmalónico urinario y la cobalamina en el suero.

Según el doctor John Dommisse:

El principal paso que habría que dar para devolver el déficit de vitamina B_{12} a la corriente dominante de la medicina y la psiquiatría consistiría en reconocer de manera general que el rango normal debe establecerse entre los 600 y los 2.000 pg/ml. Por debajo de 500 o 600 pg/ml, las carencias empiezan a mostrarse en el líquido cerebroespinal, como llevan demostrando diversos artículos médicos durante los últimos veinte o treinta años. Los seres humanos y otros mamíferos nacen con niveles serosos de unos 2.000 pg/ml, que luego descienden gradualmente a lo largo de la vida. [...] En el caso de carencias graves (menos de 300 o 400 pg/ml), es mejor empezar con inyecciones de cobalamina, que transportan la mayor cantidad de esta vitamina a los tejidos en el menor tiempo posible».

Dommisse considera que, una vez que se administren entre seis y doce inyecciones semanales o dos veces a la semana de 1.000 mcg, la ruta puede cambiar a altas dosis de pastillas (2.000-2.500 mcg) dos veces al día, siempre que el paciente tenga el íleon terminal intacto (sin resecar ni estar dañado por la enfermedad de Crohn o la ileítis terminal).[34] Afirma que los adultos ancianos deberían tener unos niveles situados entre los 600 y los 2.000 pg/ml. En el caso de los niños, recomienda un nivel de entre 1.000 y 2.000 pg/ml.

El doctor Joseph Chandy, un médico de cabecera británico, ha estado investigando y tratando el déficit de vitamina B_{12} desde 1981. Recomienda diagnosticar el déficit de cobalamina sobre la base de síntomas e indicios, informes clínicos e historiales familiares, con lo que estamos completamente de acuerdo. Define el «déficit sutil» como un nivel de cobalamina en el suero situado entre los 300 y los 450 pg/ml, el «déficit intermedio» como un nivel entre los 200 y los 300 pg/ml y el «déficit grave» como un nivel inferior a los 200 pg/ml (visita www.B12.org para estudiar *The Chandy Diagnostic Criteria*).

¿Qué pacientes deberían ser examinados para rastrear el déficit de cobalamina? Tras años de experiencia e investigación clínica, así como de una exhaustiva revisión de la bibliografía, en 1999 desarrollamos la lista de criterios de déficit de cobalamina (LCDC) como instrumento de exploración para médicos y otros sanitarios, que actualizamos en 2010 (véase el Apéndice M). El sistema de puntuación de la LCDC permite a los médicos calcular el riesgo relativo del

VITAMINA B_{12} EN EL SUERO

1. Es rentable.
2. Son necesarios nuevos parámetros para establecer el límite inferior aceptable.
3. Los médicos deben tratar a los pacientes sintomáticos con niveles inferiores a 450 pg/ml.
4. Puede dar falsos positivos (niveles altos de cobalamina en presencia del déficit) en el caso de pacientes con las siguientes enfermedades:

   - Enfermedad hepática activa (hepatitis, alcoholismo).
   - Déficit de transcobalamina II.
   - Sobrecrecimiento bacteriano intestinal.
   - Trastornos mieloproliferativos:
     » Policitemia vera.
     » Leucemia mielógena crónica.
     » Leucemia promielótica aguda.
     » Exposición al hidrato de cloral.
     » Linfomas.

5. Puede dar falsos positivos (niveles bajos de cobalamina en ausencia de déficit) en pacientes con las siguientes enfermedades o en las siguientes situaciones:

   - Déficit de folato.
   - Embarazo (si bien ponemos en duda la validez de este descubrimiento, porque es posible no identificar el déficit durante la gestación).
   - Ingesta excesiva de vitamina C.
   - Déficit de transcobalamina I.

CRITERIO DE D'ALEMBERT APLICADO AL ÁCIDO METILMALÓNICO Y LA CREATININA

1. Habitualmente elevado en el déficit de vitamina B_{12}.
2. Elevado en el caso de algunos errores congénitos del metabolismo de la cobalamina.
3. Adaptación a la disfunción normal.
4. Adaptación a la hipovolemia/deshidratación.
5. No invasivo.

6. No requiere ayuno (prueba rápida de orina).
7. Es rentable.

ÁCIDO METILMALÓNICO EN EL SUERO

1. A veces elevado en presencia del déficit de cobalamina.
2. Elevado en el caso de ciertos errores congénitos del metabolismo de la cobalamina.
3. Falsamente elevado en caso de insuficiencia renal.
4. Falsamente elevado en caso de reducción del volumen intravascular.
5. Necesidad de doce horas de ayuno.
6. Es invasivo.
7. Menos sensible y específico que el ácido metilmalónico urinario.

HOMOCISTEÍNA EN EL PLASMA

1. A veces elevado en caso de déficit de cobalamina.
2. Elevado en presencia de déficit de folato.
3. Elevado en caso de déficit de B_6.
4. Elevado en caso de insuficiencia renal.
5. Elevado en caso de reducción del volumen intravascular.
6. Elevado en presencia de enfermedades crónicas (hipotiroidismo, lupus eritematoso sistémico, psoriasis aguda, algunos cánceres, insuficiencia renal).
7. Elevado por el uso de fármacos específicos (Dilantin, Tegretol [carmabazepina], óxido nitroso, metrexato, hipolipemiantes [colestipol y niacina en combinación con tiazidas diuréticas], anticonceptivos con estrógenos).
8. Elevado en el caso de errores del metabolismo de la metionina:

   ▪ Déficit de cistationina ß-sintasa.
   ▪ Déficit de metionina sintasa.
   ▪ Déficit metilentetrahidrofolato reductasa.

9. Elevado en el caso de ciertos errores congénitos del metabolismo de la cobalamina.
10. Necesidad de doce horas de ayuno.
11. Es invasivo.

LA HISTORIA DEL ÁCIDO METILMALÓNICO URINARIO

En 1967, los investigadores sabían que el ácido metilmalónico urinario elevado era un indicio de déficit de cobalamina. Sin embargo, comoquiera que en aquel entonces los análisis eran laboriosos y requerían mucho tiempo, el ácido metilmalónico urinario no se adoptó como procedimiento clínico.

Lo que los médicos necesitaban era un método rápido y sensible para medir el ácido metilmalónico en la orina, método desarrollado en 1982 por el doctor Eric J. Norman y el desaparecido M. Drue Denton y sus colaboradores del Departamento de Hematología de la Universidad de Cincinnati. El equipo clínico del doctor Norman desarrolló un ensayo para el ácido metilmalónico urinario usando cromatografía de gases/espectrometría de masas. En pruebas en las que participaron casi 2.000 individuos con anemia megaloblástica, otras anemias, elevado volumen corpuscular medio de los glóbulos rojos o trastornos neurológicos sin explicar, los investigadores descubrieron que el ácido metilmalónico urinario indicaba el déficit de cobalamina con más precisión que las pruebas de cobalamina en el suero, el test de Schilling y otras pruebas hematológicas básicas. También descubrieron que muchos pacientes sin anemia ya habían sufrido alguna discapacidad neurológica permanente causada por un retraso en el diagnóstico debido, en algunos casos, a la ausencia de análisis rigurosos.

Hacia 1985 se perfeccionó el criterio de D'Alembert aplicado al ácido metilmalónico/creatinina, y el doctor Norman y su mujer, Claudia, crearon su propio laboratorio (Laboratorio Clínico Norman) para la exploración del déficit de cobalamina. En torno a la misma época, un grupo independiente de investigación, basándose en los datos y los estudios del doctor Norman, analizó muestras de sangre almacenadas que se habían tomado de pacientes con anemia perniciosa y otros tipos de déficit de cobalamina, llegando a la conclusión de que la prueba del ácido metilmalónico resultaba más útil que las mediciones de vitamina B_{12} en el suero. Los resultados de este estudio (utilizando sangre en lugar de orina) se publicaron en el *New England Journal of Medicine* en 1988.[35] Las conclusiones de este estudio empezaron a dominar el ejercicio de la medicina, aunque el ácido metilmalónico en el suero fuese en realidad menos preciso. El doctor Norman explica: «El ácido metilmalónico está cuarenta veces más concentrado en la orina que en el suero, por lo que las fluctuaciones temporales afectan en mayor medida al análisis seroso». Pese a esta temprana confirmación del valor del ácido metilmalónico urinario, la comunidad médica ha utilizado poquísimas veces esta herramienta de exploración, prefiriendo, curiosamente, los imprecisos análisis de homocisteína y ácido metilmalónico en el suero. En 1993, un estudio en el que participaron 809 pacientes y que patrocinaron los NIH documentó la utilidad del ácido metilmalónico urinario, del que, sin embargo, se sigue prescindiendo.[36]

paciente, definido como puntuación del riesgo del déficit de cobalamina (PRDC).

PROTOCOLO RECOMENDADO PARA EL TRATAMIENTO DEL DÉFICIT DE COBALAMINA

Existen tres formas de vitamina B_{12} suplementaria: cianocobalamina, hidroxocobalamina y metilcobalamina (revisaremos las ventajas e inconvenientes de las distintas formas más adelante, en este mismo capítulo). Hay diversas recomendaciones relativas a las terapias inicial y de mantenimiento. A continuación mostramos el protocolo utilizado con más frecuencia, pero que, a nuestro entender, debería revisarse para reflejar los conocimientos actuales.

Protocolo antiguo

- Inyecciones intramusculares iniciales de cobalamina, 1.000 mcg al día o cada cuarenta y ocho horas durante cinco o siete días.
- Les siguen inyecciones intramusculares semanales de 1.000 mcg durante cuatro semanas.
- Por último, inyecciones intramusculares de mantenimiento (1.000 mcg mensuales). Esta terapia de mantenimiento es para toda la vida.

Según los criterios recién esbozados, la mejoría hematológica suele comenzar al cabo de entre cinco y siete días y el déficit debería corregirse después de tres o cuatro semanas de terapia. Si la carencia de vitamina B$_{12}$ ha sido duradera, y hay síntomas neurológicos, pueden transcurrir más de seis meses hasta que aparecen los indicios de mejoramiento. En aquellos casos en que los síntomas e indicios neurológicos han estado presentes durante más de un año, o en que el deterioro es grave, el daño neurológico resulta a veces permanente. En términos generales, los síntomas neurológicos se corrigen por completo aproximadamente en la mitad de los casos, mientras que las carencias residuales siguen presentes en la otra mitad; no obstante, casi todos los pacientes mejoran en cierta medida.

Nuevo protocolo

Hoy en día, la terapia de mantenimiento debería valorarse en función de la respuesta del paciente al tratamiento. Conviene recordar que el 80% de la cianocobalamina inyectable se excreta en el transcurso de las primeras veinticuatro horas. El doctor G. Richard Lee señala en *Wintrobe's Clinical Hematology* que una sola inyección, incluso de grandes cantidades de cobalamina, no basta para rellenar las reservas corporales. Ello se debe a que la capacidad del cuerpo para retener la vitamina B$_{12}$ inyectable es limitada. Así pues, escribe: «Si hay que almacenar más de 1 mg de cobalamina, es necesario administrar varias inyecciones, con un intervalo de al menos veinticuatro horas, en lugar de una sola dosis». El doctor Lee también señala que algunas personas son «respondientes rápidos» cuyas concentraciones de cobalamina en el suero pueden descender a niveles peligrosamente bajos antes de que hayan transcurrido dos semanas desde la administración de la inyección.[37]

En cualquier caso, hay que particularizar las dosis de cobalamina. A algunos pacientes les va bien con inyecciones mensuales; sin embargo, a muchos les irá mejor con dosis bimensuales o incluso semanales. El aumento de la frecuencia no implica peligro alguno. De hecho, tiene más sentido mantener un ritmo constante que esperar treinta días entre cada inyección, creando períodos de déficit relativo. Recomendamos enseñar a los pacientes, o a sus familiares, a poner inyecciones subcutáneas (de igual modo que los diabéticos se inyectan insulina).

Esto les ahorrará tiempo al paciente y al médico, así como dólares al primero. La mayoría de los pacientes sabrán reconocer cuánto tiempo es efectiva una inyección y, junto con el médico, podrán ajustar el intervalo en consecuencia. El antiguo protocolo de inyecciones mensuales está desfasado y no beneficia demasiado a los pacientes.

Conviene señalar que la toxicidad de la vitamina B_{12} es nula, salvo en el caso de reacciones alérgicas extremadamente raras. La única excepción, que analizaremos más adelante en este capítulo, atañe a los pacientes con neuropatía óptica hereditaria de Leber, una enfermedad muy poco frecuente en la que el uso de cianocobalamina está contraindicado.

La vitamina B_{12} es segura, hidrosoluble y no tóxica. A fin de comprobar su seguridad, fíjate en el antídoto para el envenenamiento por cianuro, el cual contiene hidroxocobalamina. El protocolo requiere 5 g de hidroxocobalamina (una cantidad cinco mil veces superior a la de una inyección de 1.000 mcg de cobalamina) diluidos en 150 ml de suero fisiológico e inyectados por vía intravenosa durante quince minutos. La dosis puede repetirse al cabo de treinta minutos en caso necesario.

¿CUÁL ES EL MEJOR TIPO DE COBALAMINA?

Las pruebas actuales indican que la hidroxocobalamina es superior a la cianocobalamina y que la metilcobalamina quizá sea superior a la hidroxocobalamina para las enfermedades neurológicas. El doctor Lee señala en *Wintrobe's Clinical Hematology*: «La retención inicial de la hidroxocobalamina es mejor que la de la cianocobalamina; veintiocho días después de la inyección, la retención sigue siendo casi tres veces mayor. Por otra parte, la hidroxocobalamina es más accesible para las células, que la procesan de manera más eficaz».[38]

La metilcobalamina (disponible en farmacias donde se preparen fórmulas magistrales) no se usa mucho en Estados Unidos, pero unos estudios japoneses indican que es incluso más efectiva para el tratamiento de las secuelas neurológicas del déficit de cobalamina. Su mayor eficacia probablemente se debe, al menos en parte, al hecho de que, al igual que la hidroxocobalamina, no es necesario quitarle el cianato. Además, a diferencia tanto de la hidroxocobalamina como de la cianocobalamina, no hay que reducirla al estado $+1$ (la única forma capaz de atravesar la barrera hematoencefálica).* Así pues, la metilcobalamina evita varias fases potencialmente problemáticas del metabolismo de la cobalamina. Por otra parte, la metilcobalamina proporciona al cuerpo grupos metilo, que son esenciales para diversas reacciones biológicas de oxidación-reducción. Los estudios muestran que una pequeña dosis oral de metilcobalamina produce más acumulación de cobalamina en el hígado que una dosis oral de cianocobalamina, y que la metilcobalamina queda retenida en los tejidos durante un período de tiempo tres veces más prolongado que la cianocobalamina.

Han surgido algunas dudas sobre el uso de un derivado de la vitamina B_{12} con base de cianuro. A los pacientes con neuropatía óptica hereditaria de Leber (NOHL) no hay que administrarles *nunca* cianocobalamina; esta enfermedad está relacionada con la incapacidad de destruir adecuadamente el cianuro presente en el cuerpo, y hay pruebas de que la administración de cianocobalamina exacerba la atrofia óptica vinculada a la NOHL. (La hidroxocobalamina y la metilcobalamina pueden usarse, lógicamente, para tratar a pacientes de NOHL, pues no contienen el grupo ciano [cianuro]. De hecho, hay ejemplos de que algunos casos de neuropatía óptica responden espectacularmente a la hidroxocobalamina, que actúa como un antagonista del cianuro.)

Las personas con insuficiencia hepática también presentan a veces niveles elevados de cianuro, y los niños con errores congénitos del metabolismo de la vitamina B_{12} pueden sufrir un defecto metabólico

---

* Los investigadores han propuesto la existencia de cuatro fases necesarias para convertir la cianocobalamina en las formas coenzimáticas activas (metilcobalamina y adenosilcobalamina).[40] La metilcobalamina se encuentra en el plasma sanguíneo, en el líquido cerebroespinal y en el citosol celular. La adenosilcobalamina es predominante en los tejidos celulares, donde queda retenida en las mitocondrias. Si hay un defecto que impida la conversión de la cianocobalamina en metilcobalamina, la vitamina B_{12} no se encuentra en su forma utilizable, y está limitada o inservible en el plasma sanguíneo, en el líquido cerebroespinal y en el citosol de las células.

en el que interviene el metabolismo del cianuro. También los fumadores tienen niveles elevados de cianuro, y las investigaciones muestran que las inyecciones de hidroxocobalamina hacen decrecer en un 59% esos niveles en la sangre de los fumadores; por el contrario, la administración de cianocobalamina podría elevarlos.[39]

Dada la mayor seguridad y eficacia de la hidroxocobalamina y de la metilcobalamina, coincidimos con el doctor Steve Roach, quien indica: «No esperaría ningún efecto adverso en la mayoría de los pacientes que toman cualquiera de los dos preparados (cianocobalamina o hidroxocobalamina). Sin embargo, parece aconsejable evitar la forma potencialmente dañina de un fármaco cuando está disponible la variedad más fisiológica, que además se excreta a un ritmo más conveniente».[41]

Y, lo que es más importante, los estudios han demostrado que la hidroxocobalamina es superior a la cianocobalamina. Un estudio llegó a la siguiente conclusión: «Tras una inyección intramuscular de 1 mg de $CN-B_{12}$ y $OH-B_{12}$, los individuos normales excretaron en la orina, al cabo de veinticuatro horas, el 80 y el 25% respectivamente. Esto equivale a una retención del 20% de $CN-B_{12}$, en comparación con el 75% de $OH-B_{12}$. Estos dos factores —mayor adherencia a las proteínas del suero y difusión más lenta de $OH-B_{12}$ no adherida— reducen la filtración glomerular y deben considerarse la explicación más razonable de por qué se pierde en la orina más $OH-B_{12}$ que $CN-B_{12}$».[42]

A la luz de los datos actuales, recomendamos la hidroxocobalamina, en lugar de la cianocobalamina, para el tratamiento de los pacientes típicos de anemia perniciosa, así como de los pacientes que presenten síntomas neurológicos como consecuencia de una demora en el diagnóstico. Las investigaciones recientes han descubierto que los pacientes con implicaciones neurológicas obtienen aún mayores beneficios de las grandes dosis de metilcobalamina[43] (véase el capítulo 3).

Con independencia del tipo de cobalamina que se use, hay que informar a todos los pacientes que necesiten un tratamiento a largo plazo —como aquellos con anemia perniciosa o un historial de operaciones gástricas o ilíacas— de la necesidad de continuar el tratamiento

> Recomendamos la hidroxocobalamina, en lugar de la cianocobalamina, para tratar el déficit de vitamina B_{12}.

de por vida. También es importante el hecho de proporcionarles la documentación que les facilite la obtención de su tratamiento en el futuro, en el caso de que cambien de médicos. Asimismo, insta a los hospitales que frecuentas a que desarrollen protocolos para una exploración efectiva de la vitamina B_{12} y su tratamiento (usando hidroxocobalamina y metilcobalamina). El déficit de vitamina B_{12} constituye una crisis de la salud pública, por lo que resulta esencial, sobre todo a medida que envejece la amplísima generación del *baby boom*, que desarrollemos criterios sanitarios adecuados a fin de reconocer, abordar y manejar esta crisis.

PASTILLAS CONTRA INYECCIONES

Algunos estudios señalan que la cianocobalamina por vía oral en grandes dosis (1.000-2.000 mcg diarios) equivale a las inyecciones de cianocobalamina. Por ejemplo, un estudio reciente llevado a cabo en Estados Unidos demostró que las dosis altas diarias de vitamina B_{12} por vía oral (2.000 mcg) eran tan efectivas para producir respuestas neurológicas y hematológicas como una pauta inyectable en pacientes con déficit de cobalamina. Este estudio defiende con firmeza la opinión de que la B_{12} por vía oral en dosis de 2.000 mcg puede reemplazar a la terapia a base de inyecciones en *algunos* casos. Aunque se trataba de un estudio muy pequeño en el que solo participaron 33 pacientes, se usaron los marcadores de ácido metilmalónico en el suero y de homocisteína, demostrando una disminución de estos metabolitos.[44]

Este estudio coincide con los descubrimientos hechos en las décadas de los cincuenta y los sesenta, los cuales mostraron que el 1% de la dosis oral de cobalamina es absorbida a través de una ruta alternativa, mediante difusión pasiva a lo largo del intestino delgado, en presencia de factor intrínseco o de un íleon terminal sano. También coincide con las prácticas clínicas de Suecia, donde la terapia de mantenimiento a base de B_{12} oral lleva usándose desde hace más de veinticinco años.

Nosotros consideramos, sin embargo, que hay que seguir investigando para confirmar la eficacia y seguridad de la B_{12} oral para pacientes cuyas carencias tengan diversas etiologías. Es necesario realizar los estudios comparando la metilcobalamina oral con la cianocobalamina oral, así como la hidroxocobalamina inyectable y la metilcobalamina oral con la cianocobalamina oral e inyectable. También conviene señalar que los preparados orales y sublinguales no están regulados por la Agencia de Alimentos y Medicamentos (FDA, por sus siglas en inglés).

El doctor Emmanuel Andrés señaló recientemente en los *Annals of Pharmacotherapy*:

> Como demostraron Lane y Rojas-Fernández, hasta la fecha solo los informes individuales o los pequeños estudios se han centrado en la terapia a base de vitamina B_{12} por vía oral para el tratamiento de la falta de cobalamina. Por tanto, aún hay que determinar las dosis ideales de cobalamina oral y la duración del tratamiento. Según algunos estudios, el déficit de cobalamina no está bien establecido, ya se trate de concentraciones bajas de vitamina B_{12} en el suero o de un verdadero déficit de cobalamina con características clínicas o biológicas; tampoco se conoce la etiología, tanto si se trata de déficit nutricional o anemia perniciosa como de malabsorción de la cobalamina presente en los alimentos. Por lo que sabemos, estas limitaciones dificultan la interpretación de los datos».[45]

Lane y Rojas-Fernández concluyeron en el sumario: «En el momento actual, los datos de que disponemos no son adecuados para defender el uso de cianocobalamina oral en pacientes con problemas neurológicos graves».[46] Nosotros mismos hemos visto casos en que la B_{12} inyectable producía muchos más beneficios que los suplementos orales.

Tal vez sea cierto que algunos casos de déficit de vitamina B_{12} causado por malabsorción puedan tratarse con grandes dosis de B_{12}

por vía oral (2.000 mcg diarios). Por desgracia, los médicos son incapaces de determinar qué pacientes caen dentro de esta categoría, y el supuesto de que todos los ancianos enfermos tienen déficit de cobalamina debido a malabsorción hará peligrar a aquellos que padecen otros trastornos. Por otra parte, los médicos deben tener en cuenta que, si bien la etiqueta del frasco del complejo B_{50} dice contener un 833% de la cantidad diaria recomendada, en realidad solo incluye 50 mcg de cobalamina. Igualmente, los habituales complejos multivitamínicos «para mayores» solo contienen 25 mcg de cobalamina y las típicas multivitaminas para adultos, solo 6 mcg. Estas cantidades son claramente inadecuadas para pacientes con problemas de malabsorción y que necesiten ingerir al menos 2.000 mcg diarios de B_{12} oral.

Por otra parte, incluso en casos de malabsorción, algunos pacientes, sobre todo aquellos con síntomas neurológicos, se beneficiarían de colmar enseguida sus reservas. Además, en el caso de pacientes díscolos o que tienen problemas de memoria, las inyecciones administradas en el ambulatorio o por algún familiar son mucho más fiables que unos suplementos orales que los enfermos quizá olviden tomar. Asimismo, algunos pacientes no quieren tomar demasiadas pastillas, en tanto que a otros les cuesta tragar los comprimidos o la sensibilidad de su estómago les produce náuseas con facilidad. (Las grandes dosis de vitamina B_{12} sublingual pueden ser una opción válida para estos enfermos.)

Gracias al desarrollo de agujas microfinas prácticamente indoloras, el único problema significativo relacionado con la vitamina B_{12} inyectable —el dolor del pinchazo— se ha reducido considerablemente. Además, los pacientes aprenden con facilidad a ponerse las inyecciones ellos mismos, haciendo que la B_{12} inyectable resulte mucho más barata que otras opciones (pastillas, espráis, parches y cremas; véase el capítulo 13). Y la eficacia de las inyecciones ha sido bien estudiada, lo que no puede decirse de otros productos que se venden sin receta.

El argumento a favor de las inyecciones es sencillo: dado que la vitamina B_{12} inyectable es efectiva, económica y prácticamente indolora, ¿por qué probar opciones por vía oral que quizá no sean tan eficaces? En los casos de déficit de cobalamina debidos exclusivamente a una dieta inadecuada, sin embargo, los suplementos orales son, por supuesto, efectivos, una vez que se hayan restablecido los niveles normales de cobalamina y que se hayan descartado cualesquiera otras razones causantes del déficit.

Una última consideración: conviene recordar que los pacientes a los que se haya prescrito *cualquier* tipo de tratamiento a base de vitamina B_{12} deben ser supervisados para comprobar la eficacia de este en cuanto a la desaparición de los síntomas o la respuesta negativa a él.

UNA OBLIGACIÓN PARA TODAS LAS ESPECIALIDADES

A menudo nos dicen, en nuestra calidad de personal de urgencias, que la medición de la vitamina B_{12} no corresponde a nuestro ámbito. Sin embargo, un porcentaje significativo de nuestros «repetidores» —aquellos que acuden a nuestro departamento todos los meses con alteraciones mentales, síncopes, pericarditis, anemia, debilidad, mareos o fracturas debidas a una caída— resultaron tener un grave déficit de cobalamina. Los sanitarios deben darse cuenta de que sus pacientes quizá sufran de hecho un déficit de B_{12} que está produciendo o agravando sus problemas de salud.

Consideramos que la sala de urgencias es un lugar apropiado para realizar análisis. Tenemos la obligación ética de descartar el déficit de vitamina B_{12} en aquellos pacientes de urgencias que presenten síntomas e indicios, o corran grave peligro, de padecerlo. Nosotros y nuestros colegas médicos, actuando así, hemos salvaguardado la salud y salvado la vida de muchos pacientes, de modo que animamos al personal de todas las salas de urgencias a que pidan análisis cuando lo crean conveniente.

Lo ideal sería, sin embargo, que el diagnóstico se hiciera en la consulta de un médico de cabecera o un especialista, quienes pueden proporcionar un seguimiento a largo plazo. El déficit de vitamina B_{12} es un problema que debería identificarse y tratarse mucho antes de que produzca síntomas lo bastante graves para requerir atención de urgencia. En la gran mayoría de los casos, este déficit se desarrolla lentamente, por lo que puede diagnosticarse con facilidad meses o incluso años antes de que origine síntomas dolorosos o amenazantes. Pero hasta que los médicos de atención primaria, los internistas y otros especialistas reconozcan estos hechos y cambien de hábitos, los facultativos de urgencias deben dar un paso al frente para ayudar a combatir esta epidemia.

El diagnóstico y tratamiento precoces llegarán a ser la norma si los médicos de todas las especialidades asumen la responsabilidad de identificar a los pacientes con déficit de cobalamina. El neurólogo o neurocirujano cuyos pacientes se quejan de mareos, neuropatías o dolores; el psiquiatra cuyos pacientes están deprimidos, paranoicos o en estado psicótico; los ginecólogos cuyas pacientes siguen presentando citologías anormales o esterilidad; los gastroenterólogos a cargo de pacientes con enfermedad de Crohn, celiaquía, reflujo gastroesofágico (ERGE) u otros trastornos gastrointestinales; los cardiólogos que tratan a pacientes con ataques al corazón, insuficiencia cardíaca e hiperhomocisteinemia; los endocrinólogos que atienden a pacientes con tiroiditis, neuropatía aparentemente relacionada con la diabetes u otros trastornos autoinmunes; los ortopedas que tratan a pacientes con fracturas por caídas; los anestesistas que tratan el dolor crónico y la fibromialgia, o que administran óxido nitroso a pacientes de riesgo; los pediatras o neurólogos pediátricos que tratan a niños con retraso mental, parálisis cerebral, retraso del desarrollo o síntomas similares a los del autismo: todos ellos deben darse cuenta de que la medición de la vitamina B_{12} forma parte esencial de unas pruebas diagnósticas completas.

Rara vez en medicina un trastorno tan debilitante y potencialmente peligroso puede diagnosticarse con semejante facilidad y tratarse tan sencilla y económicamente. El médico que no explora a los pacientes con síntomas sospechosos o historiales coincidentes con el déficit de vitamina B_{12} se ahorrará sin duda unos minutos, y ahorrará a corto plazo los 100 o 200 dólares que cuestan los análisis, pero estará condenando a algunos de esos pacientes a una grave debilidad permanente que supone además una gran carga económica para el sistema de salud pública. Por el contrario, el médico sabio que se acuerda de incluir el déficit de cobalamina en un diagnóstico diferencial cuando los síntomas lo justifiquen ahorrará dinero al sistema de salud y salvará la vida de los enfermos.

> Rara vez en medicina un trastorno tan debilitante y potencialmente peligroso puede diagnosticarse con semejante facilidad y tratarse tan sencilla y económicamente.

Además, los facultativos que buscan de manera diligente el déficit de vitamina B$_{12}$ suelen salvar la vida a sus propios seres queridos. Uno de nosotros (Jeffrey) —escéptico al principio en cuanto a los análisis rutinarios— cambió de opinión al descubrir que el déficit afectaba no solo a muchos de sus pacientes, sino también a cuatro miembros de su propia familia. Por suerte, les hizo el diagnóstico a tiempo de proteger su salud. Desde entonces, estamos convencidos de que una serie de colegas médicos han hecho análisis a sus familiares, ya que muchos de esos compañeros nos dijeron: «Teníais razón, los análisis revelaron un déficit de cobalamina. ¡Gracias!».

Un cirujano torácico, que escribía en el *Journal of the American Medical Association*, no tuvo la misma suerte. Su mujer experimentaba síntomas neurológicos graves y probablemente irreversibles porque a unos especialistas se les pasó por alto el déficit de cobalamina. «Su experiencia con médicos competentes en un gran hospital de prestigio me convencieron de que el déficit de vitamina B$_{12}$ no es una enfermedad benigna, y los médicos de familia no saben diagnosticarla con facilidad», escribió.[47] Pero sí que es fácil de diagnosticar. Por desgracia, también es fácil dejar de tenerlo en cuenta. Muchos médicos no solo decepcionan a sus pacientes, *sino también a sus propios familiares, amigos y compañeros.*

En cambio, los médicos dispuestos a estudiar este problema tan extendido y a compartir nuestro conocimiento con otros son nuestra mejor baza para afrontar la creciente contrariedad que supone el déficit de cobalamina. Uno de ellos es el doctor David Spence, quien escribió en *The Lancet*[48] acerca del error diagnóstico de que él mismo

PREGUNTAS QUE NECESITAN RESPUESTAS

Según el doctor Asok C. Antony, de la Facultad de Medicina de la Universidad de Indiana, quien ha escrito numerosos artículos relativos al déficit de cobalamina, así como varios capítulos en manuales de hematología: «Todavía nos faltan ensayos prospectivos al objeto de definir la dieta óptima para diversos grupos de población en peligro. [...] La comunidad nutricional internacional debe afrontar el reto que supone esta serie de evidencias y dar los pasos necesarios para garantizar la paridad en el estado vitamínico de los vegetarianos y los omnívoros. [...] Obviamente, los suplementos de vitamina B_{12} no son tan fáciles de poner en aplicación». Antony plantea estas preguntas a los investigadores:

- «¿Cómo puede evitarse la transformación de la vitamina B_{12} en sucedáneos inactivos como consecuencia de la interacción química multivitamínico-mineral o de la interacción con alimentos y otros nutrientes?».
- «¿Conduce la cocción de ciertos alimentos –procedentes de otras culturas– que contienen B_{12} a la transformación de esta vitamina en sucedáneos suyos?».

Y afirma: «Los vegetarianos se cuentan por cientos de millones en todo el mundo, de modo que las iniciativas de la sanidad pública que intentan mejorar la salud de ese grupo de población tendrán un efecto universal».[49]

había sido objeto cuando contrajo el déficit de vitamina B_{12}. Su neurólogo, interpretando los niveles de cobalamina como «normales» (el nivel era de 200 pmol/l = 271 pg/ml, siendo el rango de referencia 150-800 pmol/l), llegó a la conclusión de que la neuropatía de Spence, así como otras llamativas anomalías neurológicas, se debía a una antigua lesión en el cuello. El propio Spence concluyó que su inquietante e inexplicable neuropatía era consecuencia de una afección oculta, y se pasó seis meses preocupado por esta posibilidad.

Por suerte, sin embargo, el interés personal de Spence con respecto a la homocisteína y las enfermedades vasculares lo llevaron a tomar grandes dosis de vitaminas del grupo B, incluyendo 500 mcg diarios de B_{12} en aquella época. Los resultados del laboratorio revelaron que tenía niveles altos de homocisteína (consecuencia natural de la ausencia de diagnóstico), y él conocía la capacidad de la B_{12} para reducir la cantidad de este aminoácido. Cuando la neuropatía empezó a mejorar, y cuando el seguimiento mostró que los niveles de cobalamina en el suero seguían estando en el rango normal bajo –en un momento en que deberían haber sido muy altos debido a las grandes dosis de vitamina B_{12} por vía oral que estaba tomando–, se le ocurrió

A VECES LAS MUTACIONES GENÉTICAS ORIGINAN DÉFICIT DE COBALAMINA EN ALGUNOS PACIENTES

Además de las muchas causas comunes del déficit de vitamina B_{12}, algunos pacientes sufren mutaciones de los genes que codifican importantes proteínas de la ruta metabólica de la cobalamina. Estos defectos pueden ser completos, causando la muerte en la infancia, o parciales, con una aparición tardía. Los doctores N. Dali-Youcef y Emmanuel Andrés escribieron en el *Quarterly Journal of Medicine* en 2009: «Las mutaciones de los genes que codifican el factor intrínseco (GFI), la cubilina, la falta de amnios y la transcobalamina II o sus receptores producen defectos en la absorción de la cobalamina o en la captación celular, que se traducen en déficit funcional de cobalamina y en sus manifestaciones clínicas».[50]

Los receptores endocíticos y las proteínas son la causa de la absorción intestinal de la vitamina B_{12} y de su transporte a las diversas células del cuerpo. Los errores parciales y los defectos del metabolismo de la B_{12} pueden originar muchos trastornos neurológicos crónicos tales como la esclerosis múltiple. Esto explicaría por qué algunos pacientes a los que se ha diagnosticado déficit de cobalamina presentan resultados normales en los análisis, pero responden espectacularmente a la terapia a base de B_{12}.

Estamos plenamente de acuerdo con Dali-Youcef y Andrés, quienes concluyeron: «Muchas carencias de cobalamina diagnosticadas clínicamente siguen sin tener una explicación, y las herramientas moleculares encaminadas a identificar los genes implicados en la absorción de la vitamina B_{12} y en la captación celular que señalan las rutas allanarán el camino a nuevos enfoques terapéuticos para tratar con eficacia el déficit funcional de cobalamina».[51]

el diagnóstico correcto: «Era evidente que estaba absorbiendo mal la cobalamina». Al final, el problema implicaba un defecto de la transcobalamina II, una proteína necesaria para transportar la B_{12} una vez que esta atraviesa la mucosa ilíaca.

Ahora Spence hace todo lo que puede para informar a los médicos del extendido fenómeno que constituye el déficit de B_{12} y de sus consecuencias: «Intento reducir la prevalencia de esta falta de conocimiento –dice, citando a sir William Osler–: Para el médico, ser un estudiante a perpetuidad es una obligación y una alegría».

La cita de Osler es muy acertada, pues la actual epidemia de déficit de vitamina B_{12} supone para los médicos tanto una gran obligación –la obligación de combatir esta plaga– como una gran oportunidad de dirigir interesantes investigaciones en un área de la medicina que necesita con urgencia más estudio. De hecho, resulta sorprendente que, dada la destrucción que siembra el déficit de cobalamina en tantos sistemas corporales (hematológico, neurológico, psiquiátrico, cardiovascular, reproductor, gastrointestinal, musculoesquelético, etc.), siga habiendo tantas preguntas sin responder acerca de este trastorno. Los médicos interesados en la investigación clínica o de laboratorio harían bien en tapar estas lagunas de conocimiento dando máxima prioridad a la investigación del déficit de cobalamina.

- ¿Qué porcentaje de adultos mayores con traumatismos debidos a caídas tienen déficit de cobalamina?
- ¿Qué porcentaje de ancianos que se caen y sufren fracturas presentan déficit de cobalamina?
- ¿Deberían las salas de urgencias y los centros de traumatología incluir la medición de la vitamina B_{12} en el suero para los pacientes accidentados (caídas, accidentes de tráfico, etc.) que son sintomáticos o corren peligro de padecer déficit de cobalamina? (Sabemos de primera mano que la respuesta es «sí».)
- ¿Qué porcentaje de diabéticos padece neuropatía periférica debida en parte al déficit de cobalamina?

- ¿Qué porcentaje de pacientes que experimentan accidentes isquémicos transitorios, derrames, pericarditis o insuficiencia cardíaca sufren un déficit subyacente de cobalamina?

- ¿Qué porcentaje de pacientes con diagnóstico de demencia o alzheimer padecen en realidad déficit de cobalamina?

- ¿Qué porcentaje de enfermos ingresados en centros psiquiátricos, o admitidos en ellos como pacientes externos, tienen déficit de cobalamina?

- Los pacientes posoperatorios suelen presentar complicaciones, desde debilidad, parestesias o parálisis hasta depresión y pérdida de memoria. ¿Con qué frecuencia se deben estos síntomas a un déficit sin tratar que se ha exacerbado por la exposición al óxido nitroso durante la intervención quirúrgica o a más necesidades metabólicas y a la reparación celular después de la operación?

- ¿Cuál es el índice de déficit de vitamina B_{12} entre los hombres y mujeres estériles? ¿Qué porcentaje de mujeres que presentan citologías anormales tienen déficit de cobalamina?

- ¿Qué tanto por ciento de los pacientes de sida con demencia o neuropatías experimentan en realidad síntomas neurológicos debidos a la ausencia de tratamiento para combatir el déficit de cobalamina, un trastorno muy corriente entre estos enfermos?

- ¿En cuántos accidentes de tráfico (sobre todo entre los ancianos) interviene el déficit de cobalamina, que suele producir confusión, mareos, falta de reflejos y neuropatías que discapacitan a los enfermos para manejar los pedales del acelerador y el freno, o merman su capacidad de decisión al volante?

- ¿Cuántos pacientes sometidos a diálisis tienen déficit de cobalamina? ¿El hecho de administrarles hidroxocobalamina o metilcobalamina rebaja los niveles de ácido metilmalónico y homocisteína, y sirve para tratar la neuropatía urémica? (Según algunos estudios recientes, la respuesta es «sí».)[52] El tratamiento precoz de este tipo de enfermos podría resultar preventivo además de curativo, pues las personas sometidas a diálisis corren gran peligro de sufrir episodios trombóticos.

- ¿Cuántos niños con diagnóstico de «autismo» tienen en realidad un déficit adquirido de B_{12}, un defecto en el transporte de esta vitamina o un error congénito sin diagnosticar en el metabolismo de la B_{12}?

Animamos encarecidamente a los hospitales y otros centros médicos a que pongan la investigación de estas cuestiones en el primer lugar de sus «listas de tareas». Las respuestas a estas preguntas esenciales nos ayudarán a sacar a la luz esta epidemia oculta, a identificar a sus víctimas y a ofrecerles la ayuda que tan desesperadamente necesitan.

UN TEST PARA MÉDICOS: ¿CONOCÍAS ESTOS HECHOS ACERCA DEL DÉFICIT DE COBALAMINA?

- El déficit de vitamina B_{12} o la anemia perniciosa pueden estar presentes en ausencia de anemia o macrocitosis.
- El déficit de B_{12} o la anemia perniciosa pueden estar presentes en el caso de enfermos con hemogramas normales o una anemia microcítica.
- A muchos pacientes con déficit de B_{12} les han diagnosticado erróneamente hemorragias internas y anemia por enfermedad crónica. Cuando los análisis no muestran hemorragia alguna, se les diagnostica «anemia desconocida».
- Hace años, cuando la anemia era sintomática, más del 80% de los pacientes tenía síntomas neurológicos, y en un 50% de los casos ello provocaba algún tipo de incapacidad permanente.
- Muchos pacientes han contraído enfermedades neurológicas por causa de retrasos o errores diagnósticos.
- Muchos pacientes con déficit de B_{12} han terminado en una silla de ruedas o postrados en la cama por culpa de errores diagnósticos crónicos.
- El andar espasmódico o la parálisis se deben en ocasiones a un mal diagnóstico del déficit de cobalamina.

- La neuropatía periférica se da en aproximadamente el 25% de los pacientes que no han sido tratados.
- Sutiles cambios del estado mental surgen en hasta dos terceras partes de los pacientes antes de iniciar el tratamiento.
- Algunos médicos han confundido el déficit de B_{12} con la neuropatía diabética.
- Otros han tomado el déficit de cobalamina y la anemia perniciosa por esclerosis múltiple.
- Algunos pacientes a los que se les diagnosticó demencia en lugar de déficit de B_{12} terminaron en una residencia de ancianos.
- A otros que tenían dicho déficit se les dijo que padecían trastornos psiquiátricos.
- El déficit de cobalamina puede surgir a cualquier edad, desde bebés hasta ancianos, y afecta a todos los grupos étnicos.
- Las investigaciones indican que el déficit de B_{12} afecta a 1 de cada 7 ancianos. Algunos estudios señalan que la cantidad es incluso más elevada, estableciendo en un 25% el número de «mayores» que padecen el déficit sin saberlo.
- Los médicos de urgencias ven a pacientes con déficit de cobalamina sin diagnosticar o mal diagnosticado en casi todos sus turnos de trabajo.
- El déficit de vitamina B_{12} produce hiperhomocisteinemia, la cual favorece el desencadenamiento de infartos de miocardio, trombosis venosa profunda y embolia pulmonar.
- El déficit de cobalamina produce mareos, desequilibrio e hipotensión ortostática.
- Se ha descubierto que muchos ancianos con fracturas por caídas tienen déficit de cobalamina.
- Aquellos pacientes a los que se administra óxido nitroso durante intervenciones quirúrgicas o dentales pueden salir mal parados o incluso morir si no se les ha diagnosticado el déficit antes de la operación.
- Los pacientes que al cabo de entre dos y seis semanas de una operación se quejan de parestesias, síntomas de accidente

isquémico transitorio (AIT), caídas frecuentes o alteraciones mentales podrían sufrir una mielopatía inducida por el óxido nitroso a causa de un déficit sin diagnosticar.

- El tratamiento del déficit de vitamina B_{12} es sencillo y barato, y además el coste de los análisis es reembolsable.
- La incapacidad de diagnosticar el déficit de cobalamina ha dado lugar a costosos pleitos por malas prácticas.
- El diagnóstico precoz del déficit de B_{12} serviría para ahorrar muchísimo dinero en sanidad al reducir de manera más que considerable el uso de las urgencias, los hospitales, la rehabilitación, la atención a domicilio y las residencias de ancianos.
- El diagnóstico precoz permitiría ahorrar miles de millones de dólares.
- Hay una oportunidad crítica para tratar el déficit de cobalamina antes de que surjan daños neurológicos irreversibles.
- Los CDC informan de que 1 de cada 31 estadounidenses mayores de cincuenta años tiene déficit de cobalamina. Este informe subestima la gravedad del problema porque utiliza una divisoria demasiado baja para la B_{12} en el suero.
- No se conoce a ciencia cierta la repercusión del déficit en bebés y niños pequeños, pero la bibliografía médica muestra claramente que esta carencia pediátrica se diagnostica pocas veces.

12

LA RELACIÓN ENTRE AUTISMO Y VITAMINA B$_{12}$: CUANDO LA ESCASEZ DE COBALAMINA ORIGINA LESIONES CEREBRALES PEDIÁTRICAS

*Lo que todos los padres, pediatras
y ginecólogos deberían saber.*

A lo largo de los años, a medida que hemos oído las historias de personas cuya vida se veía alterada por el déficit de vitamina B$_{12}$ sin diagnosticar, los casos que más nos han afectado son los de los niños y bebés. A muchos de estos pequeños se les hizo un diagnóstico tardío, por lo que pasarán el resto de su vida lisiados física y mentalmente a causa de este trastorno devastador, si bien perfectamente evitable.

En un intento de dar a conocer este terrible problema, acabamos de redactar un sucinto sumario en el que se enumeran los síntomas, indicios y consecuencias del déficit pediátrico de cobalamina. Lo hacemos público en este libro con la esperanza de salvar la vida de muchos niños en peligro y evitar el sufrimiento —y la bancarrota— de sus familias.

Consideramos que la lesión cerebral adquirida por déficit de cobalamina es una epidemia, desconocida, del siglo XXI que merece toda

315

la atención de la comunidad médica y científica. Aconsejamos a todos los médicos a cargo de niños con «retraso del desarrollo» que recuerden la relación autismo-cobalamina. Describiremos esta relación en este capítulo.

Si eres un lector lego, es probable que algunos términos te resulten demasiado técnicos. Sin embargo, si eres padre o madre, esperamos que leas este capítulo y que lo compartas con el pediatra de tu hijo.

EXPOSICIÓN DEL PROBLEMA

El déficit de cobalamina es una enfermedad fácil de tratar que suele pasar inadvertida en el caso de bebés y niños pequeños, haciéndoles correr el peligro de padecer una lesión cerebral permanente. Bien documentado está que este déficit produce retraso en el desarrollo, hipotonía, retraso estaturo-ponderal, bajo coeficiente intelectual (CI) y retraso mental. Los niños con déficit de B_{12} tardan en desarrollar las habilidades lingüísticas y sociales, y además tienen problemas de motricidad tanto fina como gruesa. Las resonancias magnéticas revelan atrofia cerebral y anomalías estructurales, que a menudo desaparecen tras someterse a una terapia a base de cobalamina. Sin embargo, si el déficit se diagnostica tarde, suele producirse un deterioro permanente de las facultades intelectuales incluso después del tratamiento, ocasionando habitualmente la permanencia de grandes dificultades para el desarrollo lingüístico y cognitivo.

> Consideramos que la lesión cerebral adquirida por déficit de cobalamina es una epidemia, desconocida, del siglo XXI.

Los síntomas e indicios de déficit pediátrico de vitamina B_{12} suelen imitar a los de los trastornos del espectro autista (TEA). Sin embargo, muy pocos niños con síntomas autistas son explorados en busca del déficit de cobalamina. Si bien la bibliografía médica está repleta de casos de discapacidades evolutivas y retrasos mentales debidos al déficit de cobalamina, no sabemos cuántos niños con diagnóstico de TEA tienen en realidad un déficit cobalamínico sin diagnosticar. Es imprescindible que los sanitarios exploren a los niños sintomáticos y en peligro de riesgo a fin de evitar errores diagnósticos, lesiones cerebrales permanentes y discapacidades perdurables.

En Estados Unidos hay poca información sobre la prevalencia del déficit de vitamina B$_{12}$ en niños mayores. Un estudio con 3.766 participantes de edades comprendidas entre los cuatro y los diecinueve años descubrió que 1 de cada 200 tenía niveles de B$_{12}$ en el suero inferiores a 200 pg/ml. Esto indica a las claras que el déficit de cobalamina es más frecuente de lo que antes se decía.[1] Resulta alarmante que la prevalencia del déficit de cobalamina en bebés y niños pequeños no se haya estudiado ni documentado, pues se trata de los momentos cruciales para el desarrollo y crecimiento del cerebro.

INICIO Y PROGRESIÓN DEL DÉFICIT DE COBALAMINA EN BEBÉS Y NIÑOS PEQUEÑOS

En el caso de los adultos, los síntomas del déficit de vitamina B$_{12}$ suelen desarrollarse lentamente a lo largo de varios meses o años. Si las reservas de cobalamina son suficientes al principio, el déficit puede tardar entre dos y seis años en manifestarse. Las reservas normales de B$_{12}$ en el hígado son de aproximadamente 2.500 mcg. Los recién nacidos de madres con reservas normales de cobalamina tienen recursos de solo 25 mcg, cantidad que *se considera* suficiente para satisfacer todas las necesidades metabólicas durante el primer año de vida. Sin embargo, los niños nacidos de madres con déficit de cobalamina debido a preferencias nutricionales (por ejemplo, vegetarianismo), a enfermedades (por ejemplo, anemia perniciosa, síndrome del intestino corto o celiaquía) o a intervenciones quirúrgicas (por ejemplo, derivaciones gástricas o ileostomías parciales) y que son alimentados exclusivamente con leche materna pueden tener muy pocas reservas de cobalamina y desarrollar un déficit durante el primer año de vida. Incluso los bebés alimentados con preparados para lactantes siguen presentando a veces niveles subóptimos de B$_{12}$, porque la cantidad de esta vitamina que contiene el preparado puede no ser suficiente para corregir el déficit.

En comparación con los adultos, los bebés suelen presentar síntomas mucho más aceleradamente. Muchos niños son deficitarios incluso antes de nacer, ya sea porque sus madres tienen un déficit de B$_{12}$ sin identificar o porque los pequeños presentan un error congénito del metabolismo de esta vitamina. El déficit existente empeora cuando una madre con carencias vitamínicas sin diagnosticar le da el pecho a su bebé.

Los médicos suelen errar en el diagnóstico de los síntomas del déficit de cobalamina. Por ejemplo, los síntomas de irritabilidad gástrica se confunden fácilmente con un cólico o una gastroenteritis. Del bebé apático o soso se dice a veces que es «tranquilo» o «bueno».

Los niños con deficiencia de vitamina B$_{12}$ presentan impedimentos lingüísticos, retraso evolutivo y problemas de comportamiento.

Entre otros síntomas de este déficit infantil se encuentran el exiguo crecimiento de la cabeza, la insuficiente ganancia de peso, los vómitos repetidos, la somnolencia, la dificultad para tragar, el estreñimiento y los temblores. Con el paso de los meses, esta carencia genera retraso estaturo-ponderal y, si no se corrige a tiempo, llega a ocasionar un coma o la muerte. Los bebés son también más vulnerables que los adultos a las lesiones cerebrales permanentes porque su sistema nervioso central está aún en desarrollo.

Si el déficit de vitamina B$_{12}$ no se detecta en la primera infancia, el hecho de tratar el trastorno cuando el niño empieza a andar suele producir una rápida mejoría, pero algunas zonas del cerebro quizá queden dañadas de manera permanente, dando lugar a dificultades relativas a la motricidad fina, bajo CI, impedimentos lingüísticos, retraso evolutivo y problemas de comportamiento: «El déficit infantil de cobalamina puede causar discapacidad neurológica prolongada aunque los suplementos de B$_{12}$ corrijan pronto la atrofia cerebral y las anomalías electroencefalográficas» (*Arch Dis Child,* agosto de 1997, 77: 133-139). El alcance de la recuperación y la calidad del tratamiento dependen de la edad a la que se manifieste el déficit, la gravedad de este, la duración de su existencia y la edad a la que se empezó a aplicar el tratamiento.

Cuando las madres con déficit de cobalamina que dan el pecho cambian la leche materna por preparados para lactantes o alimentos sólidos, los niños pueden extraer suficiente vitamina B$_{12}$ de esa alimentación, pero no la suficiente para corregir el déficit existente.

MUESTREO DE CASOS DE DÉFICIT COBALAMÍNICO –EN BEBÉS Y NIÑOS– QUE FIGURAN EN LA BIBLIOGRAFÍA MÉDICA

Un niño de quince meses al que le diagnosticaron déficit de cobalamina fue creciendo de manera normal hasta los ocho meses. Estaba irritable y apático, comía poco y parecía abobado antes de ingresar en urgencias. Cuando le hicieron el diagnóstico, tenía hipotonía grave, hepatomegalia, anemia leve y macrocitosis. Las pruebas psicométricas que le hicieron cuando tenía cinco años mostraron que se encontraba en el límite inferior de la capacidad intelectual.

Graham, S. M. y otros. «Consecuencias neurológicas a largo plazo del déficit cobalamínico nutricional en bebés», *J Pediatr.*, noviembre de 1992; 121: 710-714.

****

El electroencefalograma de un bebé de ocho meses al que le diagnostican déficit de cobalamina mostraba la presencia de ondas lentas difusas. Los ojos no se fijaban en ningún objeto ni lo seguían, y tenía unos sobresaltos exagerados. La circunferencia de la cabeza y el peso estaban por debajo del tercer percentil. Su respuesta a la B$_{12}$ fue muy positiva, pues mejoró el crecimiento de la cabeza hasta el nonagésimo percentil, desaparecieron los movimientos coreoatetósicos y mejoró el desarrollo general. A los dos años y medio tenía retraso lingüístico, y a los cinco presentaba un retraso intelectual entre moderado y límite.

Graham, S. M. y otros. «Consecuencias neurológicas a largo plazo del déficit nutricional de vitamina B$_{12}$ en bebés», *J Pediatr.*, noviembre de 1992; 121: 710-714.

****

El TAC cerebral de un niño de quince meses con diagnóstico de déficit cobalamínico (retraso estaturo-ponderal, hipotonía y retraso del desarrollo) mostró ensanchamiento de los espacios subaracnoideos que indicaba atrofia cerebral. Tras un seguimiento de veintiún meses, se observó una mejoría sostenida: caminaba cogido de la mano y pronunciaba unas diez palabras.

> **Graham, S. M.** y otros. «Consecuencias neurológicas a largo plazo del déficit nutricional de vitamina B_{12} en bebés», *J Pediatr.*, noviembre de 1992: 710-714.

****

Un bebé de nueve meses, que presentaba retraso del desarrollo, debilidad, anorexia, temblores y sacudidas mioclónicas en las extremidades, mostraba un encefalograma anormal y un TAC con dilatación de los ventrículos cerebrales y atrofia.

> **Avinoam, R.** y otros. «Déficit de cobalamina en un bebé amamantado por una madre vegetariana», *IMAJ*, 2003; 5: 534-536.

****

Al cabo de seis semanas de tratamiento, el electroencefalograma de un niño de catorce meses cuya resonancia magnética mostraba grave atrofia craneana frontal y frontoparietal debido al déficit de cobalamina era normal, y la resonancia magnética mostró, transcurridas diez semanas, la desaparición completa de todas las anomalías estructurales. «A los dos años de edad, el desarrollo cognitivo y lingüístico seguía siendo demasiado lento».

> **Von Schenck, U.** y otros. «Persistencia de daños neurológicos inducidos por un déficit dietético de vitamina B_{12} en la infancia», *Arch Dis Child*, 1997; 77: 137-139.

****

Un niño de treinta meses presentaba retraso del desarrollo y retraso estaturo-ponderal. A los nueve meses de edad, los padres y el médico estaban preocupados por su crecimiento y desarrollo; además, hacía extraños movimientos con la lengua. Al cumplir once meses se documentaron problemas lingüísticos y de motricidad. A los treinta meses le hicieron un diagnóstico y le aplicaron un tratamiento. Experimentó cierta recuperación de las habilidades motoras y completó la terapia física, pero siguió necesitando terapia lingüística y ocupacional. A los treinta y seis meses (seis después de haberse iniciado el tratamiento), el niño mostraba retraso lingüístico y de la motricidad fina.

> **Muhammad, R**. y otros. «Deterioro neurológico en niños relacionado con el déficit dietético materno de cobalamina». Georgia, 2001, *MMWR Weekly*, 31 de enero de 2003; 52 (04): 61-64.

****

El CI de una niña de nueve años y dos niños de ocho y seis respectivamente con diagnóstico de déficit cobalamínico y sometidos a tratamiento antes de los quince meses de edad, era aproximadamente de 70. Los investigadores pensaron que los dos primeros pacientes habían evitado graves efectos de retraso mental y del desarrollo gracias a esporádicas dosis de 1 mg de vitamina B$_{12}$ administradas durante las primeras fases del trastorno como parte del tratamiento para la supuesta celiaquía y para los tests de Schilling. «Sin embargo, el hecho de que el CI bordee la subnormalidad (en torno a 70) indica que en algún momento pudo haberse producido una lesión cerebral menor».

> **McNicholl, B. y Egan, B**. «Anemia perniciosa congénita: efectos en el crecimiento, el cerebro y la absorción de cobalamina», *Pediatrics*, vol. 42, n.º 1, julio de 1968.

****

Un niño de ocho meses se fue volviendo irritable y apático, y dejó de sonreír y relacionarse con los demás cuando contaba entre tres y seis meses. A los seis meses tenía una mirada apagada y vacía, no sostenía bien la cabeza y no hacía intento alguno de jugar con las manos ni los pies. Realizaba esporádicos movimientos masticadores involuntarios y movimientos giratorios de los brazos. El TAC que le hicieron a los ocho meses mostró marcada atrofia cerebral y un moderado agrandamiento ventricular. El electroencefalograma reflejó un exceso de ritmos lentos. Le diagnosticaron déficit de vitamina B$_{12}$ y le aplicaron un tratamiento.

A lo largo de los meses siguientes se produjo una mejoría sostenida. A los diez meses ya era capaz de estar sentado, de relacionarse con los demás, de balbucear algunas palabras y de agarrar los juguetes. Empezó a reptar a los doce meses, y a los catorce logró ponerse de pie y desplazarse sujetándose a los muebles. La evaluación neurológica y psicométrica reflejó que su desarrollo correspondía al de un niño de once meses.

Wighton, M. C. y otros. «Daños cerebrales en la infancia y déficit dietético de cobalamina», *Med. J. Aust.*, 1979, 2: 1-3.

Las minúsculas cantidades de B_{12} presentes en los preparados y los alimentos sólidos evitarán el retraso estaturo-ponderal o la muerte, pero son subóptimas para restaurar la B_{12} adicional necesaria para el adecuado crecimiento y desarrollo del cerebro.

PRUEBAS DE LA RELACIÓN ENTRE EL DÉFICIT DE COBALAMINA Y EL AUTISMO

Hoy en día el autismo está alcanzando proporciones epidémicas. En 2007, los CDC señalaron: «Durante décadas, el cálculo más favorable en cuanto a la prevalencia del autismo era de 4-5 por cada 10.000 niños. Estudios más recientes llevados a cabo en distintos países, usando los criterios diagnósticos actuales y realizados con métodos diferentes, han indicado que hay un rango de prevalencia de los trastornos del espectro autista (TEA) de entre 1 de cada 500 niños y 1 de cada 166». Rick Rollens, cofundador del UC Davis MIND Institute, dijo: «Hace veinte años, en 1987, había 2.273 autistas en California. Hoy, veinte años después, hay 32.809». En 2010, la prevalencia oficial es de 1 de cada 110 niños.

Hay muchas pruebas indicadoras de que el déficit de vitamina B_{12} desempeña un papel significativo en la epidemia de trastornos del espectro autista. Entre ellas se encuentran las siguientes:

- Los síntomas e indicios del déficit de B_{12} son curiosamente similares a los del autismo. El déficit de cobalamina en niños

EJEMPLOS DE DÉFICIT DE COBALAMINA Y SÍNTOMAS AUTISTAS

En 1997, un niño de catorce meses ingresó en urgencias en estado comatoso. Le diagnosticaron déficit grave de vitamina B_{12}, y la resonancia magnética reflejó una grave atrofia cerebral. El pequeño recobró la conciencia al cabo de varias horas de tratamiento y, después de tres días a base de inyecciones de cobalamina, ya era capaz de andar, comer y beber, por lo que le dieron el alta. La resonancia magnética del cerebro que le hicieron diez semanas después del tratamiento reveló que todas las anomalías cerebrales estructurales habían desaparecido, pero el paciente seguía mostrando daños nerviosos. A los dos años de edad continuaba dando muestras de retraso psicomotor, agitación y falta de concentración. No sabía decir ni una sola palabra.

> **Von Schenck, U.** y otros. «Persistencia de daños neurológicos inducidos por un déficit dietético de vitamina B_{12} en la infancia», *Arch Dis Child*, 1997; 77: 137-139.

****

Hace poco hablé con las madres de dos niños cuyos casos me habían tocado a mí. En el momento de la conversación, los niños habían terminado el tratamiento hacía cinco y doce años respectivamente. El déficit de vitamina B_{12} se había detectado demasiado tarde para revertir todos los síntomas. Aunque los niños, según los informes médicos y escolares, presentaban «bajo CI» y «retraso del desarrollo» como consecuencia de un déficit crónico de cobalamina, las madres dijeron que el comportamiento de sus hijos al final de la infancia se parecía de manera sorprendente al de los autistas típicos (fijación en objetos rodantes, obsesión con determinados objetos, ambulación con las puntas de los pies, aleteos, problemas socioconductuales y comportamiento repetitivo y ritual). Por otra parte, cuando los niños fueron examinados por especialistas que desconocían el diagnóstico previo de déficit cobalamínico, ambos cumplían los criterios para que los incluyeran en «aulas para autistas».

produce retraso del desarrollo, problemas de motricidad fina y gruesa, así como bajo CI, elementos estos que están presentes en los autistas. Tanto estos como los niños con lesiones cerebrales debidas al déficit de B_{12} presentan dificultades lingüísticas. La falta de cobalamina también llega a causar esquivez y retraimiento.

■ Muchos médicos señalan de manera anecdótica que la administración de inyecciones de vitamina B_{12} mejora los síntomas autistas en un porcentaje significativo de los pacientes. Uno de estos médicos, el doctor James Neubrander, advierte que el 94% de sus pacientes autistas mejoran cuando se les administra metilcobalamina inyectable (una forma de la vitamina B_{12}). Esta mejoría también se ha observado en niños a los que se les inyecta hidroxocobalamina.

■ Puesto que los médicos suelen aplicar un tratamiento a base de B_{12} a los niños autistas sin examinarlos adecuadamente de antemano, aún no disponemos de estadísticas precisas sobre el número de niños que resultan tener un verdadero déficit de cobalamina antes de iniciar el tratamiento. Sin embargo, en un estudio piloto se descubrió que el índice de los niveles de ácido metilmalónico urinario (MMAu) en un grupo de niños autistas era del 19%. Hemos examinado personalmente a 8 niños con síntomas autistas –familiares, amigos o amigos de amigos–, de los cuales 7 presentaban un elevado índice de MMAu, lo que demostraba la existencia del déficit de cobalamina. De los 7 niños, a 5 se los sometió a una terapia a base de cobalamina y todos ellos mejoraron (algunos más que otros, en función de la gravedad del déficit y de la edad a la que se les hizo el diagnóstico).

> Hay muchas pruebas indicadoras de que el déficit de vitamina B_{12} desempeña un papel significativo en la epidemia de trastornos del espectro autista.

■ Muchos niños autistas mejoran alimentándose a base de dietas sin gluten. Está bien establecido que los niños con intolerancia al gluten o celiaquía tienen niveles subóptimos de B_{12} o un déficit manifiesto de esta vitamina, y que, a medida que se restaura el revestimiento del intestino delgado, la cobalamina puede volver a absorberse. Así pues, la mejoría observada en los autistas que se alimentan a base de productos sin gluten bien podría deberse a la mejor absorción de la cobalamina.

FACTORES DE RIESGO CRECIENTES EN CUANTO AL DÉFICIT DE COBALAMINA

La mayoría de los casos de déficit de vitamina B$_{12}$ en niños y bebés se deben a ciertas carencias de sus madres durante la gestación o la lactancia. Las mujeres en edad de procrear están expuestas a muchos factores de riesgo relativos al déficit de cobalamina, y estos riesgos van en aumento. Entre los factores más importantes que contribuyen a los altos índices de déficit cobalamínico en mujeres embarazadas y lactantes se encuentran los siguientes:

- Cada vez hay más mujeres veganas o vegetarianas, o que siguen otras dietas (por ejemplo, crudismo, dietas macrobióticas o dietas muy bajas en calorías) que limitan peligrosamente la ingestión de cobalamina. Muchas de estas mujeres complementan su dieta con alimentos tales como el tempeh y la espirulina, los cuales, aunque supuestamente son ricos en cobalamina, en realidad contienen sucedáneos de la B$_{12}$ que bloquean la captación de esta vitamina. Incluso las mujeres que abandonan las dietas bajas en cobalamina y vuelven a aquellas que contienen suficiente vitamina B$_{12}$ pueden seguir siendo deficitarias durante muchos años si la ingesta no basta para colmar por completo sus agotadas reservas.
- Muchas mujeres en edad de procrear tienen déficit de vitamina B$_{12}$ como consecuencia de un problema de malabsorción (por ejemplo, anemia perniciosa autoinmune, celiaquía, enfermedad de Crohn, *Helicobacter pylori*, sobrecrecimiento bacteriano del intestino delgado, operaciones gastrointestinales o derivaciones gástricas para adelgazar).
- Cada vez hay más mujeres que toman metformina, inhibidores de la bomba de protones, antagonistas H$_2$ o grandes cantidades de antiácidos, todos los cuales reducen la absorción de cobalamina.

■ Más mujeres dan el pecho hoy en día que hace treinta años. Si bien esta es una tendencia sana, los niños amamantados por su madre corren más peligro de contraer el déficit de vitamina B_{12} que aquellos alimentados con preparados para lactantes. Esto sucede porque no se examina a las mujeres para detectar la falta de B_{12} durante el período prenatal, de posparto o de lactancia.

■ Las mujeres que se quedan embarazadas poco después de un parto anterior corren más peligro de padecer el déficit de cobalamina.

■ Las vacunas que contienen mercurio como conservante (Rho-GAM, DPT, test de Mantoux y vacunas contra la gripe) fijan la cobalamina, privando de esta a las reservas corporales de las mujeres.

■ Los hidrocarburos de la contaminación reducen los niveles de cobalamina, al igual que el humo del tabaco, pues producen cierta cantidad de cianuro que se fija a la B_{12} y disminuye las reservas corporales.

■ A las mujeres se les administran hoy en día grandes dosis de ácido fólico antes del embarazo y durante este, así como a lo largo de la lactancia. El ácido fólico enmascara los indicios de anemia y macrocitosis, los cuales, aunque no siempre estén presentes en el déficit de cobalamina, sirven para alertar a los médicos con respecto a esas enfermedades. Por otra parte, la FDA enriqueció todos los cereales con ácido fólico a partir de 1998 a fin de prevenir los defectos de nacimiento; este enriquecimiento también contribuye en ocasiones a enmascarar el déficit de cobalamina.

■ El déficit de vitamina B_{12} puede deberse a la anorexia o la bulimia, las cuales afectan cada vez a más mujeres. Aquellas que se recuperan de los trastornos alimentarios pueden seguir teniendo falta de cobalamina durante meses o incluso años.

■ La administración de óxido nitroso (gas de la risa) a mujeres en edad de procrear contribuye a reducir las reservas de cobalamina, llegando incluso a producir su déficit. El óxido nitroso, que se usa habitualmente en las cesáreas urgentes, neutraliza la vitamina B$_{12}$. Además, algunas mujeres lo usan como droga «recreativa» —un fenómeno relativamente nuevo—, poniéndose así en grave peligro de contraer el déficit de cobalamina.

En ocasiones, los médicos creen erróneamente que las vitaminas prenatales que se prescriben a las embarazadas reducen considerablemente el riesgo de carecer de cobalamina. Las vitaminas prenatales, sin embargo, no contienen bastante B$_{12}$ para corregir un déficit.

CARENCIAS ACTUALES EN EL DIAGNÓSTICO DEL DÉFICIT PEDIÁTRICO DE COBALAMINA

Durante más de un siglo, la bibliografía médica ha descrito con claridad los efectos del déficit de vitamina B$_{12}$ en el cerebro y el sistema nervioso. Entre estos efectos se encuentran la atrofia cerebral, la desmielinización, la degeneración de las neuronas corticales y el descenso de la producción de neurotransmisores. El déficit de B$_{12}$ produce una serie de manifestaciones neuropsiquiátricas como la depresión, la apatía, la paranoia, las alucinaciones, la psicosis, las autolesiones, las parestesias, los problemas de equilibrio y ambulación, los temblores, la neuropatía, los problemas visuales, las dificultades gustativas, olfativas y auditivas, los mareos y el vértigo.

Por desgracia, la práctica diagnóstica habitual consiste en identificar el déficit de vitamina B$_{12}$ solo en presencia de anemia y macrocitosis. Sin embargo, estos síntomas no suelen detectarse incluso en el caso de personas con déficit avanzado de cobalamina. Esto es especialmente cierto ahora que los alimentos están muy enriquecidos con ácido fólico, que enmascara los efectos hematológicos de la falta de B$_{12}$. Además, muchas mujeres padecen falta de hierro, que a veces enmascara la carencia de cobalamina, de igual modo que la talasemia y la anemia falciforme. (Nota: algunos de los niños mencionados en las revistas médicas tenían en efecto macrocitosis, de la que se sabe que es un indicio de falta de cobalamina, pero sus médicos no la diagnosticaron a tiempo. Al no hacer más pruebas ni aplicar tratamiento alguno, esos médicos permitieron que empeorase el déficit hasta que aparecieron los síntomas e indicios, así como la atrofia cerebral que registraron los TAC y las resonancias magnéticas.)

La prevalencia de la escasez de vitamina B_{12} no está documentada en niños menores de cuatro años. Tampoco hay directrices normalizadas para la exploración y diagnóstico de la falta de cobalamina en mujeres embarazadas o lactantes. La prueba del MMAu, que no es invasiva y sirve para diagnosticar la carencia de B_{12} en niños y bebés, rara vez se utiliza. Los recuentos sanguíneos completos para detectar la anemia y la macrocitosis son herramientas antiguas e inadecuadas. En la actualidad, el límite «normal» inferior para la prueba de la B_{12} en el suero en todos los grupos de edad es demasiado bajo, por lo que hay que modificarlo. Esto resulta especialmente problemático en el caso de bebés y niños pequeños durante la fase de crecimiento y desarrollo críticos del cerebro. Por consiguiente, los análisis que se hacen a niños y bebés deben incluir la prueba del MMAu, que ha ayudado al diagnóstico de muchos pequeños con niveles «normales» de B_{12} en el suero.

Otros estudios han revelado que los adultos con niveles de B_{12} en el suero inferiores a 500-600 pg/ml contraen un déficit precoz de cobalamina (este hecho se documentó comparando la B_{12} en el suero con la B_{12} en el líquido cefalorraquídeo). Según el doctor John Dommisse, la cobalamina en el suero de los niños y bebés debería estar bastante por encima de los 1.000 pg/ml. Señala: «Los seres humanos y otros mamíferos nacen con niveles serosos de aproximadamente 2.000 pg/ml, que luego descienden gradualmente a lo largo de la vida» (Dommisse, J. V. «Los expertos conceden entrevistas: psiquiatría y déficit de vitamina B_{12}». *Clinical Pearls News,* marzo de 1998; 51-52). La mayoría de los médicos, sin embargo (incluidos los estadounidenses, los británicos y los australianos), no suelen hacer el diagnóstico del déficit de B_{12} (con independencia de la edad del paciente) a menos que los niveles serosos sean inferiores a 200 pg/ml en Estados

B$_{12}$ Y MMAu EN PACIENTES PEDIÁTRICOS: ALGUNOS DESCUBRIMIENTOS

La prueba del ácido metilmalónico urinario es beneficiosa para los niños. La tabla 1 muestra los resultados de cobalamina en el suero y MMAu en el caso de 9 niños a los que se diagnosticó retraso del desarrollo.

Tabla 1: MMAu frente a cobalamina en el suero						
Casos	Edad	Sexo	B$_{12}$ > 200 pg/ ml	MMAu < 3,8 μmol/l	MMA seroso < 0,4 μmol/l	Homo- cisteína < 14
1	25 meses	V	130	28,9		89,2
2	10 meses	V	257	26,4	8,0	
3	3 años	V	643	4,1		9
4	3 años	H	1.894	5,5		
5	3 años	V	505	12,1	0,8	10
6	4 años	V	608	4,2		10,3
7	10 meses	V	209	16,4	1,70	7,3
8	14 meses	H	64	+4 muy elevado	12,6	46,2
9	10 años	V	997	4,4		

Todos los niños tenían el MMAu elevado, en tanto que solo 2 presentaban niveles bajos de B$_{12}$. Un total de 2 niños tenían niveles de B$_{12}$ situados en la «zona gris». Por consiguiente, a 5 de ellos no se les habría aplicado ningún tratamiento porque los niveles de cobalamina eran altos e incluso estaban por encima de la zona gris. Todos estos pequeños eran sintomáticos, razón por la cual se iniciaron las pruebas. Los 9 niños respondieron a la terapia cobalamínica en distinta medida. De ellos, 2 críos (casos 1 y 8) sufren graves lesiones cerebrales debidas a la tardanza en diagnosticarles la falta de cobalamina. Se demostró que ambos niños tenían déficit de vitamina B_{12} por causa de la misma carencia materna, no por un error congénito del metabolismo de la cobalamina. Las dos madres recibieron atención prenatal, tomaron vitaminas al efecto y dieron el pecho a sus hijos. Una de ellas era ovolactovegetariana y la otra comía de todo.

Esta muestra de 9 pacientes pone de manifiesto que hay que incluir las pruebas de MMA cuando se sospecha una carencia de vitamina B_{12} en niños y bebés. No hemos observado este fenómeno de manera sistemática en los adultos (cuya B_{12} serosa es alta o se encuentra fuera de la zona gris y cuyo MMAu es elevado). Hay que seguir investigando los efectos de la cobalamina en el suero del MMAu y de la holotranscobalamina a fin de determinar qué prueba, o combinación de pruebas, constituye la manera más precisa y económica de diagnosticar la falta de B_{12} en niños y adultos.

El Norman Clinical Laboratory, Inc. revisó los informes relativos a niños y bebés sometidos a la prueba del déficit cobalamínico tras haber usado el MMAu durante 2006 y 2007. Los resultados mostraron que 17 de cada 30 niños examinados (el 56%) tenían niveles de MMAu elevados, lo que apunta a un déficit de cobalamina (tabla 2). A los pequeños se les hizo la prueba de la B_{12} porque eran sintomáticos, mostraban retraso del desarrollo o corrían peligro de sufrir falta de cobalamina. A continuación figuran los detalles de los 17 niños con falta de vitamina B_{12} (un 71% de niños y un 29% de niñas), así como los resultados correspondientes al MMAu, cuyo nivel normal es $< 3,8$ μmol/l.

Tabla 2: resultados positivos de la prueba del MMAu en niños con retraso del desarrollo en 2006-2007

Caso	Edad	Sexo	MMAu	Caso	Edad	Sexo	MMAu
1	10 años	H	4,4	10	2 años	V	19,9
2	8 años	V	4,7	11	2 años	V	35,7
3	3 meses	V	20,0	12	5 años	V	4,6
4	3 años	V	41,0	13	10 meses	V	26,4
5	4 años	V	5,6	14	22 meses	H	33,3

Tabla 2: resultados positivos de la prueba del MMAu en niños con retraso del desarrollo en 2006-2007							
Caso	Edad	Sexo	MMAu	Caso	Edad	Sexo	MMAu
6	4 años	V	4,2	15	10 años	V	4,4
7	4 años	V	5,1	16	3 años y 18 meses	V	56,0
8	4 años	H	5,3	17	10 años	H	8,3
9	9 años	H	5,2				

CONSECUENCIAS DE LOS DIAGNÓSTICOS TARDÍOS

Una niña con déficit de vitamina B_{12} que figura en la bibliografía médica presentaba retraso estaturo-ponderal, retraso del desarrollo, elevadísimos niveles de MMAu y falta de cobalamina en el suero. Cuando le hicieron el diagnóstico, a los quince meses de edad, la resonancia magnética reflejó «atrofia cerebral total». El tratamiento vitamínico se inició de inmediato mediante inyecciones de hidroxocobalamina. A los veintiocho meses de edad, la motricidad fina de la paciente era como si tuviera nueve meses, y la motricidad gruesa equivalía a la de una niña de dieciocho. La expresividad lingüística era equiparable a la de una niña de diez meses y el habla pasiva, a la de una de doce. A los treinta y dos meses, había progresado en cuanto al desarrollo, pero seguía teniendo problemas lingüísticos.

> **Muhammad, R.** y otros. «Deterioro neurológico en niños relacionado con el déficit dietético materno de cobalamina». Georgia, 2001, *MMWR Weekly*, 31 de enero de 2003; 52 (04): 61-64.

Unidos y 180 pg/ml en el Reino Unido. Como consecuencia de ello, a los pacientes pediátricos con déficit cobalamínico no se les hace un diagnóstico durante varios meses o años. Cuando por fin se les diagnostica la carencia, suele ser demasiado tarde para reparar la lesión cerebral primitiva.

La exploración en la última infancia no siempre revela un déficit tan drástico como el que revelaría si el niño hubiera sido examinado en la primera infancia, o como cuando se manifestó por primera vez el autismo o el retraso del desarrollo. Ello se debe a que los resultados pueden parecer normales si el niño está absteciéndose de vitamina B_{12} por medio de la comida o de suplementos vitamínicos (por ejemplo, si la madre deficitaria hubiese dejado de darle el pecho, cambiando a un preparado que contuviera cobalamina, o si hubiese empezado a darle vitaminas infantiles). Sin embargo, la cantidad de cobalamina que suelen contener la comida y los suplementos, si bien hace que los análisis parezcan «normales», no basta para rellenar las reservas corporales y no se suele suministrar con la prontitud necesaria, durante el desarrollo crítico del cerebro, para reparar las lesiones cerebrales.

MOTIVOS PARA LA INVESTIGACIÓN DEL DÉFICIT DE COBALAMINA EN LOS TRASTORNOS DEL ESPECTRO AUTISTA

El diagnóstico del déficit de vitamina B_{12} usando la prueba del MMAu es sencillo, no es invasivo y resulta relativamente económico (unos 150 dólares por prueba). El tratamiento del déficit de cobalamina es incluso más barato: solo unos pocos dólares al mes. El coste estimado de una atención vitalicia para un autista, por el contrario, asciende aproximadamente a 3,2 millones de dólares. Evidentemente, si en un porcentaje significativo de los casos de autismo interviene el déficit de cobalamina, la identificación del problema y la puesta en práctica de las medidas necesarias para prevenirlo en el caso de niños y bebés ahorraría muchísimo dinero a la sociedad y, lo que es más importante, protegería la vida y la salud de muchos niños.

Si las investigaciones muestran que el déficit de vitamina B$_{12}$ es un factor clave en los trastornos del espectro autista, los índices de autismo se reducirían mediante las siguientes actuaciones:

- Examinar con frecuencia a las madres y a sus hijos.
- Incrementar la B$_{12}$ de las vitaminas prenatales de 12 a 1.000 mcg, así como el contenido de B$_{12}$ de los preparados para bebés. La metilcobalamina debería usarse en combinación con vitaminas prenatales, pero en dosis mucho más altas (1.000 mcg en vez de 16), y habría que sustituir la cianocobalamina por metilcobalamina.
- Enseñar a los sanitarios a usar la prueba del MMAu en conjunción con la vitamina B$_{12}$ en el suero, en lugar de confiar solo en análisis menos precisos tales como el recuento sanguíneo completo. La prueba de B$_{12}$ en el suero sería más precisa si Estados Unidos incrementase el rango adulto «normal» de la línea divisoria hasta los 450 pg/ml en vez de los 200 mcg/ml. En el caso de niños y bebés, el límite inferior debería ascender a los 1.000 pg/ml.

  El coste estimado de una atención vitalicia para un autista asciende aproximadamente a 3,2 millones de dólares.

- Enseñar a los médicos los efectos del déficit de vitamina B$_{12}$ en mujeres y niños.
- Prestar especial atención al cuidado y exploración de aquellas madres de alto riesgo, incluidas las veganas, las vegetarianas, las que padecen trastornos alimentarios o gastrointestinales, las que sufren enfermedades autoinmunes o las que se han sometido a una derivación gástrica. Las mujeres a las que se les haya hecho alguna cesárea y las que tengan un historial de intervenciones médicas o dentales que impliquen el uso de óxido nitroso antes del embarazo o durante este, o mientras están dando el pecho, también deberían ser examinadas.

- Explicar a las madres nutricias la importancia de la cobalamina y supervisar los niveles de esta vitamina en estas mujeres.

- Prevenir a las madres lactantes, ya sea de manera natural o con biberón, del uso del microondas para calentar la leche, los preparados o los potitos, pues estas ondas destruyen parcialmente la B_{12} de la leche y la carne (*Agricultural and Food Chemistry,* 1998).

- Examinar de inmediato a cualquier niño cuando un médico o progenitor observe indicios de retraso del desarrollo, retraso estaturo-ponderal, escaso crecimiento de la cabeza o insuficiente ganancia de peso.

- Evitar el uso del óxido nitroso en cualquier operación, aunque sea dental, que se practique a niños y bebés, o, en caso absolutamente necesario, administrar grandes dosis de vitamina B_{12} pre y posoperatorias.

- Evitar el uso de inmunizaciones/vacunas pediátricas que contengan mercurio. El timerosal interfiere en la metilación dependiente del folato, pues inhibe la biosíntesis de la forma activa de la B_{12} (metilcobalamina). Otra opción es el uso de grandes dosis de B_{12} antes y después de la vacunación.

Estas intervenciones podrían llevarse a cabo rápida y fácilmente, y con un coste mínimo para el sistema de salud pública. El ahorro, tanto económicamente como en términos de vidas humanas, sería incalculable.

Los trastornos del espectro autista tienen múltiples causas, y el déficit de B_{12} es solo una pieza del puzle, pero *constituye la parte más tratable y previsible del rompecabezas autista.* Así pues, dada la epidemia de autismo a la que nos enfrentamos, así como los desastrosos costes sociales y económicos de este trastorno, hay que investigar de inmediato la relación entre la vitamina B_{12} y el autismo.

CUESTIONES SIN RESOLVER SOBRE EL DÉFICIT DE COBALAMINA Y LOS TRASTORNOS DEL ESPECTRO AUTISTA

Para dilucidar la relación entre el déficit de B_{12} y el autismo hay que responder a las siguientes preguntas:

- ¿Cuántos niños con trastornos del espectro autista o trastorno dominante del desarrollo tienen en realidad un déficit de B_{12} sin identificar o mal diagnosticado?
- ¿Puede la B_{12} subóptima crónica durante el desarrollo fetal o la infancia causar leves lesiones cerebrales que se manifiestan en forma de «autismo de alto funcionamiento»? ¿Puede el déficit manifiesto de vitamina B_{12} en la infancia causar autismo moderado de bajo funcionamiento?
- ¿Qué influencia tendría la exploración de niños con retraso del desarrollo por causa del déficit de cobalamina en la identificación de niños con síntomas reversibles que de otro modo se considerarían autismo «incurable»?
- ¿Reduciría considerablemente la exploración cobalamínica de bebés y niños pequeños —así como de mujeres en la fase prenatal, de posparto y lactante— los índices de autismo y retraso del desarrollo?
- ¿Disminuirían las grandes dosis de metilcobalamina (1.000 mcg diarios) —ingeridas por mujeres antes de la concepción, durante el embarazo y a lo largo de la lactancia— los crecientes índices de autismo?
- ¿Deberían también administrarse inyecciones mensuales de B_{12} a las embarazadas durante las consultas prenatales? (Muchas mujeres que fueron madres en la década de los sesenta refieren que sus ginecólogos les administraron inyecciones de vitamina B_{12} durante la gestación.)
- ¿Debería elevarse el criterio normal inferior de la cobalamina serosa en niños y bebés hasta, como mínimo, 1.000 pg/ml?
- ¿Se deben algunos casos de parálisis cerebral a un déficit desconocido de B_{12} que daña el cerebro durante el desarrollo y el

crecimiento fetales? ¿Se descarta a las primeras de cambio a los enfermos de parálisis cerebral con déficit de cobalamina?

Las respuestas a estas preguntas no se encontrarán hasta que las busquemos. Hoy en día, la mayoría de los médicos desconocen las manifestaciones neuropsiquiátricas del déficit de B_{12} y el papel que desempeña esta carencia en los trastornos del desarrollo (y, en concreto, el autismo). La minoría de los médicos *conscientes* del papel que desempeña la vitamina B_{12} en el autismo suelen prescribir grandes dosis de cobalamina a niños autistas sin pedir análisis para determinar los niveles de esta vitamina. Estos médicos, aun con sus mejores intenciones, nos impiden obtener la información imprescindible acerca del papel que desempeña el déficit de cobalamina en el autismo. Lo mismo puede decirse de aquellos padres que «tratan» por su cuenta a niños autistas con falta de B_{12} sin antes haber pedido análisis.

Puesto que la comunidad médica se desentiende del problema del déficit de cobalamina o, como mucho, aplica tratamientos aleatorios sin hacer análisis previos, miles de niños que lo padecen se quedan sin diagnóstico ni tratamiento o se les diagnostica mal. Es imprescindible que empecemos a investigar, documentar y publicar la verdadera incidencia del déficit de cobalamina en niños (sobre todo aquellos con síntomas de autismo o retraso del desarrollo) y en mujeres en edad de procrear, a fin de que podamos determinar la magnitud de este problema y tomar medidas para abordarlo. También estamos obligados a revisar nuestros criterios de atención al paciente a fin de reflejar el papel esencial que desempeña la B_{12} en la salud física y mental tanto de los niños como de sus madres.

DATOS RELATIVOS AL DÉFICIT DE COBALAMINA EN EL CASO DE LOS NIÑOS PEQUEÑOS

- Los niveles inadecuados de vitamina B_{12} durante el embarazo se han relacionado con ciertas consecuencias negativas tales como defectos del tubo neural, partos antes de término, crecimiento o retraso intrauterino y abortos recurrentes.

- La causa más habitual del déficit de B$_{12}$ en niños pequeños es una carencia vitamínica materna, que suele manifestarse en los bebés de entre cuatro y ocho meses alimentados de manera natural.

- La vitamina B$_{12}$ es necesaria para el crecimiento y el desarrollo normales de los niños y bebés.

- Las lesiones cerebrales y espinales debidas al déficit de cobalamina están bien documentadas.

- La falta de vitamina B$_{12}$, si no se trata, puede causar daños neurológicos, y el diagnóstico debe hacerse antes de que se produzcan lesiones neurológicas permanentes. Los bebés son más vulnerables a estos daños.

- El déficit de cobalamina, si no se identifica a tiempo, reduce el cociente intelectual de los niños y bebés.

- El déficit de vitamina B$_{12}$ llega a causar retraso mental.

- La falta de cobalamina produce, muchas veces, retraso estaturo-ponderal y, si no se trata enseguida, un coma o incluso la muerte.

- Las dosis altas de suplementos de ácido fólico enmascaran los indicios de déficit cobalamínico en el recuento sanguíneo (anemia o macrocitosis). Las altas dosis de ácido fólico se añaden a todas las vitaminas que toman las embarazadas.

- Muchas mujeres en edad de procrear padecen celiaquía sin diagnosticar, anemia perniciosa autoinmune o falta de cobalamina por otras causas (sobre todo dietéticas). Los hijos de estas mujeres corren mucho peligro de contraer el déficit de cobalamina. El riesgo de lesión cerebral aumenta si la madre le da el pecho a su hijo.

- Los niños que tenían déficit de B$_{12}$ y luego fueron «tratados» tienen un cociente intelectual muy bajo, «lo que indica que quizá se produjera una pequeña lesión cerebral, la cual pudo surgir hacia los cinco años, cuando mostraron regresión o ralentización de la motricidad, o durante largos períodos sin ingestión de cobalamina» (McNicholl y Egan, *Pediatrics,* 1968, 42

(1): 149-156). Según un estudio acerca de hijos de vegetarianos, la escasa inteligencia es habitual entre niños con carencia cobalamínica durante el desarrollo primario, aunque reciban cantidades adecuadas de B_{12} a posteriori.

- A los bebés y niños pequeños cada vez se les administran más fármacos con inhibidores de la bomba de protones por causa del reflujo gastroesofágico. Si se usan de manera continuada, estos medicamentos originan déficit de cobalamina.

ASPECTOS CLAVE PARA QUIENES DIAGNOSTICAN

El déficit de vitamina B_{12} sin diagnosticar, en el caso de los bebés, producirá daños neurológicos irreversibles. La carencia de cobalamina es progresiva y daña de diversos modos el cerebro, la médula espinal y los nervios periféricos, según la duración del error diagnóstico. Lo positivo es que se trata de una de las pocas causas potencialmente reversibles de lesión neurológica, *siempre y cuando se identifique a tiempo y se trate de manera adecuada.* El diagnóstico y tratamiento precoces suelen prevenir las secuelas a largo plazo.

La falta de B_{12}, en el caso de bebés y niños pequeños, puede producir los siguientes signos neurológicos y hematológicos:

- Retraso del desarrollo.
- Regresión evolutiva.
- Escasa socialización.
- Problemas de motricidad.
- Retraso lingüístico.
- Problemas del habla.
- Bajo cociente intelectual.
- Retraso mental.
- Irritabilidad.
- Debilidad.
- Hipotonía.
- Ataxia.
- Apatía.

- Temblores.
- Tirones mioclónicos en la cabeza, las extremidades y la lengua.
- Movimientos involuntarios.
- Apoplejía.
- Anorexia.
- Retraso estaturo-ponderal.
- Escaso aumento de peso.
- Poco crecimiento de la cabeza.
- Anemia (puede estar presente, pero no siempre).
- Pancitopenia.
- Macrocitosis (no siempre está presente, y a veces queda enmascarada).

Episodios frecuentes
- TAC cerebral anómalo: atrofia cerebral y agrandamiento de los ventrículos.
- Resonancia magnética anómala: atrofia cerebral y agrandamiento de los ventrículos.
- Electroencefalograma anómalo: lentitud generalizada.

EL COSTE HUMANO DE NO SABER DIAGNOSTICAR EL DÉFICIT PEDIÁTRICO DE COBALAMINA

La información que hemos presentado en este capítulo resume los aspectos médicos de las lesiones cerebrales debidas al déficit pediátrico de cobalamina. Para demostrar los costes de este problema en términos humanos, ofrecemos a continuación los casos de dos niños que sufrieron los efectos nocivos de esta carencia vitamínica. Uno de los casos tiene un final feliz. El otro, por desgracia, no.

El caso de Jack

En marzo de 2006, Kelly, madre de un bebé de diez meses —Jack— nos llamó. Jack tenía espina bífida oculta y malformación de la médula espinal. Le programaron una operación en la Universidad de Michigan. La suegra de Kelly había leído la primera edición de nuestro libro, y la instó a leer enseguida el capítulo dedicado a los niños.

Después de leer el capítulo y hablar con nosotros, Kelly decidió que examinaran a Jack por temor a que la falta de vitamina B_{12} le estuviese provocando el lento crecimiento de la cabeza y el retraso del desarrollo. También le preocupaba la inminente intervención quirúrgica, y además se enteró de que en ésta se utilizaría óxido nitroso. Kelly envió una muestra de la orina de Jack al Norman Clinical Laboratory, Inc., donde los análisis mostraron que el MMAu del pequeño era elevadísimo (26,4 μmol/l). Esto la movió a volver al pediatra y al gastroenterólogo para que le aplicasen a Jack un tratamiento definitivo.

El jefe de neurocirugía pospuso la operación medular aduciendo que «el déficit de vitamina B_{12} puede provocar complicaciones neurológicas». Pese a ello, varios especialistas se negaron a aplicar el tratamiento porque no se ajustaba al protocolo «normal», aunque todos admitieron que el tratamiento a base de B_{12} es inocuo.

Kelly afirma: «Me dijeron que a mi hijo no le pasaba nada y que no debíamos tomar medida alguna. Me dijeron que el perímetro craneal es variable y subjetivo. Me dijeron que los niveles de B_{12} caían dentro del rango normal y que, como Jack no era anémico ni tenía células megaloblásticas, no podía carecer de cobalamina. Me dijeron que la elevación del MMA solo indicaba aciduria metilmalónica. Todo lo cual es, por desgracia, falso».

Por suerte, iba armada con la información de nuestro libro. De hecho, asegura: «No me cabe la menor duda de que sin este libro, y la información que contiene, mi hijo sería un retrasado mental con daños neurológicos y comportamiento autista».

Siguió llevando a Jack a varios especialistas, hasta que por fin encontró a un gastroenterólogo que certificó la existencia del déficit. Una vez en tratamiento, los niveles serosos de B_{12} aumentaron y el ácido metilmalónico urinario descendió hasta la normalidad, haciendo incuestionable el diagnóstico.

Después de recibir tratamiento, el crecimiento de la cabeza se aceleró y la circunferencia de esta pasó del percentil 8 al 20-25 (en el que se ha estabilizado desde entonces). Ahora que tiene cinco años, Jack, según su terapeuta, ha alcanzado todas sus metas físicas, y el desarrollo mental también progresa adecuadamente.

El tratamiento a base de vitamina B$_{12}$ ha producido un cambio espectacular. El pequeño estaba destinado a padecer microcefalia, retraso y discapacidad mental permanente, un trágico resultado que se evitó gracias a la determinación de su madre y la buena suerte de que nuestro libro cayera en manos de la suegra de esta (los resultados de Jack se pueden observar en la tabla 1 de la página 329, caso número 2).

El caso de Lennon

Lennon, un bebé guapísimo, empezó a quedarse rezagado evolutivamente a los ocho meses de edad: dejó de crecerle la cabeza, y el peso y la altura no evolucionaban.

Cuando tenía once meses, el pediatra le diagnosticó anemia y empezó a tratarlo a base de hierro. A medida que pasaban los meses, Lennon seguía mostrando retraso del desarrollo. El lenguaje, el habla, la socialización, la motricidad y la alimentación eran anormales.

Los padres de Lennon —Melinda y Greg— estaban muy preocupados, por lo que lo llevaban al pediatra con mucha frecuencia. Este les aseguraba que la debilidad y el retraso del niño se debían a la anemia ferropénica previa. También les aseguró que su desarrollo estaba en la línea habitual de otros pacientes de la misma edad, por lo que no había motivo para alarmarse.

Cuando tenía quince meses, el pediatra le retiró el hierro, pues afirmaba que la anemia había desaparecido. A los veintiún meses, le prescribió un suplemento nutricional llamado *Juice Plus*. Lennon siguió decayendo evolutivamente, lo que afectó también al crecimiento. El médico lo derivó a una neuróloga pediátrica especializada en retraso del crecimiento. Le hicieron una evaluación detallada, una resonancia magnética y una serie de análisis de sangre para detectar once defectos enzimáticos. La neuróloga afirmó estar segura «al cien por cien» de que Lennon tenía una enfermedad rara denominada mucopolisacaridosis y lo derivó a una endocrinóloga «para evaluar la insuficiencia pituitaria y los posibles problemas nutricionales debidos al hecho de haber sido amamantado por una madre vegetariana». Lennon acudió a la endocrinóloga a los veintitrés meses de edad, y esta no pudo añadir nada al diagnóstico neurológico, pero se comprometió a examinarlo de nuevo al cabo de seis meses.

Lennon tenía entonces veinticuatro meses y cada vez estaba más débil. Se encontraba al borde de la muerte, pero no a causa de una enfermedad incurable. Melinda y Greg confiaron en el diagnóstico pediátrico de una rara enfermedad genética incurable que tenía consecuencias fatales. Consultaron con un amigo íntimo que era investigador médico, en un intento de encontrar cualquier cosa que pudiera salvarle la vida a su hijo. El amigo les pidió que reuniesen todos los partes de Lennon y les dijo que los revisaría y encontraría al mejor especialista en enfermedades mucopolisacáridas.

Greg recogió los partes médicos en la consulta del pediatra y Melinda, cuando empezó a revisarlos, se dio cuenta de que la sangre de Lennon había presentado anomalías durante más de un año y de que padecía una grave macrocitosis. Llamó enseguida a la neuróloga, le contó que pensaba que Lennon tenía déficit de vitamina B_{12} y le exigió unos análisis inmediatos.

De hecho, Melinda estaba en lo cierto. Lennon sufría un grave déficit de cobalamina. Ninguno de los médicos del niño intuyeron esa carencia ni la comprobaron, pese a que los partes médicos decían claramente que los recuentos sanguíneos eran anómalos y a que el pequeño estaba siendo amamantado por una madre ovolactovegetariana, lo que lo ponía en grave peligro de que surgiese esta peligrosísima complicación.

Todos los exámenes físicos y subjetivos mostraban a las claras un déficit de cobalamina, pero ninguno de los médicos dio con un sencillo diagnóstico. El nivel de vitamina B_{12} en el suero era de 130 pg/ml (lo normal es 211-911); el de MMAu era de 28,9 (lo normal es $< 2,4$ μmol/l), y el de homocisteína, de 89,2 μmol/l (lo normal es 5-15). Lennon también presentaba numerosos síntomas e indicios de carencia de dicha vitamina, entre los que se encontraban los siguientes: problemas de alimentación, succión y crecimiento, retraso estaturo-ponderal, irritabilidad, problemas lingüísticos, dificultades para la socialización, problemas de ambulación/ataxia, disminución del tono muscular (hipotonía), retraso del desarrollo, macrocitosis, anemia, palidez, elevada amplitud de la distribución eritrocitaria e infecciones frecuentes.

Melinda recuerda haber llevado al pediatra en tres ocasiones partes médicos que corroboraban la existencia del déficit porque había leído artículos al respecto en la *Family Medical Guide* de la Asociación Médica Americana cuando a Lennon le diagnosticaron por primera vez la anemia ferropénica. El pediatra desestimó repetidamente su información y volvió a asegurarle que «nadie contrae un déficit de B_{12}. Tu propia leche le proporciona una cantidad más que suficiente de esa vitamina». Cuando Lennon tenía veintiún meses, el pediatra afirmó que el volumen corpuscular medio era alto porque el pequeño padecía una enfermedad metabólica, pero no por culpa de carencia de cobalamina.

Melinda confió plenamente en él, ya que era «jefe de pediatría» y además «tenía un interés especial en el desarrollo de los bebés». ¿Cómo es que erró, no solo él, sino también todos sus colegas médicos a los que acudió la familia, en un diagnóstico tan sencillo? Kelly, la primera madre de la que hablamos, tuvo la grandísima suerte de que su suegra tuviera nuestro libro a mano. En el caso de Melinda, quien luchó con la misma fuerza para encontrar los motivos de los síntomas, la explicación llegó demasiado tarde.

A Lennon por fin se le aplicó una terapia cobalamínica a la «tardía» edad de veintiséis meses. Había sido sintomático durante más de un año, a lo largo del cual su cerebro pedía a gritos vitamina B_{12}.

Lennon, quien ahora tiene once años, «borra» la antigua lesión cerebral debida al diagnóstico tardío. Es fuerte de espíritu y se esfuerza mucho en superar los retrasos lingüísticos y cognitivos. Tiene problemas de motricidad fina y acude a muchas terapias que lo ayudan a hacer cosas que los de su edad hacen naturalmente.

Su comportamiento se asemeja al autismo para el observador accidental, así como para los médicos sin experiencia. Pero Lennon no es autista; lo que tiene es una lesión cerebral debida a la falta de cobalamina. Y, lo que es peor, hay muchos más «Lennons» por ahí, pacientes de mudas y terribles lesiones cerebrales que algunos médicos –incapaces de diagnosticar una enfermedad de fácil curación– califican de autismo incurable o del primer trastorno que se les ocurra.

¿Cuántos especialistas yerran en el diagnóstico y luego agravan la tragedia achacando al autismo los síntomas del déficit e interrumpiendo así futuras investigaciones? ¿A cuántos niños de los que reciben terapia u otros servicios educativos especiales se les podía haber hecho un diagnóstico precoz, evitándoles una discapacidad permanente? ¿Y cuántos pueden mejorar aún o incluso recuperarse por completo si se les aplica un tratamiento inmediato?

No lo sabemos, y no lo sabremos hasta que los médicos empiecen a tomarse en serio el déficit pediátrico de cobalamina. El caso de Lennon es una demostración palpable de que los médicos deben dejar de decir –como dijo su pediatra– que «nadie contrae un déficit de B_{12}». Por el contrario, todos los médicos deben darse cuenta de que los análisis y el tratamiento de la B_{12} son poderosas herramientas para combatir el autismo y otros problemas del desarrollo. Si eres pediatra, ten presente la relación entre el autismo y la cobalamina, pues un diagnóstico rápido puede evitarles a ese niño y a su familia una vida trágica.

ERRORES CONGÉNITOS DEL METABOLISMO Y TRANSPORTE DE LA COBALAMINA

Los médicos que tratan a niños con retraso del desarrollo deberían documentarse bien sobre los siguientes errores congénitos del metabolismo de la cobalamina, que a veces producen retraso mental o comportamiento autista. Cada vez hay más pruebas de que algunos niños calificados de autistas tienen déficit funcional de vitamina B_{12}. Es posible curar a muchos de estos pequeños, pero solo si se les hace un diagnóstico precoz.

A nuestro entender, todos los niños con diagnóstico de autismo o retraso del desarrollo deben ser examinados con la intención de buscar posibles errores congénitos en el metabolismo de la cobalamina.

ERRORES CONGÉNITOS DEL METABOLISMO
Y TRANSPORTE DE LA VITAMINA B_{12}

Trastornos congénitos que producen aciduria metilmalónica y homocistinuria			
Cbl-A	Aumento del MMA	Suele reaccionar a la B_{12}	Sin anemia megaloblástica
Cbl-B	Aumento del MMA	Reacciona a la B_{12} en el 50% de los casos	Sin anemia megaloblástica
Cbl-C	Aumento del MMA	Reacciona a la B_{12}	>+ anemia megaloblástica
Cbl-D	Aumento del MMA	Reacciona a la B_{12}	Se desconoce la posible presencia de anemia megaloblástica
Cbl-E (déficit de metionina sintasa reductasa)	Aumento de la homocisteína	Reacciona a la B_{12}	+ anemia megaloblástica
Cbl-F	Aumento del MMA	Reacciona a la B_{12}	Sin anemia megaloblástica
Cbl-G (déficit de metionina sintasa)	Aumento de la homocisteína	Reacciona a la B_{12}	+ anemia megaloblástica
Déficit absoluto de la enzima metilmalonil-CoA mutasa	Aumento del MMA	No reacciona a la B_{12}	Sin anemia megaloblástica
Aumento parcial del déficit de la enzima metilmalonil-CoA mutasa	Aumento del MMA	No reacciona a la B_{12}	Sin anemia megaloblástica

Otros orígenes de la homocistinuria			
Déficit de cistationina ß-sintasa (CBS)	Aumento de la homocisteína	No reacciona a la B_{12}	Sin anemia megaloblástica
Déficit de metilentetrahidrofolato reductasa	Aumento de la homocisteína	No reacciona a la B_{12} (tratamiento: betaína, folato y metionina)	Sin anemia megaloblástica

Se conocen diez deficiencias hereditarias que alteran la ruta de la vitamina B_{12}; tres de ellas intervienen en el transporte de esta vitamina y siete en su metabolismo. Algunas no reaccionan a la terapia. Por tanto, determinar qué deficiencia está presente en cada momento resulta fundamental para aplicar el tratamiento adecuado.

Trastornos propios del déficit de la coenzima metilmalónica A (Cbl-A, Cbl-B, Cbl-F)

- Error en la conversión de la metilmalonil-CoA en succinil-CoA.
- Deficiencias mutásicas completas o parciales: suelen aparecer entre la primera y la cuarta semana de edad.
- Cbl-A y Cbl-B: suelen presentarse entre el primero y el duodécimo mes.
- Síntomas e indicios: retraso estaturo-ponderal, vómitos, deshidratación, acidosis metabólica, hipotonía; puede darse retraso del desarrollo, hepatomegalia, hipoglucemia y coma.
- El 50% de los pacientes presenta anemia, leucopenia y trombocitopenia.
- Aumento del MMA.
- Tratamiento: restricción de los aminoácidos dietéticos precursores del MMA (metionina, treonina, valina e isoleucina). La carencia parcial o completa de metilmalonil-CoA mutasa impide la reacción a la terapia cobalamínica.

Cbl-C, Cbl-D

- Deterioro de la síntesis de la succinil-CoA y de la metionina, lo que incrementa el MMA y la homocisteína.
- Diferenciadas por los análisis genéticos complementarios.
- Cbl-C: se cree que surge durante los primeros meses de vida, pero se ha documentado un caso de aparición a los cuatro años de edad y otro a los catorce.
- Síntomas e indicios: retraso estaturo-ponderal, problemas alimentarios, letargo, retraso del desarrollo y anemia megaloblástica.

Algunos pacientes presentan trombocitopenia y otros, trastornos visuales causados por degeneración macular.

- Aumento del MMA y la homocisteína.
- Tratamiento: 1.000 mcg diarios de hidroxocobalamina, restricción proteínica, antibióticos por vía oral y suplementos de betaína.

Cbl-E, Cbl-G

- Se deteriora la síntesis de la homocisteína en metionina, dando lugar a homocistinuria y homocisteinemia.
- El paciente suele enfermar durante los dos primeros años de vida. El retraso diagnóstico origina en ocasiones anomalías neurológicas o evolutivas irreversibles.
- Síntomas e indicios: trastornos alimentarios, vómitos, letargo, retraso del desarrollo, anemia megaloblástica, pancitopenia, hipotonía, nistagmo, trastornos visuales, convulsiones y atrofia cerebral. A un paciente que se volvió sintomático en la edad adulta se le diagnosticó esclerosis múltiple.
- Tratamiento: grandes dosis de vitamina B$_{12}$ (hidroxocobalamina): 1.000 mcg diarios.

Transporte anómalo de la cobalamina:

La proteína transportadora de la vitamina B$_{12}$ es la transcobalamina II (TC II). Esta proteína debe estar presente en el cuerpo para que las células acepten y utilicen la cobalamina. El gen responsable de esta proteína se encuentra en el cromosoma 22. Puede haber ausencia de TC II o moléculas anómalas en esta proteína.

- El déficit de TC II es una enfermedad potencialmente mortal. Suele detectarse entre las seis y las veinte semanas de vida.
- Síntomas e indicios: debilidad, diarrea, retraso estaturo-ponderal, pancitopenia, anemia megaloblástica, hipogammaglobulinemia y úlceras de las mucosas. En ocasiones las enfermedades neurológicas aparecen al principio o se presentan más

adelante. Si no se diagnostican a tiempo, estas anomalías neurológicas pueden hacerse permanentes y discapacitantes.

- Los niveles de vitamina B_{12} en el suero suelen ser normales porque, en el plasma, casi toda la vitamina se adhiere a la TC I o la TC II. En algunos pacientes con niveles bajos de cobalamina se han observado otras anomalías de las proteínas aglutinantes de la B_{12} y de otras propiedades de la TC I. En ocasiones se han detectado elevados índices de MMA u homocisteína.

- El diagnóstico se hace mediante cromatografías o radioinmunoensayos para comprobar la falta de TC II.

- Tratamiento: grandes dosis de hidroxocobalamina inyectable (1.000 mcg tres veces a la semana). A un niño lo trataron con 2.000 mcg diarios por vía oral.

- Algunos pacientes tienen moléculas funcionalmente anómalas de TC II, lo cual parece deberse a una proteína defectuosa, incapaz de adherirse a la cobalamina. Sin embargo, otros eran capaces de aglutinar la vitamina B_{12}, pero no podían transportarla a las células.

- La betaína es un grupo metilodonador que interviene en el ciclo metabólico normal de la metionina y se usa para tratar a pacientes con errores congénitos del metabolismo de la metionina, porque reduce los niveles de homocisteína en el plasma cuando se padece homocistinuria.

La betaína se usa para tratar la homocistinuria. Se emplea para controlar el déficit de cistationina ß-sintasa, el déficit de 5-10-metilentetrahidrofolato reductasa (MTHFR) y algunos defectos cofactores del metabolismo de la cobalamina. La betaína corrige la homocisteína elevada en el plasma pero no así el trastorno genético básico subyacente. La detección precoz de la homocistinuria en la infancia y el inicio de una terapia a base de betaína resultan fundamentales para mejorar la prognosis a largo plazo del paciente. La betaína incrementa las concentraciones plasmáticas de metionina y S-adenosilmetionina en pacientes con homocistinuria debida a un déficit de MTHFR o a falta de cobalamina.

LECTURAS ADICIONALES PARA EL CAPÍTULO 12

Rasmussen, S. A., Fernhoff, P. M. y Scanlon, K. S. «Vitamin B$_{12}$ deficiency in children and adolescents». *The Journal of Pediatrics,* 2001, vol. 138 (1): 10-17.

Casella, E. B. y otros. «Vitamin B$_{12}$ deficiency in infancy as a cause of developmental regression». *Brain and Development,* 2005, vol. 27 (8): 592-594.

Erol., I., Alehan, F. y Gumus, A. «West syndrome in an infant with vitamin B$_{12}$ deficiency in the absence of macrocytic anaemia». *Dev Med Child Neuro,* octubre de 2007; 49 (10): 774-776.

Lucke, T. y otros. «Maternal vitamin B$_{12}$ deficiency: cause for neurological symptoms in infancy». *A Gebursthilfe Neonatol,* agosto de 2007; 211 (4): 157-161 (artículo en alemán, resumen en inglés).

Monagle, P. T. y Tauro, G. P. «Infantile megaloblastosis secondary to maternal vitamin B$_{12}$ deficiency». *Clin Lab Hematol,* abril de 1997, vol. 19 (3): 23-25.

Grattan-Smith, P. J. y otros. «The neurological syndrome of infantile cobalamin deficiency: developmental regression and involuntary movements». *Mov Disord,* 1997; 12: 39-46.

von Schenck, U. y otros. «Persistence of neurological damage induced by dietary vitamin B$_{12}$ deficiency in infancy». *Arch Dis Child,* 1997; 77: 137-139.

Avci, Z. y otros. «Involuntary movements and magnetic resonance imaging findings in infantile cobalamin (vitamin B$_{12}$) deficiency». *Pediatrics,* 1 de septiembre de 2003; 112 (3): 684-686.

Wagnon, J. y otros. «Breasfeeding and vegan diet». *J Gynecol Obstet Biol Reprod,* octubre de 2005; 34 (6): 610-612.

Mathey, C. y otros. «Failure to thrive and psychomotor regression revealing vitamin B$_{12}$ deficiency in 3 infants». *Arch Pediatr,* mayo de 2007; 14 (5): 467-471.

Benbir, G. y otros. «Seizures during treatment of vitamin B$_{12}$ deficiency». *Seizure,* enero de 2007; 16 (1): 69-73.

Katar, S. y otros. «Nutritional megaloblastic anemia in young Turkish children is associated with vitamin B$_{12}$ deficiency and psychomotor retardation». *J Pediatr Hematol Oncol,* septiembre de 2006; 28 (9): 559-562.

Baatenburg de Jong y otros. «Retraso del desarrollo, en niños amamantados, por causa de la mala alimentación de la madre». *Med Tijdschr Geneeskd,* 4 de marzo de 2006; 150 (9): 465-469. Holandés.

Korenke, G. C. y otros. «Severe encephalopathy with epilepsy in an infant caused by subclinical maternal pernicious anaemia: case report and review of the literature». *European Journal of Pediatrics,* abril de 2004; 163 (4-5): 196-201.

Smolka, V. y otros. «Complicaciones metabólicas y manifestaciones neurológicas del déficit de B$_{12}$ en hijos de madres vegetarianas». *Cas Lek esk,* 22 de noviembre de 2001; 140 (23): 732-735 (artículo en checo).

Graham, S. M. y otros. «Long-term neurologic consequences of nutritional vitamin B$_{12}$ deficiency in infants». *J Pediatr,* noviembre de 1992, n.º 5, primera parte, 1.710-1.714.

Ramakrishna, T. «Vitamins and brain development». *Physiol Res,* 1999; 48 (3): 175-187.

Wighton, M. C. y otros. «Brain damage in infancy and dietary vitamin B$_{12}$ deficiency». *Med J Aust,* 1979, 2: 1-3.

Murphy, M. M. y otros. «Longitudinal study of the effect of pregnancy on maternal and fetal cobalamin status in healthy women and their offspring». *J Nutr,* 2007; 137: 1836-1867.

Suárez, L. y otros. «Maternal serum B$_{12}$ levels and risk for neural tube defects in a Texas-Mexico border population». *Ann Epidemiol,* 2003; 13: 81-88.

Specker, B. L., Miller, D., Norman, E. J. y Hayes, K. C. «Increased urinary methylmalonic acid excretion in breast-fed infants of vegetarian mothers and identification of an acceptable dietary source of vitamin B$_{12}$». *Am J Clin Nutr,* 1988; 47: 89-92.

Rasmussen, S. A. y otros. «Vitamin B$_{12}$ deficiency in children and adolescents». *J Pediatr,* 2001; 138: 10-17.

Jadhav, M. y otros. «Vitamin B$_{12}$ deficiency in Indian infants: a clinical syndrome». *Lancet,* 1962; 2: 903-907.

Garewall, G. y otros. «Infantile tremor syndrome: a vitamin B$_{12}$ deficiency syndrome in infants». *J Trop Pediatr,* 1988; 34: 178-188.

Higginbottom, M. C. y otros. «A syndrome of methylmalonic aciduria, homocystinuria, megaloblastic anemia and neurologic abnormalities in a vitamin B$_{12}$–deficient breast-fed infant of a strict vegetarian». *N Engl J Med,* 1978; 299: 317-323.

Allen, L. H. y otros. «Cognitive and neuromotor performance of Guatemalan scholars with deficient, marginal, and normal plasma vitamin B$_{12}$». *FASEB J,* 1999; 13: A544.

Bjørke Monsen, A. L. y Ueland, P. M. «Homocysteine and methylmalonic acid in diagnosis and risk assessment from infancy to adolescence». *Am J Clinical Nutrition,* 1 de julio de 2003; 78 (1): 7-21.

Monsen, A. L. y otros. «Determinants of cobalamin status in newborns». *Pediatrics,* 2001; 108 (3): 624-630.

Rosenblatt, D. S. y Whitehead, V. M. «Cobalamin and folate deficiency: acquired and hereditary disorders in children». *Semin Hematol,* 1999; 36: 19-34.

Casterline, J. E., Allen, L. H. y Ruel, M. T. «Vitamin B$_{12}$ deficiency is very prevalent in lactating Guatemalan women and their infants at three month postpartum». *J Nutr,* 1997; 127: 1966-1972.

Shinwell, E. D. y Gorodisher, R. «Totally vegetarian diets and infant nutrition». *Pediatrics,* 1982; 70: 582-586.

Specker, B. L., Black, A., Allen, L. y Morrow, F. «Vitamin B$_{12}$: low milk concentrations are related to low serum concentrations in vegetarian women and to methylmalonic aciduria in their infants». *Am J Clin Nutr,* 1990; 52: 1073-1076.

Dagnelie, P. C. y otros. «Increased risk of vitamin B$_{12}$ and iron deficiency in infants on macrobiotic diets». *Am J Clin Nutr,* 1989; 50: 818-824.

Saraya, A. K. y otros. «Nutritional macrocytic anemia of infancy and childhood». *Am J Clin Nutr,* 1970; 23: 1378-1384.

Rogers, L. M. y otros. «High prevalence of cobalamin deficiency in Guatemalan schoolchildren: associations with low plasma holotranscobalamin II and elevated serum methylmalonic acid and plasma homocysteine concentrations». *Am J Clin Nutr,* 2003; 77: 433-440.

Davis, J. R., Goldenring, J. y Lurin, B. H. «Nutritional vitamin B$_{12}$ deficiency in infants». *American Journal of Diseases of Children,* 1981; 135: 566-567.

Hermann, W. y Geisel, J. «Vegetarian lifestyle and monitoring vitamin B$_{12}$ status». *Clin Chim Acta,* 2002; 326: 47-59.

McNicholl, B. y Egan, B. «Congenital pernicious anemia: effects on growth, brain, and absorption of B$_{12}$». *Pediatrics,* vol. 42, vol. 1, julio de 1968: 149-156.

Pearson, H. A. y otros. «Pernicious anemia with neurologic involvement in childhood». *J Pediatr,* 1964; 65: 334.

Lee, G. R. «Inherited and drug-induce megaloblastic anemia». En G. R. Lee (10.ª edición), *Wintrobe's Clinical Hematology,* 1999; 973-978. Baltimore: Williams & Wilkins.

Van Tiggelen, C. J. M. y otros. «Vitamin B$_{12}$ levels of cerebrospinal fluid in patients with organic mental disorder». *Journal of Orthomolecular Psychiatry,* 1983; 12: 305-311.

Van Tiggelen, C. J. M., Perperkamp, J. P. C. y Ter Toolen, J. F. W. «Assessment of vitamin-B$_{12}$ status in CSF». *American Journal of Psychiatry,* 1984; 141, 1: 136-137.

13

RENTABILIDAD DE LA EXPLORACIÓN Y TRATAMIENTO PRECOZ DEL DÉFICIT DE COBALAMINA

¿Cuánto cuesta no diagnosticar a tiempo el déficit de cobalamina? Quizá la respuesta te deje atónito: miles de millones de dólares. No son solo las aseguradoras y el gobierno (a través de *Medicare* y *Medicaid*, en Estados Unidos) los que están pagando enormes cantidades de dinero, sino también los contribuyentes y la sociedad.

¿Por qué? Porque las personas afectadas por el déficit de vitamina B_{12} suelen quedarse discapacitadas. Estas personas dejan de formar parte de la mano de obra, no aportan dinero a sus familias y perciben subsidios a costa del gobierno o de las aseguradoras privadas. Muchas familias echan mano de los ahorros de toda la vida, llegando a arruinarse o incluso a quedarse sin vivienda.

> Las personas afectadas por el déficit de vitamina B_{12} suelen quedarse discapacitadas.

Si tenemos en cuenta los efectos del déficit de vitamina B_{12} sin diagnosticar ni tratar, resulta evidente que este problema contribuye a la bancarrota del sistema de salud pública estadounidense. Entre las consecuencias de esta epidemia invisible se encuentran las siguientes:

- Traumatismos por caídas.
- Frecuentes visitas a urgencias.
- Continuos ingresos hospitalarios.
- Deterioro cognitivo (demencia).
- Ingreso en residencias para ancianos.
- Recetas innecesarias.
- Transfusiones de sangre o utilización de eritropoyetina.
- Atención psiquiátrica (consultas y hospitalizaciones).
- Innecesarias pruebas radiológicas invasivas.
- Pleitos y sanciones por malas prácticas.
- Necesidad de dispositivos de movilidad (sillas de ruedas, andadores, etc.).
- Rehabilitación (hospitalaria y externa).
- Terapia física.
- Terapia ocupacional.
- Pérdida de ingresos debida a discapacidad.
- Pagos de la Seguridad Social o seguros por discapacidad.
- Estrés familiar, debido a que los parientes se convierten en personas imposibilitadas.

Entonces, ¿por qué no examinamos a los pacientes? ¿Son caros la exploración o el tratamiento del déficit de cobalamina? La respuesta a esta pregunta es un rotundo «no». La tabla 1 compara la exploración del déficit cobalamínico con otras pruebas diagnósticas.

TABLA 1: COSTES DE DIVERSAS PRUEBAS DIAGNÓSTICAS	
Análisis de laboratorio para medir el déficit de cobalamina	**Coste ($)**
Vitamina B_{12}	90
Ácido metilmalónico urinario	150
Ácido metilmalónico en el suero	246
Holotranscobalamina (vitamina B_{12} activa)	228
Homocisteína	176

| TABLA 1: COSTES DE DIVERSAS PRUEBAS DIAGNÓSTICAS ||
Otros análisis médicos que se piden habitualmente	Coste ($)
Recuento sanguíneo completo	48
Hierro en el suero	36
Ferritina, capacidad total de fijación del hierro, saturación de hierro (ferrograma)	144
Tirotropina	93
T4 libre	109
Péptido natriurético cerebral	230
Perfil lipídico	120
25-hidroxivitamina D	215
TAC cerebral con o sin contraste	1.255
Radiografía de la cadera	189
Radiografía del fémur	230

Otra creencia generalizada es que la medición de la vitamina B_{12} no es rentable en comparación con otras pruebas exploratorias. Eso, sencillamente, no es cierto. La prueba de la 25-hidroxivitamina D cuesta 215 dólares, pero los médicos ni pestañean a la hora de pedirla. Descartar la anemia ferropénica cuesta unos 180 dólares, en tanto que explorar el hipotiroidismo asciende a 202. Los análisis del colesterol cuestan 120 dólares, pero los médicos suelen pedir la prueba del péptido natriurético cerebral, que llega a los 230 dólares, para diagnosticar, controlar y tratar la insuficiencia cardíaca. En comparación, la prueba de la cobalamina en el suero cuesta una media de 90 dólares y la del MMAu, cuando es necesaria, 150.

Por otra parte, la falta de tratamiento para el déficit de vitamina B_{12} crea enormes gastos en otras áreas, incluidas la hospitalización y rehabilitación de pacientes cuyos síntomas siguen empeorando. La tabla 2 muestra los costes hospitalarios. Esta tabla no incluye los honorarios de los médicos, los tratamientos, el equipamiento, los suministros ni la medicación.

TABLA 2. COSTE DE LA HOSPITALIZACIÓN (2009)	
Tipo de hospitalización	Coste diario ($)
Ingreso en urgencias (nivel 4)	450
Estancia y comida, habitación compartida	841
Estancia y comida, habitación monitorizada	1.283
Estancia y comida en la UCI	2.720
Estancia y comida, habitación especial para rehabilitación	248
Estancia y comida en un centro psiquiátrico	1.076-1.368

Para analizar desde otro punto de vista los costes de esta epidemia oculta, observemos seis tipos principales de gastos ocasionados por la falta de tratamiento del déficit de cobalamina.

Traumatismos por caídas

En 2005, se gastaron en Estados Unidos más de 19.000 millones de dólares en tratar lesiones producidas por caídas. Como hemos señalado, un porcentaje considerable de tales caídas está relacionado con el déficit de cobalamina.

El coste medio de la hospitalización por una caída ronda los 17.500 dólares. Se estima que, hacia 2020, el coste anual de todas las lesiones por esta causa alcanzará los 5.490 millones de dólares.

En 2009, la factura media de una estancia de cuatro días en un hospital general tras una caída con resultado de fractura de cadera sin complicaciones superaba los 30.000 dólares. Una estancia de catorce días en un centro de rehabilitación cuesta 12.400 dólares, a los que hay que añadir otros 7.200 por servicios y suministros. Los honorarios medios del médico por una atención de catorce días son de 1.600 dólares, y diecinueve sesiones de terapia física a domicilio se elevan a 2.200 dólares por término medio. Esto equivale a más de 23.000 dólares de gastos adicionales. Por tanto, el coste total de una típica fractura de cadera supera los 55.000 dólares.

Enfermedades mentales

En el transcurso de un año, a más de 57,7 millones de estadounidenses (el 26,2% de la población) se les diagnostica algún trastorno mental. La depresión en concreto se ha convertido en una epidemia; de hecho, los trastornos depresivos mayores son la principal causa de discapacidad en el caso de aquellas personas de edades comprendidas entre los quince y los cuarenta y cuatro años.

Como señalamos en el capítulo 4, el déficit de vitamina B_{12} sin diagnosticar puede producir depresiones, así como una amplia gama de trastornos mentales que van desde la paranoia hasta las alucinaciones. Los médicos no suelen tener en cuenta la falta de cobalamina en los pacientes que presentan estos síntomas, optando en cambio por prescribir antidepresivos y otros fármacos psicotrópicos. Al actuar así, condenan a muchos enfermos con déficit de B_{12} a una vida entera de enfermedades mentales, al mismo tiempo que malgastan millones de dólares destinados a la asistencia sanitaria.

> El déficit de vitamina B_{12} sin diagnosticar puede producir depresiones, así como una amplia gama de trastornos mentales que van desde la paranoia hasta las alucinaciones.

Por ejemplo, un hombre cuyo caso comentamos anteriormente fue ingresado en un centro psiquiátrico durante ocho días. La estancia en aquel lugar, que cubrió su propio seguro, costó 11.000 dólares. También le administraron Cymbalta (duloxetina) durante más de un año, sin que los médicos investigaran el déficit de vitamina B_{12} como causa posible de la depresión. Aunque la salud del paciente empezó a decaer enseguida, sus médicos (el de familia, el psiquiatra y dos neurólogos) tardaron más de dos años en diagnosticar el grave déficit de cobalamina, lo que casi le cuesta el uso de las piernas, así como la cordura y la vida.

Si bien el precio de tales errores en términos humanos es incalculable, podemos determinar algunos de los costes económicos. Por ejemplo, la tabla 3 enumera los precios de algunos de los antidepresivos y medicamentos psiquiátricos más recetados, así como el coste anual de las inyecciones de hidroxocobalamina administradas por el propio paciente.

Medicación	Dosis/cantidad	Coste mensual ($)	Coste anual ($)
TABLA 3: PRECIOS DE LOS ANTIDEPRESIVOS Y DE LOS FÁRMACOS PSIQUIÁTRICOS (2010)			
Lexapro	10 mg diarios	92	1.104
Celexa	10 mg diarios	99	1.188
Cymbalta	30 mg diarios	135	1.620
Zoloft	50 mg diarios	101	1.212
Risperdal	2 mg diarios	246	2.952
Abilify	2 mg diarios	492	5.904
Prozac	10 mg diarios	163	1.956
Hidroxocobalamina inyectable (viales de 30 ml)	1.000 mcg IM bimensuales o 500 mcg SC semanales (esto incluye la dosis de ataque de 6 inyecciones iniciales diarias)	3	36

Los líderes sanitarios deberían hacer cuentas. Es evidente que prescribir fármacos psiquiátricos a pacientes con déficit de cobalamina no es solo peligroso y negligente, sino que también pone en peligro el sobrecargado sistema de salud.

Demencia

Como explicamos en el capítulo 2, el déficit prolongado de vitamina B_{12} suele producir demencia permanente. Por tanto, la carencia de cobalamina debe descartarse en el caso de todos aquellos enfermos con incipientes cambios cognitivos, amnesia o demencia, así como en los pacientes con diagnóstico de alzheimer, enfermedad de Pick o degeneración córtico-basal ganglionar (DCBG). Hay un abanico de oportunidades decisivo a la hora de tratar el déficit de B_{12} antes de que se produzcan lesiones o cambios cognitivos permanentes. Si los «profesionales» de la sanidad dejan escapar la oportunidad, no habrá forma de reparar el daño, que es muy costoso tanto en términos humanos como económicos.

Las tablas 4-7 reflejan el precio de los fármacos que se usan para tratar la demencia, así como los gastos que supone cuidar a los pacientes de esta enfermedad

TABLA 4: PRECIO DE LOS FÁRMACOS CONTRA LA DEMENCIA O EL ALZHEIMER (2010)			
Medicación	Dosis/cantidad	Coste mensual ($)	Coste anual ($)
Aricept	5 mg diarios	232	2.784
Namenda	5 mg diarios	107	1.284
Cognex	10 mg diarios	94	1.128
Exelon	1,5 mg (por prescripción)	270	3.240

TABLA 5: PRECIO DEL CUIDADO DE LA MEMORIA VITAL ASISTIDA PARA PACIENTES DE DEMENCIA – ENFERMERÍA NO ESPECIALIZADA (2010)					
Grado de atención	Coste diario ($)	Coste mensual ($)	Coste anual ($)	Coste bianual ($)	Coste pentanual ($)
Habitación para dos personas (tarifa base)	136	4.080	49.640	99.280	248.200
Fármacos para la memoria	136 + 43	5.370	65.335	130.670	326.657
Fármacos, ayuda mnemotécnica + ropa + duchas	136 + 64	6.000	73.000	146.000	365.000

TABLA 6: COSTE DE LAS RESIDENCIAS DE ANCIANOS EN 2010 (DEMENCIA, REHABILITACIÓN TRAS UNA FRACTURA, ENFERMEDADES CRÓNICAS, ESCLEROSIS MÚLTIPLE, ETC.)					
Grado de atención	Coste diario ($)	Coste mensual ($)	Coste anual ($)	Coste bianual ($)	Coste pentanual ($)
Habitación para dos personas (tarifa base)	172	5.160	62.780	125.560	313.900
Ropa, higiene, alimentación, aseo (habitación semiprivada)	211	6.330	75.960	151.920	379.800
Ídem (habitación individual)	271	8.130	98.915	197.830	494.575
Pulsera rastreadora, riesgo de fuga	+ 10	+ 300	+ 3.650	+ 7.300	+ 18.250
Cateterización	+ 4	+ 120	+ 1.460	+ 2920	+ 7.300

TABLA 7: COSTE DE LA REHABILITACIÓN (TRANSFERIDO DE HOSPITAL)			
Grado de atención	Coste diario ($)	Los primeros 20 días ($)	Los restantes 80 días por año, el paciente es responsable del pago parcial ($)
Tarifa base diaria	248	4.950	19.840
Ropa, higiene, alimentación, aseo (habitación semiprivada)	287	5.740	28.700
Pulsera rastreadora, riesgo de fuga	+ 10	+ 200	+ 1.000
Cateterización	+ 4	+ 80	+ 80

Enfermedades neurológicas: esclerosis múltiple (MS), ELA, neuropatías, Guillain-Barré, polineuropatía desmielinizante inflamatoria crónica, párkinson

¿Cuánto cuesta diagnosticar a una persona con esclerosis múltiple u otros trastornos neurológicos cuando tiene en realidad déficit de cobalamina? Para los pacientes, el peaje es caro: devastadoras y permanentes lesiones neurológicas, así como discapacidad. Y el coste económico también es extraordinario; la tabla 8 muestra los precios de los fármacos contra la esclerosis múltiple (EM) y de la inmunoglobulina intravenosa (IVIG, por sus siglas en inglés) en comparación con la hidroxocobalamina y la metilcobalamina inyectables (dos tipos de vitamina B_{12}).

TABLA 8: PRECIOS DE LOS FÁRMACOS CONTRA LA EM, EN COMPARACIÓN CON LA B_{12} INYECTABLE			
Medicación	Dosis/cantidad	Coste mensual ($)	Coste anual ($)
Fármacos contra la esclerosis múltiple			
Avonex	30 mcg SC semanales	2.775	33.299
Betaseron	0,3 mg SC cada dos días	2.756	33.165
Copaxone	20 mcg SC diarios	3.075	36.904
Inmunoglobulina intravenosa (IVIG)	1 g/kg IV cada tres semanas (paciente de 70 kg)	4.550 (cada tres semanas)	77.350 (no se incluyen los gastos de enfermería)
Vitamina B_{12} inyectable			
Hidroxocobalamina	1.000 mcg SC todos los días x 6; luego 500 mcg SC todas las semanas	3	36
Metilcobalamina	1.000 mcg SC todos los días	25,15	302
Metilcobalamina	5.000 mcg SC cada dos días	29,50 $	354 $

En 2007, a 400.000 estadounidenses se les diagnosticó EM. Si el 4,2% de ellos padeciera en realidad déficit de vitamina B_{12} –el cálculo más bajo que encontramos en la bibliografía médica, el cual es sin duda una infravaloración–, ello equivaldría a 16.800 personas erróneamente diagnosticadas. Si a estos 16.800 pacientes se les administrase Betaseron, el coste total ascendería a 557 millones de dólares anuales. Si estos 16.800 enfermos mal diagnosticados tuviesen que ingresar en una residencia, el coste de la atención sanitaria superaría los 1,3 billones de dólares anuales. Por el contrario, si a esas personas se les hiciese un diagnóstico correcto, el precio anual del tratamiento con hidroxocobalamina sería de 604.800 dólares al año, incluida la serie inicial de inyecciones y luego las de mantenimiento semanales (el ahorro superaría los 1,2 billones de dólares).

No se trata de meras conjeturas. Hemos hablado con enfermos de supuestos trastornos neurológicos (EM, ELA, Guillain-Barré) que en realidad tenían déficit de vitamina B_{12} mal diagnosticado. Nos pareció extraño que los neurólogos hubieran realizado toda una serie de pruebas pero no hubieran incluido la de la B_{12} en el suero o la de otros marcadores de esta vitamina. A estos médicos no les importaba pedir TAC y resonancias magnéticas del cerebro y la médula espinal, ni realizar electromiogramas o pruebas de velocidad de la conducción nerviosa (VCN). Tampoco ponían obstáculo alguno a recetar medicamentos contra las neuropatías sin antes haber descartado la carencia de cobalamina. El coste económico de este error se hace evidente cuando comparas el peaje que hay que pagar para diagnosticar y tratar la falta de B_{12} (que se sitúa en torno a los 300 dólares) con los costes de las consultas neurológicas, las pruebas diagnósticas y los medicamentos (véase, a continuación, la tabla 9).

TABLA 9. COSTE DE LAS CONSULTAS, PRUEBAS Y MEDICAMENTOS NEUROLÓGICOS	
Consultas o pruebas	**Coste ($)**
Examen inicial de un nuevo paciente en la consulta	160-398

TABLA 9. COSTE DE LAS CONSULTAS, PRUEBAS Y MEDICAMENTOS NEUROLÓGICOS	
Consultas o pruebas	**Coste ($)**
Seguimiento de una consulta neuro-lógica	60-215
TAC cerebral con o sin contraste	1.255
Resonancia magnética con o sin contraste	1.300
Resonancia magnética espinal, torácica y lumbar	1.300 (cada una)
Resonancia magnética o espinal con contraste	1.950 (cada una)
EMG/VCN	(400-800 por extremidad). Todas las extremidades: 1.600-3.200
EEG	118
Miastenia grave, primer recuento	478
Miastenia grave, segundo recuento	750
Miastenia grave, tercer recuento	1.033
Cuadro de la enfermedad de Lyme	386

Medicación	Dosis/cantidad	Coste mensual ($)	Coste anual ($)
Lyrica	50 mg diarios	75	903
Neurontin	300 mg	180	2.160
Ativan	1 mg diario	95	1.140
Lorazepam (el genérico de Ativan)	1 mg diario	18	216
Cymbalta	30 mg diarios	135	1.620

También hay que seguir investigando para determinar si las inyecciones bisemanales de metilcobalamina reducen (o sustituyen) el costoso tratamiento a base de inmunoglobulina intravenosa para tratar la polineuropatía desmielinizante inflamatoria crónica (CIDP, por sus siglas en inglés), el síndrome de Guillain-Barré y otros trastornos neuromusculares. La terapia a base de IVIG le cuesta al paciente o a su seguro más de 75.000 dólares al año por el medicamento, y mucho más dinero si tiene que aplicarla una enfermera. Por tanto, el coste de diagnosticar incorrectamente a los enfermos de CIDP, cuando en realidad tienen déficit de vitamina B_{12}, es astronómico. La terapia con IVIG se encontraba en la tercera fase de investigación en Estados Unidos en diciembre de 2008 para el tratamiento del alzheimer, pero a escala nacional no se explora la carencia de cobalamina, no se atiende a los pacientes sintomáticos situados en la «zona gris» y no se hacen pruebas con inyecciones de metilcobalamina para tratar la demencia u otros trastornos neurológicos.

Anemia

En urgencias nos encontramos con frecuencia a pacientes anémicos. La anemia se debe entre otras cosas a pérdida de sangre por hemorragias gastrointestinales, falta de nutrientes (hierro, B_{12} y ácido fólico), enfermedades crónicas (insuficiencia renal), cáncer (efectos de la quimioterapia), o una combinación de estos factores. Cuando diagnosticamos el déficit de cobalamina y revisamos los historiales de los pacientes, habitualmente observamos que se les han hecho análisis para detectar la anemia ferropénica y las hemorragias gastrointestinales. Lo que no vemos es que los médicos tengan en cuenta la falta de vitamina B_{12} como causa de la anemia.

> Hemos visto a pacientes, cuya anemia se agravó demasiado como consecuencia del déficit de vitamina B_{12}, que necesitaron transfusiones de sangre.

Hemos visto a pacientes, cuya anemia se agravó demasiado como consecuencia del déficit de vitamina B_{12}, que necesitaron transfusiones de sangre. A muchos ancianos con falta de cobalamina sin diagnosticar se les hacen endoscopias y colonoscopias porque los médicos buscan hemorragias para explicar la gravedad de la anemia. Estos procedimientos y transfusiones son costosos; en 2010, el coste medio de una colonoscopia era de 2.750 dólares y el de una endoscopia superior ascendía a 2.400. Por otra parte, estas intervenciones no carecen de riesgo, pues en ellas se usa anestesia y cabe la posibilidad de una perforación accidental o de la exposición a enfermedades hematológicas.

También vemos a pacientes ancianos con déficit de vitamina B_{12} sin diagnosticar a los que se ingresa en hospitales y se los somete a transfusiones de sangre, intervenciones en busca de hemorragias gastrointestinales y toda una batería de análisis diagnósticos. Cuando no se encuentra causa alguna para la anemia, estos pacientes vuelven a sus casas y, al cabo de unos meses, regresan al hospital para repetir el proceso porque no se tuvo en cuenta, o se descartó, la falta de cobalamina.

A algunos pacientes con anemia crónica debida a insuficiencia renal permanente, cáncer o sida se les administra eritropoyetina (Procrit [epoetina alfa], Epogen) para mitigar la anemia. También en estos casos los médicos suelen investigar, por costumbre, la ferropenia, pero no así el déficit de cobalamina. ¿Es rentable prescribir Procrit, que asciende a 4.240 dólares semanales, sin antes descartar la carencia cobalamínica?

Una mujer a la que vimos en urgencias tenía cáncer de pulmón y estaba tomando Procrit para tratar una anemia crónica. Había perdido el trabajo a causa de la enfermedad y estaba pagando el fármaco de su bolsillo. Los partes médicos y los resultados analíticos de los últimos años mostraban que ni un solo médico había comprobado los niveles de cobalamina. Tenía muchos síntomas e indicios de falta de vitamina B_{12}, pero los facultativos los achacaron al cáncer. Tras examinarla nosotros, descubrimos que presentaba un importante déficit de dicha vitamina.

En un caso similar, una mujer de treinta y seis años, con un historial de cáncer de colon, acudió a urgencias. Como consecuencia o no de la quimioterapia, sufría dolor crónico y depresión. Unos años antes, la habían operado del íleon. Nunca le habían aplicado un tratamiento para corregir el déficit de cobalamina, aunque deberían habérselo aplicado por causa de la cirugía ilíaca. Al analizarla, observamos que la falta de vitamina B_{12} era alarmante (126 pg/ml). Anteriormente le habían hecho muchas transfusiones para curarle la «anemia crónica».

¿Cuánto cuestan semejantes «descuidos»? La tabla 10 muestra el coste de los productos hematológicos y el de su administración. La tabla 11 compara el coste de la eritropoyetina con el de la vitamina B_{12}.

TABLA 10: COSTE DE TRANSFUNDIR DOS UNIDADES DE CONCENTRADOS ERITROCÍTICOS	
Descripción	Coste ($)
Sangre con niveles bajos de glóbulos blancos (2 unidades)	736
Transfusiones de sangre	312
Inyecciones intravenosas individuales iniciales	126
100 mg de furosemida inyectable	47
0,0036 ml de cloruro de sodio	37
TOTAL	1.255

TABLA 11: COSTE DE LA ERITROPOYETINA EN COMPARACIÓN CON LA VITAMINA B_{12}	
Descripción	Coste ($)
Procrit: 50-100 unidades/kg (dosis inicial) 100 unidades x 70 kg = 7.000 unidades Dosis inicial: Insuficiencia renal crónica: 50-100 unidades/kg Enfermos de cáncer: 150 unidades/kg (tres veces a la semana) Enfermos de VIH: 100 unidades/kg (tres veces a la semana) Dosis prescrita: 7.000 unidades (tres veces a la semana durante 8 semanas)	(176,67) x (3) = 530 semanales x 8 semanas = 4.240 durante 8 semanas de tratamiento
1.000 mcg/ml de hidroxocobalamina 1 ml IM al día x 6; luego, 1 ml cada 2 semanas x 2; luego, 1 ml cada 2 semanas durante los 11 meses siguientes; o 0,5 ml todas las semanas durante los 11 meses siguientes	36 al año o 10 centavos al día

Algunos pacientes se someten incluso a una biopsia de médula ósea para determinar la causa de la anemia, y el resultado es la simple falta de cobalamina. El coste de una biopsia de médula ósea asciende a 840 dólares, sin incluir el precio de las pruebas patológicas individuales y los honorarios del patólogo por examinar e interpretar las radiografías.

En nuestra opinión, estos casos plantean una cuestión de grueso calibre: ¿por qué no se investiga el déficit de vitamina B_{12} en todos los enfermos de cáncer? Además, nos preguntamos si la terapia semanal a base de cobalamina aliviaría la anemia incluso en enfermos de cáncer sin déficit de B_{12} (efecto muy similar al del Procrit), ahorrando miles de millones de dólares a los pacientes, las aseguradoras y los gobiernos.

Nuestra experiencia personal en este campo ha sido positiva. Una amiga nuestra, de sesenta años, tiene cáncer de colon de fase IV. Había estado en remisión durante dieciocho meses, cuando el cáncer regresó con metástasis hepática y pulmonar. Después de la quimioterapia bimensual, le administraron una inyección multivitamínica con grandes dosis de ácido fólico, pero solo 6 mcg de cobalamina, insuficientes para mantener las reservas óptimas –teniendo en cuenta que estaba sometida a quimioterapia– y a todas luces exiguos para tratar la falta de vitamina B_{12}. Con el permiso de su oncólogo, empezamos a administrarle inyecciones semanales de hidroxocobalamina. Transcurridos diecinueve meses, no ha necesitado transfusiones de sangre ni plaquetas. El oncólogo reconoce que es una de las pocas pacientes con buen recuento sanguíneo. El tratamiento a base de B_{12} no solo previene la anemia, sino que también reduce la fatiga, da más energía y proporciona bienestar mental. Hay que seguir investigando en este campo para determinar los posibles beneficios sustanciales y la mejoría de la calidad de vida.

El autismo frente al daño cerebral adquirido por falta de cobalamina

Los CDC informan de que 1 de cada 110 niños son autistas. Como vimos en el capítulo 12, el déficit de vitamina B_{12} se confunde fácilmente con el autismo. No se sabe cuántos niños considerados autistas tienen daño cerebral adquirido (DCA) por falta de cobalamina, pero creemos que son muchos.

Identificar a esos niños *antes* de que padezcan una lesión cerebral evitaría muchas tragedias al mismo tiempo que ahorraría mucho dinero al sistema sanitario. Michael Ganz, profesor adjunto de sociología, desarrollo humano y salud en la Facultad de salud Pública de Harvard, estima que el coste de la atención permanente dispensada a un niño autista ronda los 3,2 millones de dólares. Pero considera que es una infravaloración, pues abarca los costes médicos –tales como las consultas, los medicamentos y las terapias–, así como los costes no médicos –como el cuidado de niños y adultos y la educación especial–, pero no incluye los originados por la pérdida de ingresos familiares.

Por tanto, es esencial que se descarte el déficit de vitamina B_{12} en el caso de todos aquellos niños con retraso del desarrollo o trastornos del espectro autista. El coste que origina la atención vitalicia a un enfermo de DCA es más o menos el mismo que ocasiona un autista. La tabla 12 ilustra a lo que ascienden las terapias ocupacionales y lingüísticas, así como el típico programa para autistas.

TABLA 12: TERAPIAS/PROGRAMAS PARA NIÑOS AUTISTAS EN 2010					
Terapia	Evaluación inicial ($)	Coste por sesión ($)	Coste semanal ($)	Coste mensual ($)	Coste anual ($)
Lingüística	300-600	67	201 (3 veces a la semana	804	10.452
Ocupacional	225-400	132	264 (2 veces a la semana)	1.056	13.728
Programa para el autismo (2,5 horas al día, 5 días a la semana)				4.000 por 19 sesiones durante un período de 4 semanas	48.000 (menos del 10% de los seguros cubren este desembolso)

La tabla 13 resume los medicamentos que se usan para tratar a niños con síndrome del espectro autista. Los precios reflejan las dosis iniciales habituales, que luego se adaptan a cada caso individual.

TABLA 13: MEDICAMENTOS QUE SE SUELEN RECETAR A LOS NIÑOS AUTISTAS			
Medicamento	Edad requerida (en años)	Coste mensual ($)	Coste anual ($)
Mellaril	2 en adelante	16,77	201
Haldol	3 en adelante	12,74	153
Adderall XR (liberación prolongada)	6 en adelante	226,43	2.717
Concerta	6 en adelante	170,65	2.048
Metilfenidato (genérico del Ritalin)	6 en adelante	37,76	453
Strattera	6 en adelante	172,00	2.064
Sinequan	12 en adelante	24,14	290
Wellbutrin	18 en adelante	114,00	1.368
Zyprexa	18 en adelante	244,30	2.936
Risperdal	18 en adelante	246,00	2.952
Seroquel	18 en adelante	82,50	990

Habitualmente se considera que el autismo es un trastorno incurable. El déficit de vitamina B_{12}, por el contrario, es fácil de diagnosticar y corregir. En términos humanos, identificar la carencia de cobalamina en un niño establece la diferencia entre una vida sana e independiente y una existencia marcada por la incapacidad y la dependencia. Desde el punto de vista económico, el diagnóstico precoz de la falta de B_{12} ahorraría a la sociedad millones de dólares, lo que constituye un rendimiento impresionante para una inversión de solo unos cientos de dólares en pruebas de laboratorio.

OTROS ASUNTOS COSTOSOS

Otras dos cuestiones relativas a la atención médica deberían mencionarse en este capítulo, pues ambas, como ya hemos pormenorizado, están relacionadas con el déficit de B_{12}. Se trata de la prescripción generalizada de inhibidores de la bomba de protones y de las derivaciones gástricas como tratamiento para la obesidad.

Uso crónico de los inhibidores de la bomba de protones

Los inhibidores de la bomba de protones (IIBPP) están disponibles en las farmacias desde hace más de veinte años. Los médicos recetan estos fármacos a quienes tienen úlceras gástricas o duodenales, úlceras por estrés, ERGE, reflujo laringofaríngeo, síndrome de Barrett, gastrinomas y síndrome de Zollinger-Ellison.

Al principio estaban pensados para un uso a corto plazo. Sin embargo, hoy en día muchos pacientes los toman indefinidamente, casi siempre para controlar los síntomas del ERGE. Los médicos son propensos a recetar estos medicamentos, pues los consideran muy seguros.

Esto es un grave error, ya que los facultativos olvidan el papel que desempeña el estómago en la absorción de la cobalamina. Los inhibidores de la bomba de protones reducen la cantidad de jugos gástricos, necesarios para establecer la división entre la vitamina B_{12} y las proteínas —primer paso para la absorción—. Por consiguiente, los enfermos que toman estos medicamentos de manera continua suelen padecer déficit de cobalamina, sobre todo si tienen pocas reservas de esta sustancia orgánica.

En 2008 se gastaron en todo el mundo 25.600 millones de dólares en inhibidores de la bomba de protones. En 2001, la General Motors Corporation invirtió 55 millones de dólares en comprar Prilosec (omeprazol) para sus empleados y jubilados. Los IIBPP tienen un uso específico, pero no alcanzamos a comprender por qué se les recetan a los ancianos, puesto que el 30% de ellos padecen anomalías gástricas. Los IIBPP no les sirven de nada a estos pacientes. Antes bien, estos fármacos reducen la absorción de la vitamina B_{12} al mismo tiempo que vacían las carteras de los enfermos.

Los gastroenterólogos que realizan endoscopias deberían medir siempre el pH estomacal como parte del procedimiento. Muchos pacientes tienen aclorhidria o hipoclorhidria. Sus síntomas suelen mejorar tomando vinagre de manzana con las comidas, comiendo cantidades más pequeñas de alimentos y con más frecuencia y evitando echarse la siesta después de comer. Algunos pacientes también tienen *Helicobacter pylori*, por lo que necesitan un diagnóstico y un tratamiento precisos.

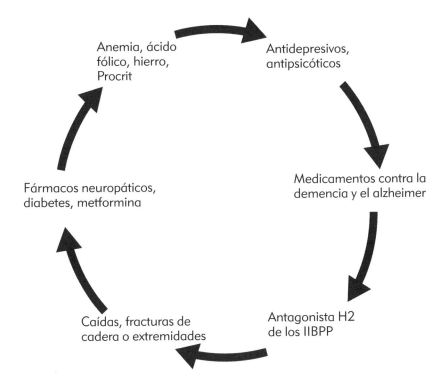

Fig. 13.1. Ciclo de los errores diagnósticos: síntomas e historial farmacológico que hacen sospechar la presencia del déficit de cobalamina.

Derivación gástrica

En 2010, las operaciones de derivación gástrica costaban por término medio entre 20.000 y 36.000 dólares. En 2008, unos 220.000 estadounidenses pasaron por el quirófano para perder peso. Las aseguradoras, incluidas *Medicare* y, en algunos estados, *Medicaid,* pagan todos o parte de los gastos.

Los médicos suelen recomendar la derivación gástrica por considerar que esta evitará la muerte o la incapacidad. A menudo, sin embargo, sucede lo contrario. ¿Por qué? Porque los médicos no comprenden el papel que desempeña la vitamina B_{12} en el *bypass* gástrico (véase el capítulo 11). Casi ningún cirujano investiga el déficit de cobalamina antes de una operación y, lo que es peor, tampoco toma medida profiláctica alguna para comprobar la situación terapéutica de los pacientes. Hemos visto innumerables casos de pacientes operados que acuden a urgencias con una importante anemia, traumatismos por caídas o alteraciones mentales debidas a que sus médicos no comprendieron que la cirugía gástrica produce a la larga un grave déficit de cobalamina.

Por ejemplo, a una paciente la internaron en un hospital por causa de ciertas alteraciones mentales y para descartar un accidente isquémico transitorio (AIT), aunque sus síntomas eran bilaterales. Resultó tener un grave déficit de vitamina B_{12} y la habían sometido a una derivación gástrica cuatro años antes. El ingreso en el hospital y toda la serie de pruebas diagnósticas para descartar el AIT y otros síntomas relacionados con la vitamina B_{12} costaron más de 18.000 dólares. Esta paciente no tenía ningún miniderrame, sino un déficit manifiesto de cobalamina.

Un caso más conocido es el de Joanne Pearson, una mujer de cuarenta años que fue elegida «Miss Silla de Ruedas de Alabama» en 2010. Joanne va en silla de ruedas porque una derivación gástrica le produjo un grave déficit de vitamina B_{12} que destruyó la mielina, provocando una degeneración combinada subaguda de la médula espinal. Cuando le diagnosticaron el déficit, ya era demasiado tarde para corregir el daño. Como consecuencia de ello, no puede usar las piernas (y los brazos solo en un 60%). Antes de contraer el déficit, tenía un trabajo muy bien remunerado como analista financiera en una emisora de Detroit. Ahora está sin empleo y discapacitada.

EL SECRETO DEL 10%

Como ves por las cantidades citadas en este capítulo, el déficit de vitamina B_{12} sin diagnosticar cuesta a la sociedad miles de millones de dólares al año. Ahora veamos la otra cara de la moneda: ¿cuánto costaría evitar esta tragedia? La respuesta es, sorprendentemente, menos de 10 centavos por persona al día.

Por si sientes curiosidad, estas son las cuentas. Un vial de 30 ml de vitamina B_{12} inyectable (1.000 mcg/ml de hidroxocobalamina) cuesta 36 dólares por término medio. Pues bien, 36 dólares divididos entre 365 días equivalen a 0,098 dólares, esto es, casi 10 centavos. Este gasto incluye la serie inicial de inyecciones más la terapia de mantenimiento. Un vial de 30 ml contiene la B_{12} suficiente para seis inyecciones iniciales (1.000 mcg) diarias o cada dos días durante seis, y sobra la cantidad necesaria para las inyecciones bimensuales de los doce meses siguientes. Las pastillas de metilcobalamina (2.000 mcg diarios) son un

> El tratamiento para la deficiencia de vitamina B_{12} cuesta solo 10 centavos al día.

poco más caras, pues cuestan unos 13 centavos al día. Eso sigue siendo una ganga, aunque, como hemos señalado, hay que continuar investigando la eficacia del tratamiento por vía oral.

Las tablas 14 y 15 enumeran los costes mensuales y anuales de distintos tipos de vitamina B_{12} con y sin receta.

TABLA 14: COSTE MENSUAL Y ANUAL DE DISTINTOS TIPOS DE COBALAMINA		
Cobalamina con receta (L) y sin receta	Coste mensual ($)	Coste anual ($)
Folgard (cianocobalamina 115 mcg, ácido fólico 800 mcg, vitamina B_6 10 mg)	18,85	226,20
Folgard RX (L) (cianocobalamina 1.000 mcg, ácido fólico 2,2 mg, vitamina B_6 25 mg)	25,68	308,16
Metanx (L) (metilcobalamina 2 mg, L-metil-folato 3 mg, vitamina B_6 35 mg)	35,92	431,04

TABLA 14: COSTE MENSUAL Y ANUAL DE DISTINTOS TIPOS DE COBALAMINA		
Cobalamina con receta (L) y sin receta	Coste mensual ($)	Coste anual ($)
Cerefolin (L) (metilcobalamina 2 mg, L-metil-folato 5,6 mg, N-acetilcisteína 600 mg)	61,42	737,04
Nascobal Aerosol (L) 500 mcg (envase de 2,3 ml), 8 dosis en cada envase (semanalmente = 245,88 $/2 meses)	122,94	1.475,28
Metilcobalamina pastillas 2.000 mcg (sin receta) OTC	4,04	48,50
B_{12} parche transdérmico 1.000 mcg diarios (4 parches) aplicados una vez a la semana	24,50	294,00

TABLA 15: COSTE MENSUAL Y ANUAL DE LA COBALAMINA INYECTABLE				
Medicación	Cantidad	Presentación	Coste mensual ($)	Coste anual ($)
Cianocobalamina (inyectable) 1.000 mcg/ml IM o SC mensual	1 ml	1 vial = 1 ml 1 inyección	8,78 $	105,36 $
Cianocobalamina (inyectable) 1 mg/ml IM o SC bimensual	1 ml	2 viales = 2 ml 2 inyecciones	14,86	178,32
Hidroxocobalamina (inyectable) 1 mg/ml IM o SC bimensual + 6 inyecciones o 0,5 mg SC semanales + 6 inyecciones iniciales (1 mg = 1.000 mcg)	30 ml	vial multidosis 30 ml 30 inyecciones	3,00	36,00
Metilcobalamina (inyectable), mayor coste. Usada en pacientes con desórdenes neurológicos (problemas de desmielinización, CIDP, autismo, EM, deficiencia de B_{12})	(variación) 7,2 ml	Para 3 meses 2,5 mg/0,2 ml 3 veces a la semana/36 dosis/3 meses	82,00 para 3 meses	328,00

RESULTADO FINAL: SALVAR VIDAS Y AHORRAR DINERO

¿Por qué el déficit de cobalamina sigue destruyendo tantas vidas y costando tantos miles de millones de dólares a la sociedad? La respuesta es sencilla: ignorancia. Para combatir esta mal entendida y costosa epidemia, hemos de educar a los sanitarios, al público y a los funcionarios con respecto a las pruebas y el tratamiento del déficit de cobalamina. En el capítulo siguiente, expondremos un efectivo plan para alcanzar esta meta.

Como ves por las cantidades citadas en este capítulo, el déficit de vitamina B_{12} sin diagnosticar cuesta a la sociedad miles de millones de dólares al año.

14

LLAMAMIENTO A UN ESFUERZO CONJUNTO

Entre el 80 y el 90% de los pacientes sin tratar [el déficit de vitamina B_{12}] desarrollará trastornos del sistema nervioso.

E. Steve Roach y William T. McLean

En este libro hemos descrito con detalle el sistema médico estadounidense. La epidemia es inmensa, invisible y prácticamente indetectable para los sanitarios. Hay una cura sencilla, segura y barata, pero solo a una minoría de los pacientes se les aplica ese tratamiento o se les hace un diagnóstico preciso. Como consecuencia de ello, cientos de miles de enfermos padecen este lisiante trastorno, o incluso mueren a causa de él.

Hay que tomar medidas para detener la epidemia de déficit de vitamina B_{12}.

Evidentemente, hay que tomar medidas para detener la epidemia de déficit de vitamina B_{12}. A escala nacional, todos los que pertenecemos al sistema de salud pública debemos combatirlo, defendiendo los intereses de los pacientes que confían en nosotros. Esto incluye no solo a los médicos, enfermeras y otros sanitarios, sino también a todos aquellos que estén dispuestos a adoptar una actitud positiva. Por ejemplo:

- Los gerentes de residencias y de servicios de atención a domicilio deben pedir análisis de vitamina B_{12} para todos sus pacientes, tratar a los enfermos sintomáticos incluidos en la «zona gris» y utilizar la prueba del MMAu cuando sea necesario.
- Los organismos federales, estatales y locales que subvencionen exploraciones médicas y otros servicios sanitarios para ancianos deben incluir en sus prestaciones la medición de la vitamina B_{12}.
- Los especialistas en salud mental y los centros psiquiátricos deben insistir en que se comprueben los niveles de cobalamina como parte sistemática de la atención a todos los pacientes, incluidas aquellas mujeres con depresión o psicosis posparto.
- Los pediatras que tratan a niños con retraso del desarrollo deben comprender el papel que desempeña el déficit o deterioro del metabolismo de la vitamina B_{12} en estos trastornos y deben asimismo insistir en que se mida el nivel de cobalamina de todos aquellos niños discapacitados o con retraso del desarrollo.
- Las aseguradoras médicas han de dar a conocer el déficit de cobalamina a fin de reducir drásticamente los gastos sanitarios.
- Los enfermeros y los trabajadores sociales deben tomar conciencia del problema que supone el déficit de cobalamina y del papel que desempeña en el origen de lesiones varias, en la dependencia de otras personas, en las discapacidades y en el abarrotamiento de las residencias de ancianos.
- Los organismos gubernamentales encargados de garantizar la salud pública deben incluir en sus agendas el déficit de cobalamina, sobre todo a causa del envejecimiento de la generación del *baby boom*.
- También los «consumidores» deben asumir la responsabilidad de proteger su propia salud. Para ello han de insistir en que se

¿QUÉ PODRÍAMOS HACER A FIN DE PARAR EN SECO ESTA EPIDEMIA?

- Elevar el límite normal de cobalamina en el suero de 200 a 450 pg/ml.
- Incrementar la ingesta diaria recomendada hasta 1.000 mcg para adultos y niños (incluyendo el período previo a la concepción, el embarazo y la lactancia).
- Concienciar a los médicos y a los pacientes.
- Identificar cuanto antes a los enfermos.
- Examinar a los pacientes sintomáticos y de riesgo.
- Explorar a todos los adultos de más de sesenta años.
- Incluir la medición de la vitamina B_{12} en los programas de prevención de caídas.
- Examinar a todas las personas internadas en residencias.
- Explorar a todos los pacientes con diagnóstico de alguna enfermedad mental.
- Examinar a todos los niños con retraso del desarrollo o síntomas de autismo.
- Desarrollar protocolos de vanguardia para identificar y tratar el déficit de cobalamina.
- Utilizar la forma activa de la coenzima (metilcobalamina) en vez de cianocobalamina en comprimidos y grageas.
- Aprobar una ley que reconozca el Mes de la Vitamina B_{12}.
- Conseguir que los medios de comunicación y los organismos gubernamentales informen a los médicos y al público en general acerca de los miles de millones de dólares que se malgastan en tratar enfermedades graves que podrían ahorrarse si se diagnosticase a tiempo a los pacientes con déficit de cobalamina.
- Colaborar con otros países en la creación de un Día Mundial de la Vitamina B_{12}.

hagan diagnósticos serios y en que se apliquen tratamientos ad hoc (véase el capítulo 1). Por añadidura, deben proteger a sus seres queridos —sobre todo a los padres y abuelos—, haciendo de ángeles de la guarda si aquellos a su cargo necesitan análisis o tratamientos.

- Los investigadores médicos tienen que estudiar la absorción y la eficacia neurológica de distintas formas de B_{12} inyectable u oral en grandes grupos de pacientes afectados.

Cada uno de nosotros debe contribuir a detener esta epidemia, pero para que sea realmente eficaz, este esfuerzo debe alcanzar las cotas más elevadas. Así pues, pedimos a los altos cargos de la sanidad que tomen medidas urgentes para combatir el déficit de cobalamina. Esta enfermedad tan fácil de diagnosticar se cura rápidamente por el módico precio de 10 centavos diarios por paciente. Si no se diagnostica, la sanidad pública habrá de pagar miles de millones de dólares al año. Esta es la piedra en el zapato que más duele a nuestros representantes en dicho ámbito.

Para combatir esta epidemia se necesitan de manera absoluta conocimientos al respecto, así como la voluntad de adquirirlos y ponerlos en práctica. Hay que cambiar todos los protocolos y criterios asistenciales en todo el mundo.

Tanto si eres paciente como médico, esperamos que te unas a nosotros en esta batalla para salvar millones de vidas, ahorrar miles de millones de dólares y evitar innumerables tragedias. De manera conjunta, podríamos eliminar de cuajo esta epidemia. Este es uno de los azotes mórbidos más fáciles de prever y curar, *pero solo si decidimos ponerle remedio.*

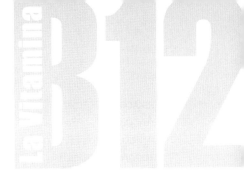

APÉNDICES

Apéndice A: causas del déficit de cobalamina

- Descenso de los jugos gástricos.
- Atrofia gástrica.
- Anemia perniciosa autoinmune.
- Helicobacter pylori.
- Gastrectomía parcial o completa.
- Derivación gástrica.
- Resección intestinal.
- Ileostomía parcial o completa.
- Neoplasias gastrointestinales.
- Malnutrición.
- Dieta desequilibrada.
- Vegetarianismo.
- Trastornos alimentarios.
- Síndromes de malabsorción.
- Alcoholismo.
- Celiaquía.
- Enfermedad de Crohn.
- Difilobotriasis.

- Síndrome de asa ciega.
- Diverticulosis.
- Enfermedad inflamatoria intestinal.
- Sobrecrecimiento del intestino delgado.
- Esprue tropical.
- Irradiación gástrica.
- Irradiación ilíaca (vejiga, cuello del útero, próstata).
- Errores congénitos del metabolismo de la vitamina B_{12}.
- Déficit de transcobalamina II.
- Insuficiencia exocrina pancreática.
- Síndrome de Imerslund-Gräsbeck.
- Síndrome de Zollinger-Ellison.
- Hepatopatía avanzada.

FARMACOINDUCCIÓN

- Antiácidos.
- Antagonistas H$_2$ (Zantac, Tagamet, Pepcid).
- Metformina.
- Inhibidores de la bomba de protones (Omeprazol, Nexium, Prevacid, Protonix).
- Óxido nitroso anestésico.

- Abuso del óxido nitroso (Whippets).
- Sulfato de micifradina (Neomicina).
- Fenitoína (Dilantin).
- Para-aminosalicilatos.
- Cloruro de potasio (K-Dur).
- Colestiramina (Questran).

DOSIS MAYORES

- Anemia hemolítica crónica.
- Hipertiroidismo.
- Mieloma múltiple.

- Trastornos mieloproliferativos.
- Neoplasmas.
- Embarazo.

Apéndice B: sistemas a los que afecta el déficit de cobalamina

Sistema o aparato	Patología	Consecuencias
Neurológico	Desmielinización del SNC: ulteriores enfermedades vertebrales, estenosis espinal, tracto espinotalámico, atrofia cerebral.	Parestesias, ataxia, debilidad de las extremidades, parálisis, confusión, demencia, depresión, psicosis, incontinencia, trastornos visuales.
Hematológico	Hipercelularidad de la médula ósea, megaloblastosis, agrandamiento de los metemielocitos, pancitopenia.	Fatiga, debilidad, anemia, hepatomegalia, esplenomegalia, transfusiones de sangre.
Inmunitario	Deterioro de la síntesis del ADN, leucopenia, hipersegmentación de los neutrófilos.	Cicatrización lenta, mayor sensibilidad a las infecciones, escasa reacción a las vacunas.

Sistema o aparato	Patología	Consecuencias
Vascular	Hiperhomocisteinemia, agrandamiento del corazón, decremento de la fracción de eyección.	Trastornos vasculares oclusivos (EP, CI, TVP, ACV, AIT, IM), dolor en el pecho, disnea de esfuerzo, taquicardia, palpitaciones, ICC.
Gastrointestinal	Atrofia gástrica: agrandamiento de las células caliciformes, atrofia de las células madre. Citología gástrica: células anómalas, hepatomegalia, esplenomegalia.	Indigestión, malabsorción, dolor abdominal, pérdida de peso, estreñimiento, estasis gástrica, aumento del riesgo de padecer cáncer intestinal.
Musculoesquelético	Proliferación de la médula ósea, de las osteoprogenitoras estrómicas y de las células osteoblásticas. Disminución de la actividad de los osteoblastos.	Osteoporosis, escasa densidad ósea, fracturas patológicas.
Genitourinario	Displasia cervical (células anómalas), vejiga neurogénica.	Repetición de las citologías y los procedimientos ginecológicos (dilatación y legrado, extirpación electroquirúrgica de lazo), histerectomía, cistitis recurrente, incontinencia, impotencia, esterilidad.

Apéndice C: síntomas e indicios neurológicos del déficit de cobalamina

- Parestesias (entumecimiento, hormigueos, quemazón).
- Debilidad en las piernas, los brazos y el tronco.
- Problemas de equilibrio.
- Dificultad para caminar.
- Ambulación insegura o anómala, caídas.
- Mareos.
- Alteraciones visuales.
- Confusión/desorientación.
- Amnesia, demencia.
- Trastornos del gusto y el olfato.
- Temblores.
- Piernas inquietas.
- Calambres en los brazos y las piernas.
- Deterioro de la percepción del dolor.
- Disminución del sentido vibratorio.
- Anomalías posturales.
- Mala coordinación de la motricidad fina.
- Espasticidad muscular.
- Reflejos anómalos.
- Parálisis.
- Incontinencia vesical o intestinal.
- Impotencia.
- Depresión.

Apéndice D: manifestaciones psiquiátricas del déficit de cobalamina

- Apatía.
- Irritabilidad.
- Paranoia.
- Manías.
- Ideas delirantes.
- Conducta violenta.
- Alucinaciones.
- Psicosis.
- Cambios de la personalidad.
- Depresión o psicosis posparto.

Apéndice E: manifestaciones hematológicas del déficit de cobalamina

- Anemia.
- Leucopenia.
- Ovalocitos.
- Macrocitosis (aun sin presencia).
- Trombocitopenia.
- Recuento bajo o normal de los reticulocitos.
- Neutrófilos hipersegmentados.
- Anisocitosis.
- Poiquilocitosis.
- Pancitopenia.
- Cuerpos de Howell-Jolly.

Apéndice F: otros síntomas e indicios del déficit de cobalamina

- Fatiga.
- Debilidad generalizada.
- Falta de energía.
- Palidez.
- Pérdida de peso.
- Aturdimiento.
- Hipotensión ortostática.
- Síncopes.
- Caídas.
- Tinnitus (acúfenos).
- Falta de aliento.
- Disnea de esfuerzo.
- Taquicardia.
- Hepatomegalia.
- Esplenomegalia.
- Inapetencia.
- Anorexia.
- Glositis.
- Estreñimiento.
- Diarrea.
- Encanecimiento prematuro.

Apéndice G: síntomas e indicios del déficit de cobalamina en niños y bebés

- Retraso del desarrollo.
- Regresión evolutiva.
- Apatía.
- Irritabilidad.
- Hipotonía.
- Debilidad.
- Temblores.
- Movimientos involuntarios.
- Convulsiones.
- Ataxia.
- Anorexia.
- Retraso estaturo-ponderal.
- Poco aumento de peso.
- Escaso crecimiento de la cabeza.
- Dificultad para relacionarse con los demás.
- Dificultades de motricidad.
- Retraso lingüístico.
- Problemas del habla.
- Bajo CI.
- Retraso mental.
- Anemia.
- Macrocitosis (aun en su defecto).

Apéndice H: a quién hay que examinar y quién corre
peligro de padecer el déficit de cobalamina

- Síntomas neurológicos o motores.
- Cambios mentales.
- Demencia o diagnóstico de alzheimer.
- Trastornos psiquiátricos (incluida la depresión).
- Trastornos gastrointestinales.
- Operaciones gastrointestinales.
- Derivaciones gástricas.
- Anemia.
- Macrocitosis.
- Edad superior a sesenta años.
- Dietas veganas, vegetarianas o macrobióticas.
- Trastornos autoinmunes.
- Historial familiar de anemia perniciosa.
- Uso de inhibidores de la bomba de protones.
- Uso de la metformina.
- Uso de antiespasmódicos.
- Diabetes.
- Pacientes de cáncer: quimioterapia y radioterapia.
- Pacientes sometidos a hemodiálisis.
- Uso o abuso del óxido nitroso.
- Trastornos alimentarios.
- Malnutrición.
- Trastornos vasculares oclusivos (EP, TVP, ACV, IM).
- Madres embarazadas o lactantes.
- Hijos de madres lactantes con síntomas de déficit.
- Retraso del desarrollo en niños y bebés.
- Espectro autista.

Apéndice I: trastornos con posible déficit subyacente de cobalamina

- Demencia (alzheimer).
- Depresión.
- Depresión/psicosis posparto.
- Esclerosis múltiple.
- Neuropatías periféricas (por ejemplo, diabetes, CIDP).
- Vértigo.
- Anemia.
- Insuficiencia cardíaca congestiva.
- Autismo.
- Demencia por sida.
- Síndrome de las «piernas inquietas».
- Radiculopatía.
- Trastorno de dolor crónico.
- Fibromialgia.
- Temblor esencial.
- Síndrome de fatiga crónica.
- Párkinson.

- Disfunción eréctil.
- Esterilidad.
- Trastornos psiquiátricos.
- Trastornos neurológicos.
- Trastornos vasculares oclusivos.

Apéndice J: razones por las que los ancianos corren peligro de padecer déficit de cobalamina

- Escasez de jugos gástricos.
- Atrofia gástrica.
- Sobrecrecimiento del intestino delgado.
- Enfermedades anteriores.
- Situaciones comórbidas.
- Bajo nivel socioeconómico.
- Uso de antiácidos.
- IIBPP o bloqueadores de H_2.
- Uso de metformina.
- Discriminación por ancianidad.
- Depresión/aislamiento.
- Alcoholismo.
- Minimización de los síntomas.
- Dificultad para explicar los síntomas.
- Aumento de la incidencia de trastornos tiroideos.
- Confusión (demencia).
- Inapetencia.
- Dentaduras postizas mal ajustadas/dentición incompleta.
- Irritación lingual o bucal.
- Mayor incidencia de trastornos u operaciones gastrointestinales.
- Aumento del número de intervenciones gastrointestinales.
- Administración de óxido nitroso.

Apéndice K: síntomas e indicios del déficit de cobalamina achacados al envejecimiento o a otros factores

- Fatiga.
- Depresión.
- Neuropatía.
- Disnea por esfuerzo.
- Debilidad.
- Anemia.
- Trastornos visuales.
- Alteraciones mentales.
- Confusión.
- Demencia.
- Mareos.
- Síncopes.
- Trastornos del equilibrio o la ambulación.
- Caídas o traumatismos debidos a ellos.
- Hipotensión ortostática.
- Propensión a las infecciones.

- Temblores.
- Incontinencia.
- Hiperhomocisteinemia.
- Problemas de coagulación.

- Escasa reacción inmune a las vacunas.
- Diagnóstico de una enfermedad que no se tiene.

Apéndice L: análisis para facilitar el diagnóstico del déficit de cobalamina

- Vitamina B_{12} en el suero.
- Ácido metilmalónico urinario.
- Holotranscobalamina II.
- Homocisteína.
- MMA en el suero.
- Gastrina.

- Anticuerpos del factor intrínseco.
- Anticuerpos de las células parietales.
- Análisis de la secreción gástrica (pH).
- Frotis de sangre periférica.

Nota: los tests de Schilling I, II y III ya no están siempre disponibles.

Apéndice M: lista de criterios y grado de riesgo de sufrir un déficit de cobalamina

MANIFESTACIONES NEUROLÓGICAS (+2)

- Entumecimiento, hormigueo (incluido el diagnóstico de la neuropatía).
- Debilidad en las piernas, los brazos o el tronco.
- Ambulación inestable o problemas de equilibrio, incluidas las posibles caídas.
- Mareos o aturdimiento.
- Temblores, incluido el diagnóstico del párkinson.

- Diagnóstico del síndrome de las «piernas inquietas».
- Alteraciones visuales.
- Falta de concentración o pensamiento confuso.
- Amnesia o historial médico de demencia/alzheimer.
- Alteraciones mentales.
- Impotencia, disfunción eréctil.
- Incontinencia urinaria o fecal.
- Deterioro vibratorio y postural.
- Falta de reflejos.

- Retraso del desarrollo, incluido el diagnóstico de autismo.

Síntomas psiquiátricos (+ 2)

- Depresión, ideaciones suicidas, depresión posparto, recetas de antidepresivos u otros medicamentos psiquiátricos, historial médico de cualquier otra enfermedad mental.
- Irritabilidad, ansiedad.
- Paranoia.
- Manías.
- Alucinaciones.
- Psicosis.
- Conducta violenta.
- Cambios de la personalidad.

Riesgo gastrointestinal (+2)

- Disminución de los jugos gástricos o gastritis atrófica.
- Estasis gástrica o gastroparesis.
- *Helicobacter pylori.*
- ERGE o úlceras.
- Gastrectomía (parcial o completa).
- Resección ilíaca (parcial o completa).
- Derivación gástrica o cirugía bariátrica.
- Síndromes de malabsorción.
- Enfermedad de Crohn, EII, SII, celiaquía, enteropatía por gluten.
- Pancreatitis crónica, insuficiencia exocrina pancreática.
- Sobrecrecimiento bacteriano (intestino delgado).
- Céstodos marinos.
- Alcoholismo.
- Malnutrición o trastornos alimentarios (bulimia, anorexia).
- Hepatopatía avanzada.
- Síndrome de Zollinger-Ellison.

Manifestaciones hematológicas (+2)

- Anemia.
- Macrocitosis.
- Microcitosis.
- Neutrófilos hipersegmentados.
- Anisocitosis (ADE elevada).
- Leucopenia.
- Trombocitopenia.

Otros síntomas e indicios (+1)

- Debilidad o fatiga generalizadas.
- Apatía.
- Falta de aliento, dolor torácico o disnea por esfuerzo.
- Palidez.
- Hipotensión ortostática.

- Hepatomegalia o esplenomegalia.
- Inapetencia/pérdida de peso.
- Mala coagulación/úlceras/ angina decúbitus.

- Displasia cervical.
- Tinnitus.
- Vitíligo.
- Glositis.

POBLACIÓN EN PELIGRO (+1)

- Mayores de sesenta años.
- Caídas o lesiones debidas a ellas durante el año anterior.
- Dietas veganas, vegetarianas o macrobióticas.
- Trastornos autoinmunes, entre los que se encuentran la diabetes mellitus tipo 1 o los trastornos tiroideos.
- Historial familiar de anemia perniciosa.
- Uso de inhibidores de la bomba de protones o antagonistas del receptor de H_2.
- Uso de metformina.
- Administración o abuso del óxido nitroso.
- Enfermos de esclerosis múltiple.

- Enfermos de cáncer.
- Quimioterapia o radioterapia.
- Trastornos vasculares oclusivos (EP, TVP, ACV, IM).
- Terapia a base de ácido fólico.
- Embarazo.
- Lactancia.
- Ferropenia.
- Esterilidad.
- Enfermos de sida.
- Fibromialgia o síndrome de fatiga crónica.
- Insuficiencia renal crónica (pacientes sometidos a hemodiálisis).
- Cirugía cervical/escapular, o historial de estenosis medular.

DÉFICIT DE COBALAMINA (CALIFICACIÓN DEL RIESGO)

- Bajo: 0-1.
- Moderado: 2-5.

- Alto: 6 o más.

Apéndice N: datos analíticos de doce pacientes que acudieron a urgencias con síntomas de déficit de cobalamina

Nor-mas		211-911 pg/ml	4,5-11 s1.000/mm3	11,7-15,7 gm/dl	34,9-46,9%	80,5-99,7 fl	11,5-14,5%		
N.º de caso	Edad/sexo	B$_{12}$	GGBB	HG	HMC	VMC	ADE	Quejas más frecuentes	RSC
1*	44 H	185	8,4	10,7	31,8	80,7	15,6	Síncopes/trauma-tismos	12
2*	51 H	211	6,5	6,8	20,3	97,9	16,2	Disnea/debilidad	11
3	77 H	168	7,9	12,9	37,9	88,0	14,2	Dolor torácico	10
4	82 H	210	20,2	10,9	32,9	88,6	17,6	Debilidad (lado de-recho)	11
5	89 H	156	4,4	12,2	35,5	102,5	12,3	Caída - fractura de muñeca	9
6*	52 H	146	4,6	11,4	33,5	109,8	15,5	Dolor abdominal y de espalda	18
7	69 H	165	11,3	10,1	15,2	65,8	15,2	Dolor torácico	11
8	77 H	170	7,4	10,4	32,2	85,0	18,0	Dolor torácico	16
9*	57 H	186	3,1	14,3	41,1	92,1	12,8	Temblores en el brazo izquierdo	8
10	59 H	172	3,9	12,9	40,6	87,6	14,4	Fatiga/debilidad	11
11	51 H		2,9	6,3	19,0	136,3	32,2	Fatiga crónica	12
12	19 H	240	7,52	14,6	43,9	102,2	15,4	Volumen corpuscu-lar medio	5

(*): paciente con historial de trastornos tiroideos.
Los primeros ocho pacientes pertenecían a un estudio de 50 personas que pasaron por la sala de urgencias de un hospital. Cada uno de ellos tenía un riesgo de déficit cobalamínico de 3 o superior. Los pacientes 9, 10 y 11 no coincidían con todos los del estudio, pues sus pruebas se recogieron con posterioridad. La paciente número 11 presentaba un historial familiar de anemia perniciosa, y su médico de familia la trató, de manera intermitente, con inyecciones de vitamina B$_{12}$. El nivel de MMA era de 1,19 μmol/l (lo normal es menos de 0,4) y el de

homocisteína rondaba los 17 μmol/l (lo normal es menos de 15). El paciente número 12 fue examinado antes del inicio del estudio. Un hematólogo le diagnosticó anemia perniciosa autoinmune.

Resultados

- 8/50 (16%): niveles bajos de vitamina B_{12} en el suero.
- 10/50 (20%): niveles de vitamina B_{12} en el suero de entre 212 y 350 pg/ml.
- 18/50 (36%): niveles de vitamina B_{12} en el suero inferiores a los 350 pg/ml, lo que aconsejaba más análisis.

Pacientes deficitarios en el estudio de 50 personas

- 8/8 (100%): mujeres.
- 5/8 (62,5 %): anémicos.
- 2/8 (25%): macrocíticos.
- 5/8 (62,5%): niveles elevados de ADE.
- 5/8 (62,5%): más de sesenta años.
- 3/8 (38%): trastornos tiroideos.
- 6/8 (75%): pocos hematocritos.
- 1/8 (12,5%): microcítico.
- 1/8 (12,5%): anémico y macrocítico.

Apéndice O: datos analíticos procedentes del hospital Z (cobalamina en el suero inferior a 180 pg/ml) –40 pacientes que acudieron a urgencias con DCL y escala de demencia clínica (EDC)

Normas		180-914 pg/ml	V: 4,3-5,5. H: 3,7-5,3	V: 12,3-16,9. H: 11,4-15,9	V: 40-50. H: 34,8-46%	80-100 fluorina	11,9-15,1%		
N.º de caso	Edad/sexo	B_{12}	GGRR	Hemoglobina	Hematocritos	VCM	ADE	Quejas más frecuentes	EDC
1*	42 H	134	4,46	13,3	38,3	85,9	12,1	Dolor torácico	4
2	46 H	177	4,83	13,7	41,8	86,5	17,1	Dolor torácico	10
3	54 H	131	1,37	5,5	15,2	111,2	21,1	Inacción/caídas	19
4	59 V	157	5,94	16,0	48,0	80,9	14,4	Convulsiones	5
5	61 V	136	4,71	15,6	46,4	98,5	15,3	Dolor torácico	6
6	62 H	164	4,67	13,7	40,5	86,6	13,5	Dolor crónico de espalda con radiculopatía	15

Nor-mas		180-914 pg/ml	V: 4,3-5,5. H: 3,7-5,3	V: 12,3-16,9. H: 11,4-15,9	V: 40-50. H: 34,8-46%	80-100 fluorina	11,9-15,1%		
N.º de caso	Edad/ sexo	B_{12}	GGRR	Hemoglobina	Hematocritos	VCM	ADE	Quejas más frecuentes	EDC
7	69 V	143	4,59	15,7	45,7	99,5	11,8	Mareos/cefalalgia	10
8*	74 H	107	5,05	14,9	44,5	88,0	14,5	Síncopes, convulsiones	13
9	74 H	151	3,99	10,7	32,5	81,4	13,8	Dolor torácico	5
10	78 V	167	3,44	10,4	31,6	91,7	13,6	Debilidad/AIT	7
11*	79 H	90	3,19	11,7	34,7	108,5	19,0	Mareos/caídas	10
12*	80 V	84	4,33	14,2	41,9	96,5	13,6	Debilidad en el brazo izquierdo con entumecimiento	10
13*	80 V	137	4,13	12,7	36,7	88,9	12,9	Síncopes	8
14	81 H	99	4,46	11,5	34,4	77,0	16,5	AIT/caídas/debilidad	10
15	81 H	161	4,44	14,2	42,3	95,0	13,9	Debilidad	14
16*	82 H	147	2,82	8,6	25,2	89,2	14,0	Aturdimiento	13
17	82 H	93	3,39	10,3	30,1	88,6	13,0	Mareos, caídas	13
18	83 H	166	3,91	12,2	36,2	92,4	14,3	Celulitis en las extremidades inferiores	7
19	86 V	131	4,26	12,9	37,4	87,7	13,6	Caídas	6
20*	86 V	89	3,95	11,6	34,3	86,8	13,5	Debilidad/caídas	12
21	87 V	159	2,31	7,5	22,4	97,0	14,0	Caídas, fractura de la cadera izquierda	16
22*	87 H	180	3,48	10,8	31,4	90,0	13,5	Disnea, debilidad	14
23	89 H	179	4,50	13,4	40,5	90,1	13,1	Inacción	8
24*	92 H	132	3,59	11,3	32,8	91,2	12,1	Caídas, fractura de costillas	11
25	35 H	192	4,34	9,7	30,3	69,8	15,5	Dolor torácico	5
26	39 V	208	4,22	14,8	43,0	101,8	12,1	Cefalalgia	3
27	44 H	200	3,35	11,5	33,6	100,1	12,6	Dolor abdominal	2
29*	66 H	208	3,74	10,3	30,8	82,1	12,4	TVP/celulitis	10

Nor-mas		180-914 pg/ml	V: 4,3-5,5. H: 3,7-5,3	V: 12,3-16,9. H: 11,4-15,9	V: 40-50. H: 34,8-46%	80-100 fluorina	11,9-15,1%		
N.º de caso	Edad/sexo	B$_{12}$	GGRR	He-moglo-bina	Hema-tocri-tos	VCM	ADE	Quejas más fre-cuentes	EDC
30	66 V	208	4,83	15,6	46,1	95,3	13,1	Dolor abdo-minal, estreñi-miento	5
31	69 H	205	3,62	10,3	31,4	86,7	15,2	Caída/fractura de la cadera de-recha	15
32*	70 H	194	4,73	13,9	40,7	85,9	14,1	Alteraciones mentales	16
33	73 V	210	4,67	15,0	43,7	93,6	13,1	Episodios sinco-pales	9
34	74 H	198	4,36	13,5	39,3	90,2	11,8	Dolor abdominal	7
35	77 H	190	4,26	13,2	39,0	91,4	13,4	Mareos, caídas	13
36	79 H	199	4,13	11,8	35,2	85,2	14,2	Celulitis en la pierna derecha	7
37	82 H	203	4,80	14,8	43,9	91,6	13,6	Síncopes, confu-sión, trastornos ambulatorios	11
38	82 V	207	4,47	9,1	28,8	64,3	18,6	Disnea, repeti-ción de la fibrila-ción atrial	7
39	88 V	187	4,47	14,2	42,4	94,8	13,6	Debilidad, caída previa antes de 6 meses, fractura de la 5.ª costilla izquierda	12
40	90 H	205	4,01	12,8	38,2	95,4	13,3	Debilidad lateral derecha	9

(*): paciente con historial de trastornos tiroideos.

Resultados

- 15/40 (37,5%): varones.
- 25/40 (62,5%): hembras.
- 5/40, (12,5%): macrocíticos.
- 1/40, (0,03%): anémicos macrocíticos.
- 13/40 (32,5%): anémicos.
- 24/40 (60%): pocos hematocritos.
- 10/40 (25%): ADE elevada.
- 8/40 (21%): mayores de 60 años.
- 6/40 (15%): dolor torácico.
- 10/40 (25%): insuficiencia cardíaca congestiva.
- 10/40 (25%): tiroiditis.*
- 8/40 (21%): demencia.
- 9/40 (23%): trastornos psiquiátricos.
- 24/40 (60%): trastornos neurológicos.
- 18/40 (45%): AIT/ACV
- 15/40 (38%): caída hace menos de un año.
- 15/40 (38%): antagonistasH_2/inhibidores de la bomba de protones.

Apéndice P: razones por las que los médicos no exploran ni tratan el déficit de cobalamina

- Falta de conocimientos.
- Ignorancia de la bibliografía actual.
- Viejos prejuicios.
- Temor al coste del tratamiento.
- Aducir que no se trata de su especialidad.
- Resistencia al cambio.
- Creer que es innecesario y poco rentable.
- Desconocimiento de los procesos de reembolso.
- Creencia en el esfuerzo excesivo del seguimiento.
- Ego.
- Apatía.
- Sobrecarga de trabajo, falta de interés.
- Temor a la mayor confianza en las pruebas pedidas en urgencias.

Apéndice Q: ejemplos de baja calidad de la atención

- Decir a los pacientes que no necesitan terapia cobalamínica parenteral si les llevan administrando inyecciones durante años.
- Medir los niveles de vitamina B_{12} en el suero para refutar las necesidades de los pacientes, meses o años después de que los enfermos estén sometidos a terapia cobalamínica.
- Suponer que un paciente no puede tener déficit de B_{12} porque no es anémico o macrocítico.
- No examinar a los pacientes, para detectar el déficit de B_{12} en presencia de anemia o macrocitosis.
- No explorar a los pacientes en presencia de síntomas neurológicos o psiquiátricos.
- Prescribir medicamentos inadecuados.
- Aplicar el tratamiento antes de detectar el déficit.
- Administrar inyecciones de manera esporádica.
- No dar a conocer el tratamiento.
- No explorar a los ancianos.
- No explorar a los pacientes sintomáticos o de riesgo.
- Hacer el diagnóstico de demencia-alzheimer sin descartar el déficit de cobalamina.
- Desentenderse de un paciente psiquiátrico derivándolo a un hospital mental sin descartar antes el déficit de B_{12}.
- Diagnosticar el déficit a destiempo, cuando ya se ha desarrollado una anemia grave que requiere transfusiones de sangre.
- Aplicar tratamientos inadecuados o improcedentes.
- No administrar inyecciones para colmar las reservas agotadas de B_{12}.
- Administrar la cantidad diaria recomendada de suplementos orales de cobalamina en lugar de dosis altas (1.000 mcg) o inyecciones.
- Administrar inhibidores de la bomba de protones o antagonistas H_2, en vez de examinar periódicamente a los pacientes o aplicarles un tratamiento preventivo a base de B_{12}.
- No administrar B_{12} inyectable a pacientes con enfermedad ilíaca o que hayan sido sometidos a una ileostomía parcial o total.
- No administrar grandes dosis profilácticas de B_{12} a pacientes que se hayan sometido a un bypass gástrico.
- No descartar el déficit de cobalamina en el caso de ancianos que se caigan con frecuencia.

Apéndice R: ¿por qué constituye una epidemia el déficit de cobalamina?

- Falta de conocimientos por parte de los médicos y otros sanitarios.
- Escasa o nula exploración de pacientes sintomáticos y de riesgo.
- El rango «normal» actual de los niveles de B_{12} es demasiado bajo.
- Los médicos desconocen los síntomas neurológicos del déficit de cobalamina.
- Los médicos no tratan a los pacientes sintomáticos con niveles de B_{12} en el suero situados en la «zona gris» (200-450 pg/ml).
- Los médicos esperan a la aparición de un agrandamiento de los glóbulos rojos o de anemia perniciosa antes de hacer pruebas o aplicar tratamientos.
- El diagnóstico que se hace a los ancianos suele ser erróneo debido a la incidencia de enfermedades ya existentes o de trastornos concomitantes.
- El examen del déficit de B_{12} no se aplica a los ancianos con tendencia a caerse.
- El examen del déficit de B_{12} no se aplica a los ancianos que padecen demencia o cambios cognitivos.

Apéndice S: códigos diagnósticos de reembolso según la CIE-9 con respecto a la cobalamina

ANEMIA

281.0: anemia perniciosa
281.1: anemia por déficit de vitamina B_{12}

281.9: anemia megaloblástica
285.9: anemia sin determinar

TRASTORNOS NEUROLÓGICOS

355.9: neuropatía (aspecto sin determinar)
356.9: neuropatía periférica
331.7: degeneración cerebral

336.2: degeneración combinada subaguda de la médula espinal
780.97: alteraciones mentales
781.9: déficit neurológico

OTROS SÍNTOMAS

780.7: debilidad/letargo

781.2: trastornos ambulatorios

781.3: ataxia y falta de coordinación

780.4: mareos

780.2: síncopes

783.2: pérdida de peso

ETIOLOGÍAS DE ABSORBIMIENTO

555.2: ileocolitis

555.9: enterocolitis

579.3: cirugía gastrointestinal

579.9: malabsorción no especificada de otro modo

DEMENCIA

290.0: demencia senil, sin complicaciones

290.1: demencia presenil

290.2: demencia senil con depresión

294.1: demencia

297.1: psicosis paranoide crónica

297.9: trastorno paranoico sin especificar

300.9: alteraciones mentales

331.0: alzheimer/demencia

TRASTORNOS PSIQUIÁTRICOS

296.2: depresión

296.3: depresión mayor

296.80: trastorno bipolar, déficit indefinido

266.2: déficit de vitamina B_{12} o de folato

266.9: déficit sin especificar del complejo vitamínico B

Apéndice T: tratamiento protocolar recomendado
para el déficit de cobalamina

1. B_{12} en el suero < 200 pg/ml: déficit grave de cobalamina.
   B_{12} en el suero 200-350 pg/ml: déficit moderado.
   B_{12} en el suero 351-450 pg/ml: déficit incipiente.
2. Si el paciente es sintomático y los niveles de B_{12} en el suero son inferiores a 450 pg/ml, hay que tratar al enfermo. Las pruebas de MMAu, holotranscobalamina y homocisteína son opcionales. Recomendamos que se trate a todos los pacientes sintomáticos, con independencia de los marcadores de metabolitos o los resultados de la holotranscobalamina.
3. Si el paciente es sintomático y el nivel de B_{12} en el suero supera los 450 pg/ml:

- Pregunta si empezó a automedicarse recientemente con grandes dosis de B_{12}.
- Averigua si otro médico le administró alguna inyección de vitamina B_{12} durante los últimos doce meses, o si recibió nutrición exclusivamente parenteral o le administraron fármacos multivitamínicos intravenosos.
- Haz un ensayo terapéutico de la cobalamina y supervisa la reacción.

4. Si el paciente presenta síntomas neurológicos, plantéate un ensayo terapéutico a base de inyecciones de cobalamina. Recomendamos la metilcobalamina o la hidroxocobalamina (series iniciales; luego semanales durante tres meses), con independencia de los resultados analíticos. Monitoriza la respuesta.

Apéndice U: coste del tratamiento parenteral

La hidroxocobalamina, 1.000 mcg/ml en viales de 30 ml, cuesta aproximadamente 36 dólares al año.

1.000 mcg = 1 mg = 1 mg inyectable = 1,20 dólares.

- Siete inyecciones iniciales diarias o, luego, cada dos días.
- Mantenimiento: 1 ml IM o SC cada 2 semanas = 24 ml al año o 0,5 ml SC semanales = 24 ml anuales.
- Jeringuillas y agujas (cantidad, 30): 1 jeringuilla de 1 ml con una aguja de calibre 25 cuesta 29 centavos u 8,70 dólares al año (recomendamos del uso de agujas del calibre 27 o una jeringuilla de insulina con aguja).
- 1 caja de 100 jeringuillas de insulina con agujas cuesta 28,56 dólares y dura más de tres años.
- La hidroxocobalamina inyectable 1.000/ml la fabrica Abraxis BioScience (Phoenix, Arizona 85043, Estados Unidos), y la distribuye Watson Pharma, Inc. (Corona, California 92880, Estados Unidos). Solo con receta: NDC 0591-2888-30 (viales de 30 ml).

Apéndice V: países y territorios en que las revistas médicas han descrito el déficit de cobalamina

- Alemania.
- Arabia Saudí.
- Australia.
- Bélgica.
- Brasil.
- Canadá.
- China.
- Corea.
- Costa Rica.
- Cuba.
- Dinamarca.
- España.
- Estados Unidos.
- Finlandia.
- Francia.
- Guatemala.
- Hong Kong.
- India.
- Indonesia.
- Irlanda.
- Israel.
- Italia.
- Japón.
- Kuwait.
- México.
- Noruega.
- Nueva Zelanda.
- Países Bajos.
- Polonia.
- Portugal.
- Reino Unido.
- República Dominicana.
- Rusia.
- Sudáfrica.
- Suecia.
- Suiza.
- Tailandia.
- Taiwán.
- Turquía.
- Ucrania.

Apéndice W: historia de la vitamina B_{12} [*]

- 1824: Combe describe el primer caso de anemia perniciosa y su posible relación con el aparato gastrointestinal.
- 1855: Combe y Addison identifican síntomas e indicios clínicos de anemia perniciosa.
- 1925: Whipple y Robscheit-Robbins descubren un factor hepático que revierte la anemia en perros anémicos.
- 1926: Minot y Murphy descubren que la ingestión de grandes cantidades de hígado crudo cura la anemia. Hay estudios en curso sobre el componente activo del hígado que revierte la anemia (factor antianemia perniciosa).
- 1929: Castle expone que un «factor extrínseco» de los alimentos y un «factor intrínseco» de las secreciones estomacales normales intervienen en el desarrollo de la anemia perniciosa. La administración conjunta de estos dos factores mitiga la anemia perniciosa.

---

[*] www.vitamin-basics.com/index.php?id=57.

- 1934: Whipple, Murphy y Minot comparten el Premio Nobel por su crucial descubrimiento.
- 1948: Rickes (en Estados Unidos) y Smith y Parker (en el Reino Unido) llevan a cabo el aislamiento de un pigmento rojo cristalino. Esta sustancia recibe el nombre de vitamina B_{12}.
- 1948: West comprueba que las inyecciones de B_{12} son extraordinariamente beneficiosas para los enfermos de anemia perniciosa.
- 1949: Pierce y sus colaboradores aíslan e identifican dos formas cristalinas de la B_{12} (la cianocobalamina y la hidroxocobalamina), efectivas ambas en el tratamiento de la anemia perniciosa.
- 1955: Dorothy Crowfoot Hodgkin y sus colaboradores descubren la estructura molecular de la cianocobalamina y sus formas coenzimáticas usando cristalografía de rayos X.
- 1955: Robert Burns Woodward y sus colaboradores (en Estados Unidos) y Eschenmoser y los suyos (en Suiza) sintetizan la vitamina B_{12} a partir de cultivos de bacterias y hongos específicos.
- 1973: Woodward y sus colaboradores documentan la síntesis química completa de la vitamina B_{12}.

Apéndice X: hechos relativos al déficit de cobalamina en niños

- La carencia de vitamina B_{12} durante el embarazo se ha relacionado con ciertas consecuencias negativas, entre las que se encuentran los defectos del tubo neural, los nacimientos antes de término, el retraso del crecimiento intrauterino y los abortos recurrentes.
- La causa más habitual del déficit de vitamina B_{12} en niños pequeños es la carencia dietética materna, que se suele manifestar en bebés que toman el pecho, entre los cuatro y los ocho meses de edad.
- La vitamina B_{12} es necesaria para el normal crecimiento y desarrollo de los niños y bebés.
- Las lesiones cerebrales y espinales resultantes del déficit de cobalamina están bien documentadas.
- El déficit de B_{12}, si no se trata, origina daños neurológicos, y el diagnóstico debe hacerse pronto a fin de evitar lesiones neurológicas permanentes. Los bebés son más vulnerables a este tipo de daños.

- El déficit de cobalamina identificado a destiempo causa un CI más bajo en niños y bebés.
- El déficit de vitamina B_{12} también llega a causar retraso mental.
- El déficit de cobalamina produce enseguida retraso estaturo-ponderal y, si no se trata a tiempo, puede inducir un coma o incluso la muerte.
- Las grandes dosis de suplementos de ácido fólico enmascaran los indicios tradicionales de déficit de cobalamina en el recuento sanguíneo (anemia o macrocitosis). Las vitaminas prenatales que se les prescriben a todas las embarazadas contienen mucho ácido fólico.
- Muchas mujeres en edad de procrear padecen celiaquía, anemia perniciosa autoinmune o déficit de cobalamina sin diagnosticar por otras causas (sobre todo alimentarias). Los hijos de estas mujeres corren mucho peligro de contraer el déficit, y el riesgo de sufrir lesiones cerebrales aumenta si la madre les da el pecho.
- Los niños a los que se les descubrió un déficit de cobalamina y luego se les aplicó un tratamiento tienen un cociente intelectual bajo, «lo que indica que en algún momento pudo haberse producido una pequeña lesión cerebral, quizá en la última parte de la infancia, cuando mostraron regresión o ralentización del desarrollo motor, o durante los largos períodos pasados sin vitamina B_{12}» (McNicholl y Egan, *Pediatrics*, 1968, 42 (1): 149-156). Tal como refleja un estudio de hijos de vegetarianas, el cociente intelectual bajo se da con frecuencia en niños que han tenido déficit de cobalamina durante las primeras fases del desarrollo físico, aunque posteriormente se les administren cantidades adecuadas de B_{12}.
- Cada vez se recetan más inhibidores de la bomba de protones a niños y bebés con ERGE. El uso prolongado de estos fármacos produce déficit de cobalamina.

Apéndice Y: aspectos clave para quienes diagnostican

El déficit de vitamina B_{12} en bebés, si no se diagnostica, produce lesiones neurológicas irreversibles. Este déficit es progresivo y origina diversos daños en el cerebro, la médula espinal y los nervios periféricos, según la duración del error diagnóstico. La descripción y el tratamiento precoces de la enfermedad evitan graves secuelas a largo plazo.

El déficit de vitamina B_{12} en bebés y niños pequeños produce algunos de los siguientes signos neurológicos y hematológicos:

- Retraso del desarrollo.
- Problemas de motricidad.
- Regresión evolutiva.
- Retraso lingüístico.
- Irritabilidad.
- Problemas del habla.
- Debilidad.
- Bajo cociente intelectual.
- Hipotonía.
- Retraso mental.
- Ataxia.
- Anomalías hematológicas (no siempre).
- Apatía.
- Macrocitosis.
- Temblores.
- Trombocitopenia.
- Mioclonos en la cabeza, las extremidades y la lengua.
- Pancitopenia.
- Movimientos involuntarios.
- Convulsiones.
- Anorexia.
- Retraso estaturo-ponderal.
- Poco aumento de peso.
- Escaso crecimiento de la cabeza (microcefalia).
- Problemas para relacionarse con los demás.

HALLAZGOS DIAGNÓSTICOS HABITUALES

- TAC cerebral anómalo: atrofia cerebral, agrandamiento de los ventrículos.
- Anomalías en la resonancia magnética del cerebro: atrofia cerebral, agrandamiento de los ventrículos.
- Electroencefalograma anómalo: lentitud generalizada.

Apéndice Z: toma de conciencia con respecto a la vitamina B_{12}

Declaración de intenciones: desenmascarar la epidemia del déficit de vitamina B_{12} sin diagnosticar por medio de la enseñanza y la reivindicación

Objetivos:

- Tomar conciencia de los peligros que supone el déficit de vitamina B_{12} explicándoselos a la comunidad médica y al público en general.
- Promover el diagnóstico y el tratamiento precoces a fin de prevenir lesiones neurológicas, incapacidades, consecuencias desagradables y muertes prematuras.
- Explicar a la sociedad el papel que desempeña la cobalamina en la salud general, el declive cognitivo y los traumatismos debidos a caídas.
- Conseguir ayuda de los medios de comunicación, del Parlamento y de los organismos gubernamentales para que den a conocer el problema y ahorren miles de millones de dólares en gastos sanitarios.
- Proteger a los pacientes y salvar vidas.
- Promover la investigación.
- Aprobar una ley para crear el Mes de la Concienciación de la B_{12}.
- Colaborar con otros países a este respecto.

Visítanos en: www.B12Awareness.org

OTRAS PÁGINAS INFORMATIVAS:
www.B12D.org
www.B12.com
www.Pernicious-Anaemia-Society.org

NOTAS

Capítulo 1

1. Estudio citado en «B_{12} deficiency may be more widespread than thought», Judy McBride, *Agricultural Research Service website*. U. S. Department of Agriculture, 2 de agosto de 2000. http://www.ars.usda.gov/is/pr/2000/000802.htm.

2. Shahar, A., Feiglin, L., Shahar, D. R., Levy, S. y Sleigsohn, U. «Prevalencia e impacto de los niveles muy bajos de vitamina B_{12} en el suero sanguíneo en el caso de ancianos israelíes internados en un geriátrico». *Journal of Nutrition, Health, and Aging* (2001) 5: 124-127.

3. Crane, M. G., Register, U. D., Lukens, R. H. y Gregory, R. «Cobalamina. Estudios sobre dos familias vegetarianas (veganas) radicales». *Vegetarian Nutrition: An International Journal*, 1998, 2 (3): 87-92.

4. Bissoli, L., di Francesco, V., Ballarin, A., Mandragona, R., Trespidi, R., Brocco, G., Caruso, B., Bosello, O. y Zamboni, M. «Efectos de la dieta vegetariana en los niveles de homocisteína». *Annals of Nutrition and Metabolism*, 2002, 46 (2): 73-79.

5. http://www.cdcgov/ncbddd/b12/introlhtml.

6. Stabler, S. P. «Exploración de la población anciana en busca del déficit de cobalamina (vitamina B_{12})». *J Am Geriatr Soc.* Noviembre de 1995; 43 (11): 1290-1297.

7. Pennypacker, L. C., Allen, R. H., Kelly, J. P., y otros. «Gran prevalencia del déficit de cobalamina en los pacientes ambulatorios ancianos». *J Am Geriatr Soc.* Diciembre de 1992; 40 (12): 1197-1204.

8. Dharmarajan, T. S., Adiga, G. U., Norkus, E. P. «Vitamin B_{12} deficiency. Recognizing subtle symptoms in older adults», *Geriatrics* 2003; 58: 30-38.

9. «Dietary Supplement Fact Sheet: vitamin B_{12}». http://ods.od.nih.gov/factsheddts/vitaminb12/.

10. Van Tiggelen, C. J. M. et al. «Assessment of vitamin-B_{12} status in CSF». *American Journal of Psychiatry* 141, 1: 136-137, 1984.

11. Mitsuyama, Y., Kogoh, H. «Serum and cerebrospinal fluid vitamin B_{12} levels in demented patients with CH3-B_{12} treatment-preliminary study». *Japanese Journal of Psychiatry and Neurology* 42, 1: 65-71, 1988.

12. Van Tiggelen, C. J. M., Peperkamp, J. P. C., Ter Toolen, J. F. W. «Vitamin-B_{12} levels of cerebrospinal fluid in patients with organic mental disorder». *Journal of Orthomolecular Psychiatry* 12: 305-311, 1983.

13. Solomon, L. R. «Cobalamin-responsive disorders in the ambulatory care setting: unreliability of cobalamin, methylmalonic acid, and homocysteine testing». *Blood,* 2005; 105: 978-985.

14. Green, R. «Unreliability of current assays to detect cobalamin deficiency: Anothing can stay». *Blood,* 2005; 105: 910-911.

15. Solomon, L. R. «Disorders of cobalamin (Vitamin B_{12}) metabolism: emerging concepts in pathophysiology, diagnosis and treatment». *Blood,* 2007; 21: 113-130.

16. Ibíd.

17. Miller, J. W., et al. «Measurement of total vitamin B_{12} and holotranscobalamin, singly and in combination, in screening for metabolic vitamin B_{12} deficiency». *Clinical Chemistry* (2006) 52: 2; 278-285.

18. Ordower, G. «Batavia woman makes appeal to Bush», *Daily Herald*, 6 de enero de 2005.

19. www.emarcusdavis.com/practice/practice_hmom.html.

20. *Toronto Sun*, 17 de diciembre de 2007. Boy paralyzed by «forgotten disease». By Michele Mandel. http://www:torontosun.com/News/Columnist/Mandel_Michele/2007/12/17/pf-4728358

21. Svenson, J. «Case Report: Neurologic disease and vitamin B_{12} deficiency». *American Journal of Emergency Medicine* (2007) 25, 987.e3-987.e4.

Capítulo 2

1. Schmidt, citado en «Americans lack critical knowledge about potentially debilitating condition», *Doctor's Guide,* 19 de noviembre de 1997 http://www.docguide.com.

2. Carmel, R. «Prevalence of undiagnosed pernicious anaemia in the elderly». *Archives of Internal Medicine,* 1996, 156 (10): 1097-1100.

3. Norman, E. J. Y Morrison, J. A. «Incidence estimate of cobalamin deficiency in independently living elderly subjects using the urinary methylmalonic acid assay». *Blood,* 1993, 82 (10 supl. 1): 1850.

4. Norman, Eric. «Vitamin B_{12} deficiency». *Journal of Family Practice* (1993), 36: 597.

5. Walker III, Sydney. *Dos of Sanity.* Nueva York: John Wiley & Sons, 1996, p. 192.

6. Lopponen, M., Raiha, I., Isoaho, R., Vahlberg, T. y Kivela, S. L. «Diagnosing cognitive impairment and dementia in primary health care —a more active approach is needed». *Age and Ageing,* 32 (6): 606-612.

7. Entrevista con Mark Goodman en *Clinical Pearls News* (1997), 7 (10): 132-134.

8. Teunisse, S., Bollen, A. E., Van Gool, W. A., Walstra, G. J. M. «Dementia and subnormal levels of vitamin B_{12}: effects of replacement therapy on dementia». *Journal of Neurology* (1996), 243 (7): 522-529.

9. Bernstein, Leslie. «Vital signs: Dementia without a cause». *Discover* (febrero de 2000), 21 (2): 31-32.

10. Citado por Hector, Melvin y Burton, John, «What are the psychiatric manifestations of vitamin B_{12} deficiency?», *Journal of the American Geriatrics Society* (1998), 36: 1105-1112.

11. Reid, S. D. «Pseudo dementia in a twenty-one-year-old with bipolar disorder and vitamin B_{12} and folate deficiency». *West Indian Medical Journal* (2000), 49 (4): 347-348.

12. Clarke, R., Smith, A. D., Jobst, K. A., Refsum, H., Sutton, L. y Ueland, P. M. «Folate, vitamin B_{12} and serum total homocysteine levels in confirmed Alzheimer's disease». *Archives of Neurology* (1998), 55: 1449-1455.

13. McCaddon, A. y Kelly, C. L. «Familial Alzheimer's disease and vitamin B_{12} deficiency». *Age and Ageing* (1994), 23 (4): 334-337.

14. Wang, H. X., Wahlin, A., Basun, H., Fastbom, J., Windblad, B. y Fratiglioni, L. «Vitamin B_{12} and folate in relation to the development of Alzheimer's disease». *Neurology* 2001, 56: 1188-1194.

15. Meins, W., Müller-Thomsen, T. y Meier-Baumgartnern, H. P. «Subnormal serum vitamin B_{12} and behavioural and psychological symptoms in Alzheimer's disease». *International Journal of Geriatric Psychiatry* (2000), 15 (5): 415-418.

16. Vogiatzoglou, A. et al. «Vitamin B_{12} status and rate of brain volume loss in community-dwelling elderly». *Neurology* (2008); 71: 826-832.

17. Isajiw, G. «To peg or not to peg: A case of a hospice referral for vitamin B_{12} deficiency». *The Linacre Quarterly* 76 (2), mayo de 2009: 212-217.

18. Smith, A. D., Refsum, H. «Vitamin B_{12} and cognition in the elderly». *Am J Clin Nutr*, 2009; 89 (supl.): 707S-11S.

19. Mitra, K., Gangopadhaya, P. K., Das, S. K. «Parkinsonism plus syndrome-CA review». *Neurol India,* 2003; 51: 183-188.

20. «Statistics are from AFalls and hip fractures among older adults», Centres for Disease Control and Prevention, noviembre de 2000, http://www.cdc.gov.

21. Karantanas, A. H., Markonis, A. y Bisbiyiannis, G. «Subacute combined degeneration of the spinal cord with involvement of the anterior columns: A new MRI finding». *Neuroradiology* (2000), 42: 115-117.

22. Stone, K. L, Bauer, D. C., Sellmeyer, D. y Cummings, S. R. «Low serum vitamin B_{12} levels are associated with increased hip bone loss in older women: A prospective study». *Journal of Clinical Endocrinology & Metabolism,* 2004, 89 (3): 1217-1221.

23. McLean, R. R. et al. «Homocysteine as a predictive factor for hip fracture in older persons». *New England Journal of Medicine,* 2004, 350: 2042-2049.

24. Van Meurs, J. B. J. et al. «Homocysteine levels and the risk of osteoporotic fracture». *New England Journal of Medicine,* 2004, 350: 2033-2034.
25. Goerss, J. B. et al. «Risk of fractures in patients with pernicious anaemia». *J Bone Miner Res,* mayo de 1992; 7 (5): 573-579. Espallargues, M. et al. «Identifying bone-mass related risk factors for fracture to guide bone densitometry measurements: A systematic review of the literature». *Osteoporosis Int.,* 2001; 12 (10): 811-822.
26. Mellton, M. E. y Kochman, M. L. «Reversal of severe osteoporosis with vitamin B_{12} and etidronate therapy in a patient with pernicious anaemia». *Metabolism,* 1995, 43 (4): 468-469.
27. Merriman, N. A. et al. «Hip fracture risk in patients with a diagnosis of pernicious anaemia». *Gastroenterology,* abril de 2010; 138 (4): 1.330-1.337.
28. Kuzniarz, M., Mitchell, P., Cummings, R. G. y Flood, V. M. «Use of vitamin supplements and cataract: The Blue Mountains Eye Study». *American Journal of Ophthalmology* (2001), 132: 19-26.

Capítulo 3

1. Roach, E. Steve y McLean, William T. «Neurologic disorders of B_{12} deficiency». *American Family Physician,* 1982, 25: 111-115.
2. Heath, Thomas. «Pernicious anaemia: One man's journey through the baffling world of medical diagnosis». *Washington Post,* 22 de febrero de 2000, p. Z-12.
3. Schilling, R. F. y Williams, W. J. «Vitamin B_{12} deficiency: Underdiagnosed, overtreated?». *Hospital Practice,* 15 de julio de 1995, 47-54.
4. Wilhelm, H., Grodd, W., Schiefer, U. y Zrenner, E. «Uncommon chiasmal lesions: demyelinating disease, vasculitis, and cobalamin deficiency». *German Journal of Ophthalmology,* 1993, 2: 234-240.
5. Hotchkiss, J. «Vitamin B_{12}CA Controversial Vitamin (disertación)». Junio de 2001, *Society for Orthomolecular Medicine,* San Francisco.
6. Kumar, S. «Vitamin B_{12} deficiency presenting with an acute reversible extrapyramidal syndrome». *Neurol India,* 2004; 52: 507-509.
7. Kumar, S. «Recurrent seizures: An unusual manifestation of vitamin B_{12} deficiency». *Neurol India* [serial online] 2004 [citado el 19 de enero de 2010]; 52: 122-123. Disponible en http://www.neurologyindia.com/text.asp?2004/52/1/122/6721
8. Turner, M. R., Talbot, K. «Functional vitamin B_{12} deficiency». *Pract Neurol* 2009; 9: 37-45.
9. Kalita, J. Misra, U. K. «Vitamin B_{12} deficiency neurological syndromes: correlation of clinical, MRI and cognitive evoked potential», *J Neurol* 2008; 255: 353-359.
10. Matrana, M. R., Gauthier, C., Lafaye, K. M. «Paralysis and pernicious anemia in a young woman». *J La State Med Soc,* julio-agosto de 2009; 161 (4): 228-232.
11. Isajiw, G. «To peg or not to peg: A case of a hospice referral for vitamin B_{12} deficiency». *The Linacre Quarterly* 76 (2) mayo de 2009: 212-217.

12. Paul, I., Reichard, R. R. «Subacute combined degeneration mimicking traumatic spinal cord injury». *Am J Forensic Med Pathol,* 2009; 30: 47-48.
13. Svenson, J. «Case Report: Neurologic disease and vitamin B_{12} deficiency». *American Journal of Emergency Medicine* (2007) 25, 987.e3-987.e4.
14. Carmel, R., Watkins, D., Goodman, S. I. y Rosenblatt, D. S. «Hereditary defect of cobalamin metabolism (cblG mutation) presenting as a neurologic disorder in adulthood». *New England Journal of Medicine* 1988, 318 (26): 1738-1741.
15. Trojano, M. y Paolicelli, D. «The differential diagnosis of multiple sclerosis: Classification and clinical features of relapsing and progressive neurological syndromes». *Neurological Sciences* 2001 Suplemento 2: S 98-102.
16. Schilling, R. F. y Williams, W. J. «Vitamin B_{12} deficiency: Underdiagnosed, overtreated?». *Hospital Practice,* 15 de julio de 1995, 47-57.
17. Ibíd.
18. Norman, E. J. «Cobalamin (vitamin B_{12}) deficiency identified in young, Caucasian women». *Blood,* 2000, 96 (11): 8b.
19. Payinda, G. y Hansen, T. «Vitamin B_{12} deficiency manifested as psychosis without anemia». *American Journal of Psychiatry,* 2000, 157: 660-661.
20. Información médica publicada en el Foro sobre Neurología y Neurocirugía, en respuesta a una pregunta. Las preguntas dirigidas al foro las responden médicos de la Cleveland Clinic, uno de los principales hospitales de Estados Unidos.
21. Goodkin, D. E., et al. «Serum cobalamin deficiency is uncommon in multiple sclerosis». *Archives of Neurology* 1994, 51: 1110-1114.
22. yvonnekai.blogspot.com/2010/11/service-dog.html
23. Kira, Jun-ichi, Tobimatsu, Shozo y Goto, Ikuo. «Vitamin B_{12} metabolism and massive-dose methyl vitamin B_{12} therapy in Japanese patients with multiple sclerosis». *Internal Medicine* 1994, 33: 82-86.
24. Sandyk, R. y Awerbuch, G. I. «Vitamin B_{12} and its relationship to age of onset of multiple sclerosis». *International Journal of Neuroscience* (Inglaterra) julio-agosto de 1993, 71: pp: 93-99.
25. Kira, J., Tobimatsu, S. y Goto, I. «Vitamin B_{12} metabolism and massive-dose methyl vitamin B_{12} therapy in Japanese patients with multiple sclerosis». *Internal Medicine* 1994, 33: 82-86.
26. Matrana, M. R., Gauthier, C. Lafaye, K. M. «Paralysis and pernicious anemia in a young woman». *J La State Med Soc,* julio-agosto de 2009; 161 (4): 228-232.
27. Maurice, Victor, *Principios de neurología,* traducción de Antonio Fernández de Molina, Barcelona, Reverté, 1984.

Capítulo 4

1. Gottfries, C. G. «Late life depression». *European Archives of Psychiatry and Clinical Neuroscience,* 2001, 251 (Supl. 2): 57-61.

2. Catalano, G., Catalano, M. C., O'Dell, K. J., Humphrey, D. A. y Fritz, E. B. «The utility of laboratory screening in medically ill patients with psychiatric symptoms». *Annals of Clinical Psychiatry,* 2001, 13 (3): 135-140.

3. Dommisse, J. «Letter re A Case report: The psychiatric manifestation of B_{12} deficiency». *Primary Psychiatry,* 1996, 3 (1): 50-55. Citado en www.johndommissemd.com.

4. Verbanck, P. y LeBon, O. «Changing psychiatric symptoms in a patient with vitamin B_{12} deficiency». *Journal of Clinical Psychiatry,* 1991, 52 (4): 182-183.

5. Penninx. B. W. et al. «Vitamin B_{12} deficiency and depression in physically disabled older women: Epidemiologic evidence from the Women's Health and Aging Study». *American Journal of Psychiatry,* mayo de 2000; 157 (5): 715-721.

6. Tiemeier, H., van Tuijl, H. R., Hofman, A., Meijer, J., Kiliaan, A. J. y Breteler, M. M. «Vitamin B_{12}, folate, and homocysteine in depression: The Rotterdam Study». *American Journal of Psychiatry,* 2002, 159 (2): 2009-2101.

7. Levitt, A. y Joffe, R. «Vitamin B_{12} in psychotic depression». *British Journal of Psychiatry,* 1988, 153: 266-267.

8. Masalha, R., Chudakov, B., Muhamad, M., Rudoy, I., Volkov, I. y Wirguin, I. «Cobalamin-responsive psychosis as the sole manifestation of vitamin B_{12} deficiency». *Israeli Medical Association Journal,* 2001, 3: 701-703.

9. Daynes, G. «Cyanocobalamin in postpartum psychosis». *South African Medical Journal,* 1975, 49 (34): 1373.

10. Brett, A. «Myeloneuropathy from whipped cream bulbs presenting as conversion disorder». *Australia and New Zealand Journal of Psychiatry,* 1997, 31 (1): 131-132.

11. Middleman, A. B. y Melchiono, M. W. «A routine CBC leads to a non-routine diagnosis». *Adolescent Medicine,* 1996, 7 (3): 423-426.

12. Goggans, F. C. «A case of mania secondary to vitamin B_{12} deficiency». *American Journal of Psychiatry,* 1984, 141 (2): 300-301.

13. Catalano, G., Catalano, M. C., O'Dell, K. J., Humphrey, D. A. y Fritz, E. B. «The utility of laboratory screening in medically ill patients with psychiatric symptoms». *Annals of Clinical Psychiatry,* 2001, 13 (3): 135-140.

14. Silver, H. «Vitamin B_{12} levels are low in hospitalized psychiatric patients». *Israeli Journal of Psychiatry and Related Sciences,* 2000, 37 (1): 41-45.

15. Hermesh, H., Weizman, A., Shahar, A. y Munitz, H. «Vitamin B_{12} and folic acid serum levels in obsessive compulsive disorder». *Acta Psychiatrica Scandinavia,* 1988, 78 (1): 8-10.

16. Hector, M. y Burton, J. «What are the psychiatric manifestations of vitamin B_{12} deficiency?». *Journal of the American Geriatric Society,* 1988, 36: 1105-1112.

17. Catalano, G., Catalano, M. C., Roenberg, E. I., Embi, P. J. y Embi, C. S. «Catatonia: Another neuropsychiatric presentation of vitamin B_{12} deficiency?». *Psychosomatics,* 1998, 39 (5): 456.

18. Buchman, N., Mendelsson, E., Lerner, V. y Kotler, M. «Delirium associated with vitamin B$_{12}$ deficiency after pneumonia». *Clinical Neuropharmacology,* 1999, 22 (6): 356-358.

Capítulo 5

1. Abbott Laboratories, http://www.abbott.com.my/healthv_main.html.
2. «A Hot health tips», U.S.C. Care Medical Group, http://www.usc.edu/health/uscp/hhtsuddenheart.html.
3. Nygard, O., Nordrehaug, J. E., Refsum, H., Ueland, P. M., Farstad, M. y Vollset, S. E. «Plasma homocysteine levels and mortality in patients with coronary artery disease». *New England Journal of Medicine,* 1997, 337: 230-236.
4. Carmel, R., Green, R., Rosenblatt, D. S. y Watkins, D. «Update on cobalamin, folate, and homocysteine». *Hematology,* 2003 (1): 62-81.
5. O'Callaghan, P. y Graham, I. «Update on homocysteine». *Heartwise* (Irish Heart Foundation), invierno de 2000.
6. Booth, G. L. y Wang, E. E. «Preventive health care 2000 update: Screening and management of hyperhomocysteinemia for the prevention of coronary artery disease events». The Canadian Task Force on Preventive Health Care. *Canadian Medical Association Journal,* 2000, 163 (1): 21-29.
7. Kark, J. D., Sinnreich, R., Rosenberg, I. H., Jacques, P. F. y Selhub, J. «Plasma homocysteine and parental myocardial infarction in young adults in Jerusalem». *Circulation,* 2002, 105 (23): 2725-2729.
8. Stampfer, M. J., Malinow, M. R., Willett, W. C., Newcomer, L. M., Upson, B., Ullmann, D., Tishler, P. V. y Hennekens, C. H. *Journal of the American Medical Association,* 1992, 268 (7): 877-881.
9. Nygard, O., Nordrehaug, J. E., Refsum, H., Ueland, P. M., Farstad, M. y Vollset, S. E. «Plasma homocysteine levels and mortality in patients with coronary artery disease». *New England Journal of Medicine,* 1997, 337: 230-236.
10. Stubbs, P. J., Al-Obaidi, M. K., Conroy, R. M., Collinson, P. O., Graham, I. M. y Noble, M. «Effect of plasma homocysteine concentration on early and late events in patients with acute coronary syndromes». *Circulation,* 2000, 102: 605-610.
11. Wald, D. S., Law, M. y Morris, J. K. «Homocysteine and cardiovascular disease: Evidence on causality from a meta-analysis». *British Medical Journal,* 2002, 325: 1202.
12. Kittner, S. J., Giles, W. H., Macko, R. F., Hebel, J. R., Wozniak, M. A., Wityk, R. J., Stolley, P. D., Stern, B. J., Sloan, M. A., Sherwin, R., Price, T. R., McCarter, R. J., Johnson, C. J., Earley, C. J., Buchholz, D. W. y Malinow, M. R. «Homocysteine and risk of cerebral infarction in a biracial population: The stroke prevention in young women study». *Stroke,* 1999, 30 (8): 1554-1560; y «A Study links vitamin B deficiency to risk of Stroke in younger women». *Doctor's Guide,* 30 de agosto de 1999, http://www.docguide.com.

13. Sato, Y., Kaji, M., Kondo, I., Yoshida, H., Satoh, K. y Metoki, N. «Hyper-homocysteinemia in Japanese patients with convalescent stage ischemic stroke: Effect of combined therapy with folic acid and mecobalamine». *Journal of the Neurological Sciences,* 2002, 202 (1-2): 65-68.
14. MacMahon, M., Kirkpatrick, C., Cummings, C. E., Clayton, A., Robinson, P. J., Tomiak, R. H., Liu, M., Kush, D. y Tobert, J. *Nutrition, Metabolism, and Cardiovascular Diseases,* 2000, 10 (4): 195-203.
15. Schnyder, G., Roffi, M., Flammer, Y., Pin, R. y Hess, O. M. «Effect of ho-mocysteine-lowering therapy with folic acid, vitamin B_{12}, and vitamin B_6 on clinical outcome after percutaneous coronary intervention. The Swiss Heart Study: a randomized controlled trial». *Journal of the American Medical Association,* 2002, 288 (8): 973-979.
16. Schnyder, G., Roffi, M., Flammer, Y., Lange, H, Eberli, F. R., Meier, B., Turi, Z. G. y Hess, O. M. «Decreased rate of coronary restenosis after lowering of plasma homocysteine levels». *New England Journal of Medicine,* 2001, 345 (22): 1593-1600.
17. Yap, S. Boers, G. H., Wilcken, B., Wilcken, D. E., Brenton, D. P., Lee, P. J., Walter, J. H., Howard, P. M. y Naughten, E. R. «Vascular outcome in patients with homocystinuria due to cystathionine beta-synthase deficien-cy treated chronically: a multicenter observational study». *Arteriosclerosis, Thrombosis, and Vascular Biology,* 2001, 21 (12): 2080-2085.
18. Ueland, P. M., Refsum, H., Beresford, S. A. A. y Vollset, S. E. «The con-troversy over homocysteine and cardiovascular risk». *American Journal of Clinical Nutrition,* 2000, 72: 324-332.
19. Las estadísticas son de los Centers for Disease Control and Prevention. Febrero es el mes estadounidense del corazón, http:/www.cdc.gov/featu-res/heartmonth/
20. Las citas son la discusión del doctor McCully con Richard Passwater, doc-tor en filosofía, en NutritionFocus.com, http://www.nutritionfocus.com/nutrition_library/homocysteine.html, y de Bucco, Gloria, AKilmer Mc-Cully, M. D., «connects homocysteine and heart disease», *Nutrition Science News,* julio de 1999.
21. Yutsis, P. «Homocysteine or cholesterol: Which is more deadly?». *Jour-nal of Longevity,* http://www.journaloflongevity.com/JOLWeb/Archives/86/deadly.html.
22. Chambers, J. C., Ueland, P. M. Obeid, O. A., Wrigley, J., Refsum, H. y Kooner, J. S. «Improved vascular endothelial function after oral B vita-mins. An effect mediated through reduced concentrations of free plasma homocysteine». *Circulation,* 2000, 102: 2479-2483.
23. Mitchell, Tedd. «At the heart of a family mystery». USAweekend.com, 25 de febrero de 2001.
24. http://www.abbott.com.my/t_healthv_main.html.
25. Ibíd.

26. El caso de esta mujer aparece en Chan, H. H. W., Douketis, J. D. y Nowaczyk, M. J. M. «Acute renal vein thrombosis, oral contraceptive use, and hyperhomocysteinemia». *Mayo Clinic Proceedings,* 2001, 76: 212-214.

27. Entre las referencias sobre esta información incluida en este gráfico se encuentran las siguientes: Hermann, W. y Knapp, J. P. «Hyperhomocysteinemia: A new risk factor for degenerative diseases». *Clinical Laboratory,* 2002, 48: 471-481; Krumdieck, C. L. y Prince, C. W. «Mechanisms of homocysteine toxicity on connective tissues: Implications for the morbidity of aging». *Journal of Nutrition,* 2000, 130 (Suplemento 2S): 365S-368S; Romagnuolo, J., Fedorak, R. N., Dias, V. C., Bamforth, F. y Teltscher, M. «Hyperhomocysteinemia and inflammatory bowel disease: Prevalence and predictor in a cross-sectional study». *American Journal of Gastroenterology,* 2001, 96 (7): 2143-2242.149; Kark, J. D., Selhub, J., Bostom, A., Adler, B. y Rosenberg, I. H. «Plasma homocysteine and all-cause mortality in diabetes». *The Lancet,* 1999, 353: 1936-1937; y Agulló-Ortuño, M. T., Albadalejo, M. D., Parra, S., Rodríguez-Manotas, M., Fenollar, M., Ruiz-Espejo, F., Tebar, J. y Martínez, P. «Plasmatic homocysteine concentration and its relationship with complications associated to diabetes mellitus». *Clinica Chimica Acta,* 2002, 326 (1-2): 105-112.

28. Cotter, A. M., Molloy, A. M., Scott, J. M. y Daly, S. F. «Elevated plasma homocysteine in early pregnancy: a risk factor for the development of severe preeclampsia». *American Journal of Obstetrics and Gynecology,* 2001, 185 (4): 781-785.

29. Elian, K. M. y Hoffer, L. J. «Hydroxocobalamin reduces hyperhomocysteinemia in end-stage renal disease». *Metabolism,* 2002, 51 (7): 881-886.

30. Koyama, K., Usami, T., Takeuchi, O., Morozumi, K. y Kimura, G. «Efficacy of methylcobalamin on lowering total homocysteine plasma concentrations in haemodialysis patients receiving high-dose folic acid supplementation». *Nephrology, Dialysis, Transplantation,* 2002, 17 (5): 916-922.

31. Perna, A. F., Castaldo, P. Ingross, D. y de Santo, N. «Homocysteine, a new cardiovascular risk factor, is also a powerful uremic toxin». *Journal of Nephology,* 1999, 12: 230-240.

32. Ibíd.

33. Chambers, J. C., Ueland, P. M. Obeid, O. A., Wrigley, J., Refsum, H. y Kooner, J. S. «Improved vascular endothelial function after oral B vitamins. An effect mediated through reduced concentrations of free plasma homocysteine». *Circulation,* 2000, 102: 2479-2483.

34. Melhem, A., Desai, A., Hofmann, M. A. «Acute myocardial infarction and pulmonary embolism in a young man with pernicious anemiaCinduced severe hyperhomocysteinemia». *Thromb J.,* 13 de mayo de 2009; 7:5.

35. Calera, A., Mora, J., Kotler, M., Eiger, G. «Pulmonary embolism in a patient with pernicious anemia and hyperhomocysteinemia». *Chest,* octubre de 2002; 122 (4): 1487-1488.

36. Kupeli, E., Cengiz, C., Cila, A., Karnak, D. «Hyperhomocysteinemia due to pernicious anemia leading to pulmonary thromboembolism in a

heterozygous mutation carrier». *Clin Appl Thromb Hemost.* Julio de 2008; 14 (3): 365-368.

37. Leemann, B., Boughanem, N., Schnyder, A. «Ischemic, an uncommon complication of Biermer disease (pernicious anemia)». *Rev Neurol (París).* Octubre de 2006; 162 (1): 1007-1010.

38. Goette A. et al. «Aortic thrombus and pulmonary embolism in a patient with hyperhomocysteinemia». *Nat Clin Pract Cardiovasc Med.* Julio de 2006; 3 (7): 396-399.

39. Quinlivan, E. P., McPartlin, J., McNulty, H., Ward, M., Strain, J. J., Weir, D. G. y Scott, J. M. «Importance of both folic acid and vitamin B_{12} in reduction of risk of vascular disease». *Lancet,* 2002, 359 (9.302): 227-228.

40. Saravanan, P. Yajnik, C. S. «Role of maternal vitamin B_{12} on the metabolic health of the offspring: a contributor to the diabetes epidemic?». *Br J Diabetes Vasc Dis,* 2010; 10: 109-114.

41. Ibíd.

42. Antony, A. C. Megaloblstic anemias. En R. Hoffman et al., *Hematology: Basic Principles and Practice,* 3.ª edición, 2000, Filadelfia: Churchill Livingstone.

Capítulo 6

1. Muhammad, R., Fernhoff, P., et al. «Neurologic impairment in children associated with maternal dietary deficiency of cobalamin-Georgia», 2001. *MMWR Weekly,* 31 de enero de 2003 / 52 (04); 61-64.

2. Graham, S. M., Arvela, O. M. y Wise, G. A. «Long-term neurologic consequences of nutritional vitamin B_{12} deficiency in infants». *Journal of Pediatrics,* 1992, 121: 710-714.

3. Muhammad, R., Fernhoff, P., et al. «Neurologic impairment in children associated with maternal dietary deficiency of cobalamin-Georgia», 2001. *MMWR Weekly,* 31 de enero de 2003 / 52 (04); 61-64.

4. Steen, M. T., Boddie, A. M., Fisher, A. J., Macmahon, W., Saxe, D., Sullivan, K. M., Bembure, P. P. y Elsas, L. J. «Neural-tube defects are associated with low concentrations of cobalamin (vitamin B_{12}) in amniotic fluid». *Prenatal Diagnosis,* 1998, 18 (6): 545-555; y Dawson, E. B., Evans, D. R. y van Hook, J. W. «Amniotic fluid B_{12} and folate levels associated with neural tube defects». *American Journal of Perinatology,* 1998, 15 (9): 511-514; y Thorand, B. Pietrzik, K., Prinze, Langenohl, R., Hages, M. y Holzgreve, W. «Maternal and fetal serum and red blood cell folate and vitamin B_{12} concentrations in pregnancies affected by neural tube defects». *Zeitschrift für Geburtshilfe und Neonatologie,* 1996, 200 (5): 176-180; y Kirke, P. N., Molloy, A. M., Daly, L. E., Burke, H., Weir, D. G. y Scott, J. M. «Maternal plasma folate and vitamin B_{12} are independent risk factors for neural tube defects». *Quarterly Journal of Medicine,* 1993, 86 (11): 703-708; y Weeks, E. W., Tamura, T., Davis, R. O., Birch, R., Vaughan, W. H., Franklin, J. C., Barganier, C., Cosper, P., Finley, S. C. y Finley, W. H. «Nutrient levels in

amniotic fluid from women with normal and neural tube defect pregnancies». *Biology of the Neonate,* 1992, 61 (4): 226-231.

5. Molloy, A. M., et al. «Maternal vitamin B_{12} status and risk of neural tube defects in a population with high neural tube defect prevalence and no folic acid fortification». *Pediatrics,* 2009; 123: 917-923.

6. Thompson, M. D., et al. «Vitamin B-12 and neural tube defects: the Canadian experience». *Am J Clin Nutr,* 2009; 89 (suplemento): 697S-710S.

7. Ramakrishna, T. «Vitamins and brain development». *Physiological Research,* 1999, 48 (3): 175-187.

8. Shojania, A. M. «Folic acid and vitamin B_{12} deficiency in pregnancy and in the neonatal period». *Clinics in Perinatology,* 1984, 11 (2): 433-459.

9. Davis, J. R., Goldenring, J. y Lubin, B. H. «Nutritional vitamin B_{12} deficiency in infants». *American Journal of Diseases of Children,* 1981, 135: 566-567.

10. Graham, S. M., Arvela, O. M. y Wise, G. A. «Long-term neurologic consequences of nutritional vitamin B_{12} deficiency in infants». *Journal of Pediatrics,* 1992, 121: 710-714.

11. Crane, M. G., Register, U. D., Lukens, R. H. y Gregory, R. «Cobalamin (CBL) studies on two total vegetarian (vegan) families». *Vegetarian Nutrition: An International Journal,* 1998, 2 (3): 87-92.

12. Watanabe, F., Katsura, H., Takenaka, S., Fujita, T., Abe, K., Tamura, Y., Nakatsuka, T. y Nakano, Y. «Pseudovitamin B(12) is the predominant cobamide of an algal health food, spirulina tablets». *Journal of Agricultural and Food Chemistry,* 1999, 47 (11): 4.736-4.741. Véase también: Vegetarian Society UK fact sheet, «Vitamin B_{12}», http://www.vegsoc.org/info/b12.html.

13. Byrne, S. «The myths of vegetarianism», *Nexus Magazine,* 2002 (en línea).

14. Davis, J. R., Goldenring, J. y Lubin, B. H. «Nutritional vitamin B_{12} deficiency in infants». *American Journal of Diseases of Children,* 1981, 135: 566-567.

15. Krajoviová-Kudláková, M., Blazicek, P., Babinska, K., Kopová, J., Klvanová, J., Bederová, A. y Mágalová, T. «Traditional and alternative nutrition-Clevels of homocysteine and lipid parameters in adults». *Scandinavian Journal of Clinical and Laboratory Investigation,* 2000, 60 (8): 657-664.

16. Herrmann, W., Schorr, H., Purschwitz, K., Rassoul, F. y Richter, V. «Total homocysteine, vitamin B(12), and total antioxidant status in vegetarians». *Clinical Chemistry,* 2001, 47 (6): 1094-1101.

17. Bissoli, L., di Francesco, V., Ballarin, A., Mandragona, R., Trespidi, R., Brocco, G., Caruso, B., Bosello, O. y Zamboni, M. «Effect of vegetarian diet on homocysteine levels». *Annals of Nutrition and Metabolism,* 2002, 46 (2): 73-79.

18. Crane, M. G., Register, U. D., Lukens, R. H. y Gregory, R. «Cobalamin (CBL) studies on two total vegetarian (vegan) families». *Vegetarian Nutrition: An International Journal,* 1998, 2 (3): 87-92.

19. Bjorke Monsen, A. L., Ueland, P., Vollset, S. E., Guttormsen, A. B., Markestad, T., Solheim, E. y Refsum, H. «Determinants of cobalamin status in newborns». *Pediatrics,* 2001, 108 (3): 624-630.
20. Gadowsky, S. L., Gale, K., Wolfe, S., Jory, J., Gibson, R. y O'Connor, D. «Biochemical folate, B$_{12}$, and iron status of a group of pregnant adolescents accessed through the public health system in southern Ontario». *Journal of Adolescent Health,* 1995, 16: 465-476.
21. Graham, S. M., Arvela, O. M. y Wise, G. A. «Long-term neurologic consequences of nutritional vitamin B$_{12}$ deficiency in infants». *Journal of Pediatrics,* 1992, 121: 710-714.
22. Louwman, M., van Dusseldorp, M., van de Vijver, F. J. R., Thomas, C. M. G., Schneede, J., Ueland, P. M., Refsum, H. y van Staveren, W. A. «Signs of impaired cognitive function in adolescents with marginal cobalamin status». *American Journal of Clinica Nutrition,* 2000, 72: 762-769.
23. Licht, D. J., Berry, G. T., Brooks, D. G. y Younkin, D. P. «Reversible subacute combined degeneration of the spinal cord in a fourteen-year-old due to a strict vegan diet». *Clinical Pediatrics,* 2001, 40 (7): 413-415.
24. *Toronto Sun,* «Boy paralyzed by "forgotten disease"». 17 de diciembre de 2007, firmado por Michele Mandel.
25. La cita Fuhrman aparece en www.breathing.com/articles/vitaminb12-vegan.htm.
26. Murphy, M. ., et al. «Longitudinal study of the effect of pregnancy on maternal and fetal cobalamin status in healthy women and their offspring». *J. Nutr* (2007) 137: 1863-1867.
27. Cohen, M. «The toppling toddler». *Discover,* 2001, 22 (11), en línea.
28. Se cita al doctor Rinaldo en «Spotlight on Childhood Diseases», en la página web de la Clínica Mayo (Mayoclinic.com).
29. Roze, E., et al. «Neuropsychiatric disturbances in presumed late-onset cobalamin C disease». *Archives of Neurology,* 2003, 60 (10): 1457-1462.
30. Ciani, F., et al. «Lethal late onset cblB methylmalonic aciduria». *Critical Care Medicine,* 2000, 28: 2119-2121.
31. Se cita a Bhatt en «Vitamin disorder may be key to autism», *London Daily Telegraph,* 17 de agosto de 1995.
32. Baker, Sidney, comunicado personal.
33. Brenner, Arnold, «Vitamin B$_{12}$ and the autism spectrum», carta a médicos y padres, 26 de junio de 1996.
34. Brenner, A., carta abierta a la comunidad médica, 1996.
35. «Presentation to the Defeat Autism Now! (DAN!)». Conferencia, 2003.
36. Ibíd.
37. Rimland, B. R. Comunicado personal, 2002.

Capítulo 7
1. Frankel, P. The *Methylation Miracle,* Nueva York: St. Martin's Press, 1999.
2. Wu, K., Helzlouser, K. J., Comstock, G. W., Hoffman, S. C., Nadeau, M. R. y Selhub, J. «A prospective study on folate, B$_{12}$, and pyridoxal

5'-phosphate (B_6) and breast cancer». *Cancer Epidemiology, Biomarkers and Prevention,* 1999, 8 (3): 209-217.

3. Choi, Sang-Woon. «Vitamin B_{12} deficiency: A new risk factor for breast cancer?». *Nutrition Reviews,* 1999, 57 (8): 250-253.

4. Alberg, A. J., Selhub, J., Shah, K. V., Viscidi, R. P., Comstock, G. W. y Helzlouser, K. J. «The risk of cervical cancer in relation to serum concentrations of folate, vitamin B_{12}, and homocysteine». *Cancer Epidemiology, Biomarkers, and Prevention,* 2000, 9 (7): 761-764.

5. Sedjo, R. L., Inserra, P., Abrahamsen, M., Harris, R. B., Roe, D. J., Baldwin, S. y Giuliano, A. R. «Human papillomavirus persistence and nutrients involved in the methylation pathway among a cohort of young women». *Cancer Epidemiology, Biomarkers and Prevention,* 2002, 11 (4): 353-359.

6. Weinstein, S. J., Ziegler, R. G., Selhub, J., Fears, T. R., Strickler, H. D., Brinton, L. A., Hamman, R. F., Levine, R. S., Mallin, K. y Stolley, P. D. «Elevated serum homocysteine levels and increased risk of invasive cervical cancer in U. S. women». *Cancer Causes and Control,* 2001, 12 (4): 317-324.

7. Piyathilake, C. J., Johanning, G. L., Macaluso, M., Whiteside, M., Ölschlager, D. K., Heimburger, D. C. y Grizzle, W. E. «Localized folate and vitamin B_{12} deficiency in squamous cell lung cancer is associated with global DNA hypomethylation». *Nutrition and Cancer,* 2000, 37 (1): 99-107.

8. Carley, K. W., Puttaiah, R., Álvarez, J. O., Heimburger, D. C. y Anantha, N. «Diet and oral premalignancy in female south Indian tobacco and betel chewers: A case-control study». *Nutr Cancer,* 1994, 22 (1): 73-84.

9. Los tres estudios se citan en Frankel, P., *The Methylation Miracle,* Nueva York: St. Martin's Press, 1999.

10. Frankel, P. The *Methylation Miracle,* Nueva York: St. Martin's Press, 1999.

11. Zhu, B. T. «Medical hypothesis: Hyperhomocysteinemia is a risk factor for estrogen-induced hormonal cancer». *International Journal of Oncology,* 2003, 22 (3): 499-508.

12. Frankel, P. The *Methylation Miracle,* Nueva York: St. Martin's Press, 1999.

13. Fata, F., Herzlich, B., Schiffman, G. y Ast, A. «Impaired antibody responses to pneumococcal polysaccharide in elderly patients with low serum vitamin B_{12} levels». *Annals of Internal Medicine,* 1996, 124: 299-304.

14. Rasmussen, S. A., Fernhoff, P. M., Scanlon, K. S. «Vitamin B_{12} deficiency in children and adolescents». *J Pediatr,* 2001; 138: 10-17.

15. Allen, L. H. et al. «Vitamin B_{12} deficiency and malabsorption are highly prevalent in rural Mexican communities». *Am J Clin Nutr,* 1995: 62: 1013-1019.

16. Baum, M. K., Shor-Posner, G., Lu, Y., Roser, B., Sauberlich, H. E., Fletcher, M. A., Szapocznik, J., Eisdorfer, c., Buring, J. E. y Hennekens, C. H. *AIDS,* 1995, 9 (9): 1051-1056.

17. Tang, A. M., Graham, N. M., Chandra, R. K. y Saah, A. J. «Low serum vitamin B_{12} concentrations are associated with faster human immunodeficiency

virus type 1 (HIV-1) disease progression». *Journal of Nutrition,* 1997, 127 (2): 345-351.

18. Weinberg, J. B., Shugars, D. C., Sherman, P. A., Sauls, D. L. y Fyfe, J. A. «Cobalamin inhibition of HIV-1 integrase and integration of HIV-1 DNA into cellular DNA». *Biochemical and Biophysical Research Communications,* 1998, 246 (2): 393-397.

19. Herbert, V., Fong, W., Gulle, V. y Stopler, T. «Low holotranscobalamin II is the earliest serum marker for subnormal vitamin B_{12} (cobalamin) absorption in patients with AIDS». *American Journal of Hematology,* 1990, 34 (2): 132-139.

20. Bjarnason, I., Sharpstone, D. R., Francis, N., Marker, A., Taylor, C., Barrett. M., MacPherson, A., Baldwin, C., Menzies, I. S., Crane, R. C., Smith, T., Pozniak, A. y Gazzard, B. G. «Intestinal inflammation, ileal structure and function in HIV». *AIDS,* 1996, 10 (12): 1385-1391.

21. Herzlich, B. C., Schiano, T. D., Moussa, Z., Zimbalist, E., Panagópulos, G., Ast, A., and Nawabi, I. «Decreased intrinsic factor secretion in AIDS: Relation to parietal cell acid secretory capacity and vitamin B_{12} malabsorption». *American Journal of Gastroenterolory,* 1992, 87 (12): 1781-1788.

22. Neumann, C. G. «Livestock development and impact on diet quality and the growth and development of children». Consultative Group on International Agricultural Research, http://www.cgiar.org.

23. Faber, M., Jogessar, V. B. y Benade, A. J. «Nutritional status and dietary intakes of children aged 2-5 years and their caregivers in a rural South African community». *International Journal of Food Science and Nutrition,* 2001, 52 (5): 401-411.

24. Lahner, E, Annibale, B. Pernicious anemia. «New insights from a gastroenterological point of view». *World J Gastroenterol.* 7 de noviembre de 2009; 15 (41): 5121-5128.

25. Kokkola, A. et al. «The risk of gastric carcinoma and carcinoid tumors in patients with pernicious anæmia. A prospective follow-up study». *Scand J Gastroenterol.* 1998; 33: 88-92.

26. Lahner, E., et al. «Long-term follow-up in atrophic body gastritis patients: atrophy and intestinal metaplasia are persistent lesions irrespective of Helicobácter pýlori infection». *Aliment Pharmacol Ther.* 2005; 22: 471-481.

Capítulo 8

1. McNeely, James K., Buczulinski, Bogdan y Rosner, Diane R. «Severe neurological impairment in an infant after nitrous oxide anesthesia». *Anesthesiology,* (2000), 93: 1549-1550.

2. Holloway, Kathryn y Alberico, Anthony. «Postoperative myeloneuropathy: A preventable complication in patients with B_{12} deficiency». *Journal of Neurosurgery,* (mayo de 1990), 72: 732-736.

3. Marié, Rose-Marie, Le Biez, Eric, Busson, Philippe, Schaeffer, Stéphane, Boiteau, Lydia, Dupuy, Benoit y Viader, Fausto. «Nitrous oxide

anesthesia-associated myelopathy». *Archives of Neurology,* (mayo de 2000), 57: 380-382.

4. Sethi, N. K., et al. «Nitrous oxide "whippit" abuse presenting with co-balamin responsive psychosis». *J Med Toxicol,* junio de 2006; 2 (2): 71-74.

5. Hobbhahn, J. «Are inhaled anaesthetics still toxic?». Educational paper, provided by the European Society of Anaesthesiologists (ESA), abril de 2000, http://www.euroanesthesia.org/pages/education/rc_Vienna/03rc1. HTM.

6. Holloway, Kathryn y Alberico, Anthony. «Postoperative myeloneuropathy: A preventable complication in patients with B_{12} deficiency». *Journal of Neurosurgery,* (mayo de 1990), 72: 732-736.

7. Schilling, Robert. «Is nitrous oxide a dangerous anesthetic for vitamin B_{12}-deficient subjects?». *Journal of the American Medical Association,* 28 de marzo de 1986, 255: 1605-1606.

8. Marié, Rose-Marie, Le Biez, Eric, Busson, Philippe, Schaeffer, Stéphane, Boiteau, Lydia, Dupuy, Benoit y Viader, Fausto. «Nitrous oxide anesthesia-associated myelopathy». *Archives of Neurology,* (mayo de 2000), 57: 380-382.

9. Hadzic, A., Glab, K., Sanborn, K. y Thys, D. «Severe neurologic deficit after nitrous oxide anesthesia». *Anesthesiology,* 1995, 83: 863-866.

10. Filippo, Teresa y Holder, Walter. «Neurologic degeneration associated with nitrous oxide anaesthesia in patients with vitamin B_{12} deficiency». *Archives of Surgery,* diciembre de 1993, 128: 1391-1395.

11. Renard, D., et al. «Subacute combined degeneration of the spinal cord caused by nitrous oxide anesthesia». *Neurol Sci,* (2009), 30: 75-76.

12. El Otmani, H., et al. «Postoperative dementia: toxicity of nitrous oxide». *Encephale,* enero-febrero de 2007; 33 (1): 95-97.

13. www.childrensmn.org/web/whatsnew/097261.asp.

Capítulo 9

1. Bennett, M. «Vitamin B_{12} deficiency, infertility and recurrent fetal loss». *Journal of Reproductive Medicine,* 2001, 46 (3): 209-212.

2. Pizzorno, J. y Murray, M. «Male Infertility», en *Textbook of Natural Medicine,* Bastyr University, 1993 (online) http://www.healthy.net/library/books/textbook/Section6/MALEIN.PDF

3. Bennett, M. «Vitamin B_{12} deficiency, infertility and recurrent fetal loss». *Journal of Reproductive Medicine,* 2001, 46 (3): 209-212.

4. Menachem, Y., Cohen, A. M. y Mittelman, M. «Cobalamin deficiency and infertility». *American Journal of Hematology,* 1994, 42 (2): 152.

5. El-Nemr, A., Sabatini, L. Wilson, C., Lower, A. M., Al-Shawaf, T. y Grudzinska, J. G. «Vitamin B_{12} deficiency and IVF». *Journal of Obstetrics and Gynecology,* 1998, 18 (2): 192-193.

6. Sanfilippo, J. y Liu, Y. «Vitamin B_{12} deficiency and infertility: Report of a case». *International Journal of Fertility,* 1991, 36 (1): 36-38.

7. Raziel, A., Kornberg, Y., Friedler, S., Schachter, M., Sela, B. A. y Ron-El, R. «Hypercoagulable thrombophilic defects and hyperhomocysteinemia in patients with recurrent pregnancy loss». *American Journal of Reproductive Immunology,* 2001, 45 (2): 65-71.

8. Sandler, B. y Faragher, B. «Treatment of oligospermia with vitamin B_{12}». *Infertility,* 1984, 7: 133-138; citado en Pizzorno y Murray «Male Infertility», en *Textbook of Natural Medicine,* Bastyr University, 1993 (online) http://www.healthy.net/library/books/textbook/Section6/MALEIN.PDF

9. Oshio, S., Ozaki, S., Ohkawa, I., Tajima, T., Kaneko, S. y Mohri, H. «Mecobalamin promotes mouse sperm maturation». *Andrologia,* 1989, 21 (2): 161-173.

10. Kumamoto, Y., et al. «Clinical efficacy of mecobalamin in treatment of oligospermia. Results of a double-blind comparative clinical study». *Acta Urologica Japan,* 1988, 34: 1109-1132; citado en Pizzorno y Murray «Male Infertility», en *Textbook of Natural Medicine,* Bastyr University, 1993 (online) http://www.healthy.net/library/books/textbook/Section6/MALEIN.PDF

11. Isoyama, R., Baba, Y., Harada, H., Kawai, S., Shimizu, Y., Fujii, M., Fujisawa, S., Takihara, H., Koshido, Y. y Sakatoku, J. «Clinical experience of methylcobalamin (CH3-B_{12})/clomiphene citrate combined treatment in male infertility». *Hinyokika Kiyo,* 1986, 32 (8): 1177-1183.

12. Isoyama, R., Baba, Y., Harada, H., Kawai, S., Shimizu, Y., Fujii, M., H., Koshido, Y. y Sakatoku, J. «Clinical experience of methylcobalamin (CH3-B_{12})/clomiphene citrate combined treatment in male infertility». *Hinyokika Kiyo,* 1984, 30 (4): 531-586.

13. Kawata, T., Tamiki, A., Tashiro, A., Suga, K., Kamioka, S., Yamada, K., Wada, M., Tanaka, N., Tadokoro, T. y Maekawa, A. «Effect of vitamin B_{12} deficiency on testicular tissue in rats fed by pair-feeding». *International Journal of Vitamin and Nutrition Research,* 1997, 67 (1): 17-21.

14. Oshio, S., Yazaki, T., Ozaki, S., Ohkawa, I., Tajima, T., Yamada, T. y Mohri, H. «Effects of mecobalamin on testicular dysfunction induced by X ray irradiation in mice». *Nippon Yakurigaku Zasshi,* 1991, 98 (6): 483-490.

15. Gräsbeck, R. «Infertility-folate, cobalamin and other micronutrients [evaluación]». *Rondel,* 2002; 10. URL: www.rondellen.net

16. Misra, U. K., et al. «Bladder dysfunction in subacute combined degeneration: a clinical, MRI and urodynamic study». *J Neurol.* diciembre de 2008; 255 (12): 1881-1888.

Capítulo 10

1. El doctor Koop hizo esas observaciones durante una entrevista para el *Reformed Quarterly* (el boletín del Reformed Theological Seminary), invierno de 1998.

Capítulo 11

1. http://www.cdc.gov/ncbddd/b12/intro.html.

2. Dharmarajan, T. S. y Norkus, E. P. «Approaches to vitamin B_{12} deficiency: Early treatment may prevent devastating complications». *Post-graduate Medicine,* 2001; 110 (1); 99-105.

3. Ibíd.

4. Http://www.cdc.gov/ncbddd/b12/history.html

5. MedicineNet.com.

6. Http://www.cdc.gov/ncbddd/b12/intro.html

7. Antony, A. C. «Vegetarianism and vitamin B_{12} (cobalamin) deficiency». *American Journal of Clinical Nutrition,* Vol. 78, núm. 1, 3-6, julio de 2003.

8. Green, R. «Unreliability of current assays to detect cobalamin deficiency: Anothing gold can stay». *Blood,* 2005; 105: 910-911.

9. Solomon, L. R. «Cobalamin-responsive disorders in the ambulatory care setting: unreliability of cobalamin, methylmalonic acid, and homocysteine testing». *Blood,* 2005; 105: 978-985.

10. Solomon, L. R. «Disorders of cobalamin (Vitamin B_{12}) metabolism: emerging concepts in pathophysiology, diagnosis and treatment». *Blood,* 2007; 21: 113-130.

11. http://www.cdc.gov/ncbddd/b12/sMMAury.html

12. http://www.cdc.gov/ncbddd/b12/history.html

13. Antony, A. C. «Megaloblastic anemias». En R. Hoffman et al. (3.ª ed.), *Hematology: Basic Principles and Practice* (pp. 457B467). 2000, Filadelfia: Churchill, Livingstone; y Savage, D. G., Lindenbaum, J., Stabler, S. P. y Allen, R. H. «Sensitivity of serum methylmalonic acid and total homocysteine determinations for diagnosing cobalamin and folate deficiencies». *American Journal of Medicine,* 1994, 96: 239-246; y Norman, E. J. y Morrison, J. A. «Screening elderly populations for cobalamin (vitamin B_{12}) deficiency using the urinary methylmalonic acid assay by gas chromatography mass spectrometry». *American Journal of Medicine,* 1993, 94: 589B594; y Stabler, S. P., Lindenbaum, J. y Allen, R. H. «The use of homocysteine and other metabolites in the specific diagnosis of vitamin B_{12} deficiency». *Journal of Nutrition,* 1996, 126: 1266S-1272S.

14. Dharmarajan, T. S., Norkus, E. P. «Approaches to vitamin B_{12} deficiency: Early treatment may prevent devastating complications». *Postgraduate Medicine,* 2001; 110 (1); 99-105; y Snow, C. F. «Laboratory diagnosis of vitamin B_{12} and folate deficiency». *Archives of Internal Medicine,* 1999; 159: 1289B-1298.

15. Shahar, A., Feiglin, L., Shahar, D. R., Levy, S. y Seligsohn, U. «High prevalence and impact of subnormal serum vitamin B_{12} levels in Israeli elders admitted to a geriatric hospital». *Journal of Nutrition, Health and Aging,* 2001, 5 (2): 124-127.

16. Crane, M. G., Register, U. D., Lukens, R. H. y Gregory, R. «Cobalamin (CBL) studies on two total vegetarian (vegan) families». *Vegetarian Nutrition: An International Journal,* 1998, 2 (3): 87-92.

17. Bissoli, L., Di Francesco, V., Ballarin, A., Mandragona, R., Trespidi, R., Brocco, G., Caruso, B., Bosello, O. y Zamboni. «Effect of vegetarian diet

on homocysteine levels». *Annals of Nutrition and Metabolism,* 2002, 46 (2): 73-79.

18. «B$_{12}$ deficiency may be more widespread than thought», USDA Agricultural Research Service, 2 de agosto de 2000.

19. Dharmarajan, T. S, Adiga, G. U, Norkus, E. P. «Vitamin B$_{12}$ deficiency. Recognizing subtle symptoms in older adults». *Geriatrics,* 2003; 58: 30-38.

20. Lee, G. R. «Pernicious anemia and other causes of vitamin B$_{12}$ (cobalamin) deficiency». En G. R. Lee (10.ª ed.), *Wintrobe's Clinical Hematology,* (pp. 941B958). 1999, Baltimore: Williams & Wilkins.

21. Kalikiri, P. C. y Sachan, R. S. G. S. «Nitrous oxide induced elevation of plasma homocysteine and methylmalonic acid levels and their implications». *The International Journal of Anesthesiology,* 2004, 8 (2).

22. Östreicher, D. S. «Vitamin B$_{12}$ supplements as protection against nitrous oxide inhalation». *New York State Dental Journal,* 1994, 60 (3): 47-49; y Quarnstrom, F. «Nitrous oxide analgesia. What is a safe level of exposure for the dental staff?». *Dentistry Today,* 2002, 21 (4): 104-109.

23. Kowing, D., Kesler, E. «Patient's B$_{12}$ deficiency causes chiasmal lesion». *Review of Optometry,* 15 de febrero de 2007.

24. Wilhelm, H. et al. «Uncommon chiasmal lesions: demyelinating disease, vasculitis, and cobalamin deficiency». *German J Ophthalmol,* (1993) 2: 234-240.

25. Green, R. «Unreliability of current assays to detect cobalamin deficiency: Anothing gold can stay». *Blood,* 2005; 105: 910-911.

26. Ibíd.

27. Ibíd.

28. Solomon, L. R. «Cobalamin-responsive disorders in the ambulatory care setting: unreliability of cobalamin, methylmalonic acid, and homocysteine testing». *Blood,* 2005; 105: 978-985.

29. Ibíd.

30. Ibíd.

31. Ibíd.

32. Van Tiggelen, C. J. M. et al. «Assessment of vitamin-B$_{12}$ status in CSF». *American Journal of Psychiatry,* 141, 1: 136-137, 1984.

33. Miller, J. W. «Measurement of total vitamin B$_{12}$ and holotranscobalamin, singly and in combination, in screening for metabolic vitamin B$_{12}$ deficiency». *Clinical Chemistry,* (2006) 52: 2; 278-285.

34. Dommisse, J. «Subtle vitamin-B$_{12}$ deficiency and psychiatry: a largely unnoticed but devastating relationship?». *Medical Hypotheses,* (1991) 34, 131-140.

35. Lindenbaum, J., et al. «Neuropsychiatric disorders caused by cobalamin deficiency in the absence of anemia or macrocytosis». *New England Journal of Medicine,* 1988, 318: 1720-1728.

36. Norman, E. J., Morrison, J. A. «Screening elderly populations for cobalamin (vitamin B$_{12}$) deficiency using the urinary methylmalonic acid assay by

gas chromatography mass spectrometry». *The American Journal of Medicine,* (1993) 94, 589-594.

37. Lee, G. R. «Pernicious anemia and other causes of vitamin B_{12} (cobalamin) deficiency». En G. R. Lee (10.ª ed.), *Wintrobe's Clinical Hematology,* (pp. 941-958). 1999, Baltimore: Williams & Wilkins.

38. Ibíd.

39. Forsyth, J. C., et al. «Hydroxocobalamin as a cyanide antidote: Safety, efficacy and pharmacokinetics in heavily smoking normal volunteers». *Journal of Toxicology and Clinical Toxicology,* 1993, 31 (2): 277-294.

40. Pezacka, E., Green, R. y Jacobsen, D. W. «Glutathionylcobalamin as an intermediate in the formation of cobalamin coenzymes». *Biochem Biophys Res Comm,* 1990, 2: 443-450.

41. Roach, E. S. y McLean, W. T. «Neurologic disorders of vitamin B_{12} deficiency». *American Family Physician,* 1982, 25 (1): 111-115.

42. Hertz, H., Kristensen, H. P. Ø. y Hoff-Jørgensen, E. (1964), «Studies on Vitamin B_{12} Retention Comparison of Retention Following Intramuscular Injection of Cyanocobalamin and Hydroxocobalamin». *Scandinavian Journal of Hematology,* 1: 5B15. doi: 10.1111/j.1600-0609.1964.tb00001.x.

43. Kira, J., Tobimatsu, S. y Goto, I. «Vitamin B_{12} metabolism and massive-dose methyl vitamin B_{12} therapy in Japanese patients with multiple sclerosis». *Internal Medicine,* 1994, 33 (2): 82-86.

44. Kuzminski, A. M. et al. «Effective treatment of cobalamin deficiency with oral cobalamin». *Blood,* 1998, 92 (4): 1191-1198.

45. Andrés, E. «Comment: Treatment of vitamin B_{12} deficiency anemia: Oral versus parenteral therapy». *Annals of Pharmacotherapy,* 2002, 36: 1268-1272.

46. Lane, L. A. y Rojas-Fernández, C. «Treatment of vitamin B_{12}-deficiency anemia: oral versus parenteral therapy». *Annals of Pharmacotherapy,* 2002, 36: 1268-1271.

47. Brantigan, C. O. «Folate supplementation and the risk of masking vitamin B_{12} deficiency». *Journal of the American Medical Association,* 1997, 277 (11): 884-885.

48. Spence, D. «Uses of error: Knowledge gaps». *The Lancet,* 2001, 358 (9297): 1934.

49. Antony, A. C. «Vegetarianism and vitamin B_{12} (cobalamin) deficiency». *American Journal of Clinical Nutrition,* Vol. 78, núm. 1, 3-6, julio de 2003.

50. Dali-Youcef, N., Andrés, E. «An update on cobalamin deficiency in adults». *QJM,* 2009 102 (1): 17-28.

51. Ibíd.

52. Kuwabara, S. et al. «Intravenous methylcobalamin treatment for uremic and diabetic neuropathy in chronic haemodialysis patients». *Internal Medicine,* 1999, 38 (6): 472-5; y Koyama, K., Usami, T., Takeuchi, O., Morozumi, K. y Kimura, G. «Efficacy of methylcobalamin on lowering total homocysteine plasma concentrations in haemodialysis patients receiving high-dose folic acid supplementation». *Nephrology, Dialysis, Transplantation,*

2002, 17 (5): 916-922; y Rostand, S. G. «Vitamin B_{12} levels and nerve conduction velocities in patients undergoing maintenance haemodialysis». *American Journal of Clinical Nutrition,* 1976, 29 (7): 691-697.

Capítulo 12

1. Lee, G. R. «Inherited and drug-induced megaloblastic anemia». En G. R. Lee (10.ª edición), *Wintrobe's Clinical Hematology,* 1999; 973-978. Baltimore: Williams & Wilkins.
2. Miller, J. W., y otros. «Measurement of total vitamin B_{12} and holotranscobalamin, singly and in combination, in screening for metabolic vitamin B_{12} deficiency». *Clinical Chemistry* (2006) 52: 2; 278-285.
3. Ordower, G. «Batavia woman makes appeal to Bush», *Daily Herald,* 6 de enero de 2005.
4. www.emarcusdavis.com/practice/practice_hmom.html
5. *Toronto Sun,* 17 de diciembre de 2007. «Boy paralysed by "forgotten disease"». By Michele Mandel. http://www.torontosun.com/News/Columnist/Mandel_Michele/2007/12/17/pf-4728358
6. Svenson, J. «Case Report: Neurologic disease and vitamin B_{12} deficiency». *American Journal of Emergency Medicine* (2007), 25, e3-987. e4.

ÍNDICE TEMÁTICO

SOBRE LOS AUTORES

S ally Pacholok, licenciada en enfermería y enfermera de urgencias durante veinticuatro años, obtuvo su titulación académica en la Universidad del Estado de Wayne. Antes de adentrarse en el campo de la enfermería, obtuvo un sobresaliente cum laude en ciencias aplicadas. También fue técnico médico de urgencias y trabajó de paramédico antes y durante sus estudios. Ha trabajado en la sanidad durante un total de treinta y dos años, cuidando y atendiendo a miles de pacientes. Por otra parte, es especialista en soporte avanzado de reanimación cardiovascular (ACLS, por sus siglas en inglés), y ha dado clases en escuelas de paramedicina (atención prehospitalaria). Tiene conocimientos y títulos de traumatología y pediatría y es miembro de la Asociación de Enfermeros de Urgencias.

En 1985, se diagnosticó a sí misma un déficit de vitamina B_{12}, después de que sus médicos hubieran sido incapaces de diagnosticar su enfermedad. Por consiguiente, siente pasión por la necesidad de mostrar al público en general las peligrosas consecuencias de este oculto y frecuentísimo trastorno.

Jeffrey J. Stuart, osteópata, es un médico que ha practicado la medicina de urgencias durante dieciocho años y está colegiado en esta profesión. También es especialista en ACLS, pediatría y resucitación neonatal. Obtuvo el título de doctor en osteopatía en el Colegio de Medicina Osteopática de Chicago. Su formación incluye los campos de la amputación y de la descontaminación de materiales peligrosos y también ha participado en sesiones de entrenamiento del Detroit Metropolitan Airport SWAT. El doctor Stuart ha participado en investigaciones cerebrales sobre la visión en el Instituto Nacional de Salud Mental de Bethesda (Maryland), en 1987, e intervino en una investigación sobre el metabolismo del colesterol en el Hospital Universitario Rockefeller de Nueva York en 1985. Es miembro de la Asociación Osteopática A mericana, el Colegio Americano de Osteópatas de Urgencias, la Asociación Médica Osteopática del Condado de Macomb y la Asociación Osteopática de Michigan.

ÍNDICE